医学教育理论与实践系列丛书

医学教育评价

Assessment in Health Professions Education

（第2版）

原　著　〔美〕Rachel Yudkowsky · Yoon Soo Park · Steven M. Downing

主　译　王维民　王县成

副主译　江哲涵　王　钢　李　力　李海潮

译　者（按姓名汉语拼音排序）

冯　攀（国家医学考试中心）

何　佳（国家医学考试中心）

江哲涵（北京大学医学部 / 全国医学教育发展中心）

李海潮（北京大学第一医院）

李　力（武汉大学中南医院）

刘继海（中国医学科学院北京协和医院）

潘晓平（中国疾病预防控制中心妇幼保健中心）

王　钢（国家心理健康和精神卫生防治中心）

王　宁（国家心理健康和精神卫生防治中心）

王维民（北京大学医学部 / 全国医学教育发展中心）

王县成（国家医学考试中心）

邢　宽（美国爱荷华大学卡弗医学院）

徐怡琼（上海交通大学医学院附属瑞金医院）

张东奇（国家医学考试中心）

北京大学医学出版社

YIXUE JIAOYU PINGJIA（DI 2 BAN）

图书在版编目（CIP）数据

医学教育评价：第 2 版 /（美）瑞秋·尤德考斯基（Rachel Yudkowsky），（美）尹海秀（Yoon Soo Park），（美）史蒂文·唐宁（Steven M. Downing）原著；王维民，王县成主译 . —北京：北京大学医学出版社，2024.5

书名原文：Assessment in Health Professions Education，2nd ed

ISBN 978-7-5659-3094-2

Ⅰ.①医… Ⅱ.①瑞…②尹…③史…④王…⑤王… Ⅲ.①医学教育－教育评估－研究

Ⅳ.① R-4

中国国家版本馆 CIP 数据核字（2024）第 038679 号

北京市版权局著作权登记号：图字：01-2020-6227
Assessment in Health Professions Education，2nd edition
Rachel Yudkowsky·Yoon Soo Park·Steven M. Downing
ISBN 978-1-315-16690-2
Copyright © 2020 Taloy & Francis
Authorised translation from the English language edition published by Routledge，a member of the Taylor & Francis Group，LLC
本书原版由 Taylor & Francis 出版集团旗下 Routledge 出版公司出版，并经其授权翻译出版。版权所有，侵权必究。
Peking University Medical Press is authorized to publish and distribute exclusively the **Chinese（Simplified Characters）** language edition. This edition is authorized for sale throughout **Mainland of China**. No part of the publication may be reproduced or distributed by any means，or stored in a database or retrieval system，without the prior written permission of the publisher. 本书中文简体翻译版授权由北京大学医学出版社独家出版并仅限在中国大陆地区销售。未经出版者书面许可，不得以任何方式复制或发行本书的任何部分。

Simplified Chinese translation Copyright © 2024 by Peking University Medical Press. All Rights Reserved.

Copies of this book sold without a Taylor & Francis sticker on the cover are unauthorized and illegal. 本书封面贴有 Taylor & Francis 公司防伪标签，无标签者不得销售。

医学教育评价（第 2 版）

主　　译：王维民　王县成
出版发行：北京大学医学出版社
地　　址：（100191）北京市海淀区学院路 38 号　北京大学医学部院内
电　　话：发行部 010-82802230；图书邮购 010-82802495
网　　址：http://www.pumpress.com.cn
E-mail：booksale@bjmu.edu.cn
印　　刷：中煤（北京）印务有限公司
经　　销：新华书店
责任编辑：赵　欣　　责任校对：靳新强　　责任印制：李　啸
开　　本：787 mm×1092 mm　1/16　　印张：19.5　　字数：495 千字
版　　次：2024 年 5 月第 1 版　2024 年 5 月第 1 次印刷
书　　号：ISBN 978-7-5659-3094-2
定　　价：118.00 元
版权所有，违者必究
（凡属质量问题请与本社发行部联系退换）

主译前言

在医学教育领域中，评价始终扮演着至关重要的角色。它不仅是衡量教育质量的重要手段，更是推动医学教育不断前进的关键动力。本书旨在为广大医学教育和医学考试工作者、研究者提供一本全面、深入的评价理论与实践指南，帮助他们更好地理解和应用医学教育评价的理念和方法。

本书分为 3 篇，共 20 章。每一章都围绕一个特定的主题展开，既彼此独立又相互联系，构成了一个完整的医学教育评价体系。

第 1 篇是当代医学教育评价理论，从评价基础出发，详细阐述了医学教育评价的基本概念、原则和方法。包括效度与质量、信度、概化理论、统计学检验以及合格分数线划定等方面的内容，为读者建立了一个坚实的评价理论基础。第 2 篇为用于测量学习者知识获取和临床表现能力的实用方法，重点介绍了医学教育评价中常用的实用方法。从笔试、口试到表现测评，再到基于工作场所的评价和描述性评价等，这些方法各具特色，适用于不同的评价场景和需求。通过学习和掌握这些方法，读者将能够更加准确地评估学习者的知识水平和临床能力。第 3 篇为涉及医学教育创新评价方法的专题，聚焦于医学教育评价的创新发展，包括关键特征方法、基于模拟的评价、情境判断测试以及程序性评价等新兴评价方法，为医学教育评价注入了新的活力和可能性。此外，本书还探讨了评价对学习的影响、掌握性学习背景下的评价以及项目反应理论等前沿议题，为读者展示了医学教育评价的未来发展方向。

通过阅读本书，读者不仅能够了解医学教育评价的基本理论和方法，还能够掌握实际操作中的技巧和注意事项，为提升医学教育质量提供有力的支持。

在这个充满变革和挑战的时代，医学教育评价需要不断创新和完善。我们希望通过本书的出版，能够为广大医学教育和医学考试工作者、研究者提供一本有价值的参考书，共同推动医学教育评价事业的发展。同时，我们也期待更多的专家和学者加入这一领域的研究中来，共同为医学教育和医学考试高质量发展贡献智慧和力量。

最后，我们要感谢所有为本书付出辛勤努力的译者、编辑和工作人员。他们的辛勤工作使得这本书得以顺利出版，为广大读者带来了宝贵的医学教育评价知识和经验。

愿本书能够成为您医学教育之旅中的一盏明灯，照亮您前行的道路。

王维民　王县成
2024 年 3 月于北京

原著致谢

致我的丈夫 Moshe，
13 亿秒，并还在继续。

致我的父母和老师，Moshe 和 Mimi Soller，
他们的爱和价值观是我的基石。

致我们的孩子 Eliezer、Channah 和 Jeff，
还有我们的孙子 Aryeh 和 Shifra，
他们带给我们那么多骄傲和欢乐。

纪念我们的儿子 Yehuda Nattan，
愿对他的怀念，成为对所有爱他的人的祝福。

——RY

致我的妻子 Heeyong，
感谢你的爱、耐心和鼓励。

致我的父母 Sanghyun Park 和 Hyeyoung Jin，
他们的祈祷和爱塑造了我的决定。

致我的老师和同事，
他们激励我继续从事着我们都喜欢的工作。

——YSP

原著序

　　评价一直是医学教育领域的主要关注点和研究主题，这从国家医师和护士考试委员会或理事会等机构的创建、该领域高水平且德高望重的心理测量学专家的涌现，以及学术期刊上随处可见的评价相关文章就可见一斑。考生在进入下一阶段培训或开展独立操作时，要确保其具备适当的胜任力水平，鉴于这个过程是高利害的，所以评价拥有这样的地位完全可以理解。因此，对医学教育评价的关注激发了更为复杂和有效的评价方法的大力发展，从多项选择题到基于模拟的客观结构化临床考试（OSCE）、工作场所迷你临床演练评估（mini-CEX）和虚拟现实模拟人的使用；同时，评价使用方式也有了巨大进步，从孤立的测试发展到各种评价项目。继 Shulman 的"学科之间的旅行"之后，这些进步也随之产生，并从整体上影响了测量和评估，比如案例内容特异性、真实性评价、评分者和评分模型以及程序性评价。

　　测试的质量取决于它所包含的试题的质量，也就是说，这些试题构成了被测领域的充分而有代表性的样本，并且每道试题都能结合测试目的和该测试在评价项目中的位置，对区分不同水平考生做出贡献。根据 Messick 和 Kane 的理论，对单个测试或多组测试的结果进行开发、管理和分析，既需要技术技能，比如计算测试分数信度和试题难度、区分度指标，也需要与判断相关的技能，比如确定内容领域、评定表现或设定标准，以确保将效度的影响因素保持在最小，并确保根据测试分数做出的推断和决策能够反映预期目标。

　　在过去半个世纪的医学教育中，我们逐渐理解并大体掌握了测试开发技术，这些测试能够产生有效的推论，同时，我们也看到新挑战的出现，比如我们对胜任力进行定义，胜任力要符合各利益相关方的期望和价值观，而他们的期望和价值观可能又会受到考生表现的影响——"利益相关方"包括管理人员、医疗团队和卫生保健体系中的各种专业人员，以及教师和患者，包括家庭和社区；"期望"则指的是决策能力、沟通和协作技能、职业素养与自我提高。利益相关方和评分者的价值观和信念如何影响胜任力的定义以及他们对考生表现的评分？如何将课堂促进测试或国家认证考试的考生结果不仅用于测试考生是否准备充分，而且还能用于指导后续的学习和持续的职业发展？如何利用电子病历和卫生系统数据库实时衡量临床表现，并使其成为评价周期的一环，从而促进学习和提高表现？

　　在 20 世纪 60 年代，George Miller 和 Christine McGuire 等先驱提出了评价卫生专业人员的新概念框架——**米勒金字塔（实践—展示—理解—知道）**和评价临床问题解决能力的模拟新方法——**患者管理问题**（patient management problems，PMPs）。Downing 以及《**医学教育评价**》第 2 版的新一批作者召集了世界各地的权威专家队伍，分享他们的智慧和才华。事实证明，随着毕业后医学教育项目的迅速增多，该书的第 1 版是学生和校友独一无二的参考书，对在各大洲开展医学教育学术研究和评价实践有着重要作用。《**医学教育评价**》是该行业人员书架上的标准参考书。

　　本书第 2 版将对培训下一代医学教育工作者产生更大的影响，并在医学教育工作者的日常评价实践和改革中保持最高标准。《医学教育评价》为读者能够理解和准备高质量的测试与评价项目提供了基本原则和基本工具，也为他们展望未来并应对新出现的挑战打好了基础。从入学到培训，再到工作场所，感谢您为我们开展评价奠定了坚实的基础。评价的目的在于促进学习，最重要的是，最大限度地提高患者照护和医疗卫生保健服务水平，这是医学教育评价的最终目的。

Georges Bordage，医学博士、理学硕士、哲学博士

伊利诺伊大学芝加哥分校医学院医学教育系名誉教授

2019 年 3 月

原著前言

本书旨在为医学教育工作者展示各种基础而融合性的评价方法。尽管目前有很多关于心理测量学理论及其在大规模标准测试项目中应用的优秀的教科书，还有很多为中小学教师和教育学、心理学专业研究生设计的教育测量学和评价学图书，但是这些书都不完全符合医学教育领域的专业教育和评价需求。这些书缺少医学教育工作者感兴趣的关键的基本内容，同时又多了许多医学教育领域中不感兴趣或不太感兴趣的章节。

《医学教育评价》一书中，有的章节介绍关于测试和评价的基本知识以及部分理论研究基础，还有的章节着重介绍医学教育领域中广泛应用的特定评价方法。本书虽然学术性强、基于证据且理念较新，但是仍致力于成为一本面向医学教育工作者的可读性强、易于理解且实用的图书。效度证据是组织本书内容的主题，同时也是贯穿全书各章节的概念框架。这是由于主编和作者都认为所有评价数据都需要一定的科学证据，来支持或反对这些数据所要产生的解读，而效度是所有评价数据中唯一最重要的贡献来源。

本书第 2 版经过了医学教育领域专家的大量修改和更新。书中新的章节介绍了过去十年来医学评价领域的发展、创新和最佳实践指南，包括描述性评价、情境判断测试、程序性评价、掌握性学习背景下的评价以及关键特征方法。在"评价影响学习"这一新的章节中，作者提出了一种有见地的评价分析角度，这在我们工作中十分重要却经常容易被忽视。此外，"项目反应理论"这一新章节还介绍了评分和分析评价数据的现代理念。最后，"与统计人员紧密合作"这一新章节对那些希望开展评价相关研究的读者给出了实用建议。

第 1 篇：评价基础

第 1 ～ 6 章从医学教育工作者的专业视角，介绍了评价的理论基础。这几个章节是基础性的，相对来说技术性不强，旨在为医学教育领域的教师提供一些基本的背景知识，以便其理解、解读、开发并成功运用第 7 ～ 19 章中探讨的专业化评价方法或技能。

在第 1 章中，Yudkowsky、Park 和 Downing 对医学评价进行了宽泛的概述。这一章介绍了评价的基本概念、理念和语言，引导读者理解书中的概念框架。对于不熟悉评价术语的读者或医学教育领域的新人，这个章节会给出关于这一专业学科的确切介绍和基本培训。

第 2 章中，Lineberry 从 Kane 框架（制订效度论证体系）和 Messick 框架（确定效度证据来源）两个角度对效度进行探讨，同时对传统的评价数据效度影响因素进行回顾。效度包含评价中的所有其他主题，因此，将这一章放在本书的前面，就是为了凸显其重要性。效度是本书的组织原则，所以本章的目的就是给读者提供辅助理解的工具，用于在后续章节里将效度的概念应用到其他所有主题和概念中。

第 3 章和第 4 章关注评价数据的信度。第 3 章中，Park 讨论了**信度**的一般原理和常见应用。在第 4 章中，Kreiter、Zaidi 和 Park 介绍了信度分析中一种重要的框架基础，即**概化理论**，并且将这种方法应用到医学教育中。作者通过健康领域的举例，展示了几种不同形式的信度数据及其解读。

在第 5 章中，Downing、Juul 和 Park 介绍了**统计学检验**的基本情况，详述了基本分数单位、标准分和试题分析，以及一些实用的手工评分公式相关信息和例子，这些公式可用在常见的医学教育场景下，来评估测试和评价数据。

在第 6 章中，Yudkowsky、Downing 和 Tekian 就**标准设定**或确定合格分数进行介绍。本章的重点是基于标准的合格分数的合理性，而非相对合格分数或常模合格分数。此外，本章也列举了许多例子，用于例证某些最常用的标准设定方法，还使用数据对上述标准进行评估。

第 2 篇：评价方法

第 7 ～ 12 章为本书的第 2 篇，这篇内容涵盖了医学教育领域常用的基本评价方法。首先介绍的是认知知识笔试，以及按照米勒金字塔次序的任务达成学习成果并进阶（见第 1 章）。接下来的章节分别介绍了口试、表现测评、基于工作场所的评价、描述性评价和档案袋评价。以上每个主题都代表了一种在健康领域测量学生或其他学员知识与技能掌握情况的重要方法或技巧。

第 7 章中，Paniagua、Swygert 和 Downing 对认知知识**笔试**进行了概述。本章讲述了主观题和选择题两种测试形式，并从研究文献中总结出实例和编写指南。无论什么形式，笔试都应用广泛，尤其在医学教育领域课堂评价场景下更是如此。本章旨在提供有效评价认知学习的基本知识和技能。

第 8 章由 Juul、Yudkowsky 和 Tekian 撰写，介绍**口试**应用的基本情况。从口头测试到病例诱导回顾，再到多站式迷你面试，这些口试形式在全球范围内的医学教育领域都得到广泛应用。本章讲述了口试的基本优势与局限，并提出改进建议。

Yudkowsky 在第 9 章中论述了**表现测评**。本章向读者介绍了行为评价使用技巧的指南，比如模拟人（标准化病人）、客观结构化临床考试（OSCE），这些技巧能够帮助实现在可控条件下对行为的直接观察。这些方法在医学教育各阶段技能测试中都十分有用。

第 10 章由 McBride、Adler 和 McGaghie 撰写，简要介绍了**基于工作场所的评价**方法，特别是基于直接观察的方法。这些方法对于学员自主性相关决策至关重要，包括置信职业行为和制订里程碑决策（见第 1 章）。本章介绍了正确开展基于工作场所的评价方法的基本知识，同时提出改进建议。

第 11 章是关于**描述性评价**的全新章节，由 Dudek 和 Cook 撰写。描述性评价能针对表现提供丰富的定性描述，明确确切的改进时机，可以作为数值评分的补充。本章列举了如何获取并使用描述性评价的最佳实践，以及对其效度的主要考虑。

第 12 章由 Schumacher、Tekian 和 Yudkowsky 撰写，介绍了**档案袋**评价方法的使用指南。目前，档案袋评价法正有着复兴之势，在医学教育各阶段，尤其是作为胜任力为导向的课程程序性评价的一部分，得到广泛应用。本章分析了档案袋设计、导师的角色以及档案袋的效度影响因素。

第3篇：专题

第 13 ～ 20 章讲解了不同的专题，以及医学教育评价中比较新的和创新型方法。

在第 13 章中，Bordage 和 Page 讨论了**关键特征方法**，这种方法关注对学员能力的评价，找出对每个患者案例独特的关键行为或决策，并对其进行评价。作者描述了关键特征案例开发过程以及如何对其评分，探讨了关键特征方法怎样解决评价效度的主要风险问题。

第 14 章的重点是基于技术的**模拟**在评价中的应用，由 Devine、McGaghie 和 Issenberg 撰写。本章介绍了基于模拟的评价现状，并向读者展示了一些必要工具，用于理解和有效使用这些方法。

第 15 章重点讲解**情境判断测试**（SJTs），由 Reiter 和 Roberts 撰写。本章使读者了解到使用 SJTs 评价个人能力时突出的设计特点，比如评价伦理、职业素养、团队合作和文化胜任力，并且提醒读者如何理解评价结果。

第 16 章强调了胜任力导向教育的**程序性评价**新重点，这种评价方法将每个评价"点"都最优化，以达到最大的学习效果，而且只基于合计评价数据来做出决策。Van der Vleuten、Heenman 和 Schut 对程序性评价进行了详细描述，提出程序性评价应用指南，并就迄今相关的文献开展讨论。

直到最近，评价对学习的影响（包括积极影响与消极影响）方才成为评价设计者的关注焦点。在第 17 章中，Lineberry 提出一种**评价影响学习**的原创视角，并对调和这些影响的 4 种作用机制进行了回顾。

第 18 章由 Lineberry、Yudkowsky、Park、Cook、Ritter 和 Knox 共同撰写。本章概述了**掌握性学习背景下的评价**中值得注意的一些思考。重复测试和对准备充分的学员的强调为效度证据和标准设定带来独特的风险，本章回顾了这些风险和解决方案。

在第 19 章中，Park 对**项目反应理论**（IRT）进行了简短的非技术性介绍。IRT 将学员与试题特点连接到同样的测量尺度，从而生成独立样本结果。Park 提供了 IRT 在医学教育中应用的例子，并对 IRT 与传统测量方法进行比较。

最后，在第 20 章，Schwartz 与 Park 提出促进**评价研究人员与统计人员有效合作**的深刻见解。本章回顾了经验不足的评价研究人员容易落入的陷阱，总结了如何有效地与统计人员合作，以实现更好地设计、分析和报告评价研究的目的。

致　谢

与其他专业书籍类似，本书编撰的出发点和动力也是出自我们教学与教师指导的角色。我们从伊利诺伊大学芝加哥分校（UIC）医学教育硕士（MHPE）项目的优秀学生中一直受益良多，希望本书为未来该研究项目的学生，以及全世界医学教育领域其他研究生和教师发展项目的学生提供有用的信息。

我们向全体作者致以最崇高的谢意，他们从百忙之中抽出时间，为医学教育评价做出了卓越贡献。

我们要感谢所有审核人员。他们的专业知识、深刻见解和有益意见使得本书成为更优秀的出版物。我们还要感谢 Taylor & Francis 出版社编辑 Daniel J. Schwarz 和 Katie Paton，他们为本书第2版的出版提供了鼓励与支持。

伊利诺伊大学芝加哥分校医学教育系的 Jaime Holden 在本书最后准备阶段给予了极大帮助，我们对她的帮助表示感谢。医学教育系各位同事的指导、合作与友善同样非常宝贵，无论怎样强调都不过分。

最后，我们要感谢我们的家人，他们在本书漫长的编写期间对我们带给家人的烦扰给予了最大限度的耐心。

Rachel Yudkowsky
Yoon Soo Park
Steven M. Downing
伊利诺伊大学芝加哥分校医学院医学教育系
2019 年 3 月

原著作者

Mark D. Adler，医学博士

Mark D. Adler 是美国西北大学费恩伯格医学院儿科与医学教育学教授。他是 Kidstar 医学教育项目的主任与创始人，芝加哥 Ann and Robert H Lurie 儿童医院儿科急诊医学主治医师。他的研究方向包括研究生医学教育层面的课程设置与学员评价。他在多家基于模拟的国际教育组织中任职。

Georges Bordage，医学博士、理科硕士、哲学博士

Georges Bordage 是伊利诺伊大学芝加哥分校医学院医学教育系名誉教授。他获得了四项荣誉博士学位（谢布克大学、蒙克顿大学、鲁汶大学和拉瓦尔大学），同时还是伯尼尔大学（瑞士）和东京大学（日本）的访问教授。他教授的课程包括医学教育学术与热点、研究设计与基金申请书撰写，以及科技写作。他的研究包括临床推理研究、临床决策书面与口头评价、"关键特征"方法（最先于 20 世纪 90 年代早期由加拿大医学理事会提出，目前在全世界广泛应用）、体格检查教学与评价的假设驱动方法、科技写作。Bordage 博士是多项奖励的获得者，他在医学教育领域做出了非凡贡献，获得美国医学院校协会颁发的 Abraham Flexner 奖；其在医疗评估领域有着卓越追求并发挥了重要贡献，获得美国国家医学考试委员会颁发的 John P. Hubbard 奖；获得美国教育学研究联盟杰出职业生涯奖；因其在加拿大医学理事会愿景与任务中的杰出贡献，获得 Dr. Louis Levasseur 卓越服务奖。他在世界范围的教育事务中担任顾问。

David Cook，医学博士、医学教育硕士

David Cook 是梅奥诊所医学院医学与医学教育学教授，梅奥应用学术与教育科学办公室教育科学主任，梅奥诊所继续职业发展学院数据、统计与质量部门主任，梅奥跨学科模拟中心研究主席，同时也是一位专门诊断治疗复杂医学问题的执业医师。他是《医学教育》期刊现任副主编，也是《医学模拟》期刊的编委成员。Cook 博士的研究方向包括线上学习及其他教育技术的理论与设计、医学教育研究方法与报告质量、临床推理以及临床表现评价。Cook 博士是他儿子们的童子军团长，也是耶稣基督后期圣徒教会的青年领袖。他和他的妻子 Jennifer 育有 5 个非常可爱的孩子。

Luke A. Devine，医学博士

Luke A. Devine 是多伦多大学医学助理教授、本科医学教育主任，多伦多西奈山医院普通内科医学科现场负责人。他是大学健康网络卓越教育与实践中心的模拟负责人。他的主要研究方向在于将模拟课程整合到本科生和毕业后内科医学教育中，以及在所有阶段学员培训评价中的模拟应用。

Steven M. Downing，哲学博士

在 Steven M. Downing 的职业生涯中，他一直从事于高利害医学测试项目和专业。2001 年，Downing 博士成为伊利诺伊大学芝加哥分校教职人员，在医学教育硕士（MHPE）项目中教授测试与评价相关课程。他曾担任美国大学入学考试医学项目主任、美国国家医学考试委员会（NBME）客户项目主任和常务副主席、美国内科学委员会高级心理测量学专家、美国内科学委员会临床评价研究所心理测量学主任和高级项目主管。Downing 博士在测试开发与心理测量学各领域的多项国内、国际测试项目中担任顾问，其研究方向在于选择反应型题、测试效度相关问题、测试项目评估和基于计算机的测试。Downing 博士是《**测试开发手册**》的主编，这是一本关于测试开发的综合性图书，由 Lawrence Erlbaum 出版社于 2006 年 1 月出版。

Nancy Dudek，医学博士、教育学硕士

Nancy Dudek 是渥太华大学医学院教授。她在多家机构临床执业，就职于渥太华医院康复中心、渥太华儿童治疗中心和东安大略儿童医院。Dudek 博士的研究方向为医学教育。她的关注点在于医学生和住院医师评价，特别关注基于工作场所的评价，并获得多项该领域研究基金资助。Dudek 博士曾任渥太华大学肌肉骨骼医学本科生协调员、物理医学与康复住院医师项目主任。她在医学教育领域荣获多次国家级奖励。她目前就职于加拿大皇家内外科医师学院，担任临床教师。

Sylvia Heeneman，哲学博士、医学教育硕士

Sylvia Heeneman 是马斯特里赫特大学医学教育学院健康、医学与生命科学系（Faculty of Health，Medicine and Life Sciences，FHML）医学教育学教授。她目前在医学教育领域的研究方向是本科生及毕业后医学教育（程序性）评价、职业表现、档案袋及指导。在 FHML 中，她是医师临床研究员项目（2011—2017）的协调员；该项目在 2011 年启用程序性评价，是实施 FHML 其他项目的基石。目前，她是国际医学学士项目的协调员、生物医学项目考试委员会主席。此外，她还参与教师专业化与毕业后医学教育工作，并在全世界授课，向专业人士讲授如何运用（程序性）评价，在其课程与项目中提供指导。

Barry Issenberg，医学博士

Barry Issenberg 是迈阿密大学米勒医学院医学与医学教育学教授、医学教育研究院高级副院长、继续医学教育学院高级副院长。Issenberg 博士的职业焦点在于模拟与电子学习系统的研究、开发、实施和评估，用结果测量来评价学生与医师胜任力，以及教学与研究能力开发项目的实施。

Dorthea Juul，哲学博士

Dorthea Juul 于 1990 年 6 月加入美国精神病学与神经病学委员会（American Board of Psychiatry and Neurology，ABPN），此前，她在伊利诺伊大学芝加哥分校医学院医学教育系工作多年。Juul 博士的职责包括监督考试评分与报告，此外，她还是 ABPN 研发活动副主席。她在伊利诺伊大学芝加哥分校医学院医学教育系讲授测试开发与课程评价。

Aaron Knox，医学博士、医学教育硕士

Aaron Knox 是加拿大阿尔伯塔省卡尔加里的一名整形修复外科医生，他对外科教育中胜任力导向的医学教育与评价有独特兴趣。他在多伦多威尔逊中心完成医学教育研究项目，毕业于伊利诺伊大学芝加哥分校，获得医学教育硕士学位。他的临床关注点包括手、腕、周围神经手术。

Clarence D. Kreiter，哲学博士

Clarence D. Kreiter 是爱荷华大学卡佛医学院医学教育学教授。他的研究方向包括概化理论、医学教育、招收选拔、贝叶斯推理、效度理论、心理测量、临床推理能力评价、基于模拟的评价和经典测验理论。他教授两门关于教育测量和考试设计的研究生课程。

Matthew Lineberry，哲学博士

Matthew Lineberry 是 Zamierowksi 体验式学习研究所（Zamierowksi Institute for Experiential Learning，ZIEL）模拟研究、评价与结果部门主任，ZIEL 是堪萨斯大学医学中心与堪萨斯大学保健中心的合作伙伴。此前，他曾在美国海军培训系统指挥部担任研究心理学专家，之后又在伊利诺伊大学芝加哥分校医学院担任医学教育助理教授。Lineberry 博士的研究关注点在于效度的设计与研究以及评价的结果、自主学习、计算机适应性培训、医学模拟教学设计。

Mary E. McBride，医学博士、教育学硕士

Mary E. McBride 是芝加哥 Ann and Robert H Lurie 儿童医院心脏外科重症监护室主治医师、美国西北大学芝加哥费恩伯格医学院心脏外科与重症监护系儿科与医学教育学助理教授。她在 Lurie 儿童医院的 Kid-STAR 模拟实验室中担任重症监护教育主任。McBride 博士的研究方向包括医学教育、复苏术和模拟。

William C. McGaghie，哲学博士

William C. McGaghie 是美国西北大学芝加哥费恩伯格医学院医学教育学教授和预防医学教授。他曾就职于伊利诺伊大学医学院、北卡罗来纳大学医学院和芝加哥洛约拉大学斯特里奇医学院。过去四十年来，McGaghie 博士一直是医学教育领域的学者，就个人与项目评估、研究方法、医学模拟和医学教育转化科学等题目撰写文章。他在 5 家学术期刊担任编委，在全球多个专业委员会、机构、研究所和医学院校中担任顾问。

Gordon Page，教育学博士

Gordon Page 是英属哥伦比亚大学医学系名誉教授。Page 博士是职业教育家，在英属哥伦比亚大学教育支持与发展医学系担任 30 年主任职位。在其职业生涯中，他与地方、国内和国际学术与职业团体共事，领域涵盖医学教育质量、健康专业人员胜任力评价培训与实践。他在多个国家与地区的大学和学院中担任访问教授，包括加拿大、澳大利亚、新西兰、欧洲、美国、中国、日本、阿联酋、东南亚等。Page 博士的主要研究开发方向是医学实习生和从业者的评价。他荣获多项奖励：①加拿大皇家内外科医师学院 Duncan Graham 奖，以表彰其在医学教育领域杰出的终身贡献；②加拿大医学理事会"Louis Levasseur 博士卓越服务奖"；③加拿大医学院协会"加拿大 AFMC-AstraZeneca 能力开发典范贡献奖"；④加拿大医学理事会"临床胜任力评价贡献杰出成就奖"；⑤加拿大医学教育协会 Ian Hart 医学教育卓越贡献奖。

Miguel Paniagua，医学博士

Miguel Paniagua 在圣路易斯大学医学院担任 5 年的内科学住院医师项目主任，之后加入美国国家医学考试委员会。Paniagua 博士在担任教师期间获得多项教学奖励，除此之外，他还是美国医学研究所全球医学教育创新论坛的论坛成员代表、美国毕业后医学教育认证委员会国家促进临床学习环境合作成员、Alpha Omega Alpha 医学荣誉团体成员。他是美国内科医师学会、美国临终关怀和姑息医学学会、费城医学院成员。Paniagua 博士目前就职于美国国家医学考试委员会（NBME），担任测试开发服务医学顾问。他在 NBME 的工作包括健康与职业倦怠研究及人种、种族和患者特征如何影响考试研究。Paniagua 博士目前致力于开展对沟通技能和跨专业团队合作等能力的评价，以及各种 NBME 考试的其他创新工作。在过去十年中，他曾在 NBME 的多个试题开发与审校委员会任职，并于 2011—2014 年担任国家医学考试委员会的管理代表成员，2013—2014 年担任 NBME 执行委员会的代表成员。他是《姑息医学基本实践》系列丛书第 5 版和 NBME 出版物《为基础和临床科学构建笔试试题》第 4 版的共同主编。

Yoon Soo Park，哲学博士

Yoon Soo Park 是伊利诺伊大学芝加哥分校医学院医学教育系副教授和系副主任。他也是伊利诺伊大学医学院教育事务办公室科研主任。Park 博士主要研究教育和心理过程的统计建模，在评价、学习和行为科学中有着广泛的应用。他有着跨学科的学术和行业背景，包括心理测量学、教育学、生物统计学和医学等。Park 博士在教育、测量和统计 / 应用数学的一些主要期刊中担任编委。他是美国教育学研究联盟的副主席和理事会成员，就职于一处，负责专业教育。

Harold I. Reiter，医学博士

Harold I. Reiter 是麦克马斯特大学肿瘤学教授。他有放射肿瘤学临床经历，除此之外，他还在麦克马斯特大学 Michael G. DeGroote 医学院担任了 9 年的招生主任和 4 年的助理院长、教育研发项目主任。他与其他人共同创建了多站式迷你访谈和 CASPer，并且作为一名活跃的学者，持续不断地研究和开发个人和职业特征测量工具。

E. Matthew Ritter，医学博士、美国外科医师学院成员

E. Matthew Ritter 是军事服务大学和 Walter Reed 国家军事医学中心外科系的外科教授和教育副主席，也是普通外科住院医师项目和 ACS-AEI 认证的外科教育项目主任。在美国，他的临床实践方向在于先进的腹腔镜、胃肠和疝气手术。他的研究专注于将模拟解决方案应用于外科教育。他是外科项目主任协会、外科教育协会、美国外科医师学院和美国胃肠和内镜外科医师学会中积极的成员，在这些组织中担任多个教育委员会成员和领导者。

Christopher Roberts，内外科医学学士、哲学博士

Christopher Roberts 是北方临床学校和悉尼医学院教育办公室医学教育副教授。此前，他曾担任 Charles Perkins 中心（教育）副主任、悉尼医学教育办公室主任、毕业后医学教育办公室主任。他是医学与口腔录取委员会的前任主席。他从事医学教育方面的咨询工作，特别是关于以选拔为重点的评价。

Daniel J. Schumacher，医学博士、教育学硕士

Daniel J. Schumacher 的医学教育生涯始于波士顿儿科联合住院医师项目的研究生医学教育管理，此后他转入辛辛那提儿童医院医学中心开展研究。他在胜任力导向评价领域发表了很多演讲和论文，领导了多地的国家研究项目，并与几个国家和国际组织共同为这一领域努力。其工作亮点包括担任儿科里程碑项目工作组的 8 名成员之一，该工作组撰写了儿科里程碑。目前，毕业后医学教育认证委员会认证的所有儿科住院医师和奖学金项目的住院医师和专科培训医师评价都在使用这一成果。

Suzanne Schut，理学硕士

Suzanne Schut 就职于马斯特里赫特大学医学教育学院。她是评价工作组的教育学顾问，负责健康、医学和生命科学学院的评价与评价质量保障。她是知识测试审查委员会主席。她在教育发展和设计、教学和教师发展方面经验丰富，专注于教育设计和创新，以及试题和场景的撰写、评价和工作场所反馈。她的研究旨在阐明并验证程序性评价理论模型下的概念。她的研究兴趣包括学习评价、自我调节学习和评价环境中的师生关系。

Alan Schwartz，哲学博士

Alan Schwartz 是伊利诺伊大学芝加哥分校荣誉 Michael Reese 医学教育教授、医学教育系临时主任、儿科系研究教授。他的研究兴趣包括患者和医生的决策心理学，以及医学教育中的研究基础设施和岗位胜任力评价。他是《医学决策》和《医学决策政策与实践》期刊的主编，并担任儿科项目主任协会纵向教育评价研究网络的主任。

Kimberly A. Swygert，哲学博士，费城医学院院士

Kimberly A. Swygert 拥有 20 年的心理测量学专家经验，是国家医学考试委员会（NBME）测试开发服务的研究和开发主任。她负责设计和实施 NBME 的测试开发研究，管理多个跨职能测试开发单元，包括测试构建、多媒体和测试材料。她一直在多项 NBME 考试（包括 Step 2 CS 和 Step 3）命题、评分和评分报告相关研究实施中作为关键参与者。她在本书中关于认证考试表现性评价的内容曾出现在 2015 年新版《测试开发手册》中。她也是 2017 年初出版的最新版试题编写指南《基础和临床科学笔试试题创建》的共同编辑和共同作者。此外，她还在 Drexel 大学和军事服务大学医学院（Uniformed Services University of the Health Sciences，USUHS）教授生物统计学和心理测量学的研究生课程。她目前在 USUHS 和州立物理治疗委员会联合会等组织的咨询委员会和技术咨询小组任职，最近当选为测试出版商协会的董事会成员。鉴于其对医学教育领域著作的贡献，她于 2018 年 11 月被选入费城医学院院士。

Ara Tekian，哲学博士、医学教育硕士

Ara Tekian 是伊利诺伊大学芝加哥分校（UIC）医学院医学教育系（DME）教授兼国际事务主任，也是国际教育办公室副主任。他于 1992 年加入 DME，在医学教育硕士（MHPE）项目中教授课程，并指导研究生。他是 1999 年出版的《职业胜任力评价创新模拟：从纸笔到虚拟现实》一书的主编。他开展的咨询和研讨工作关注课程开发、评价、项目评估、模拟和国际医学教育。他获得了众多荣誉和奖项，包括 2012 年的 ASME（医学教育研究协会）金奖，以及 2017 年的埃利斯岛荣誉勋章。他在医学教育方面的学术成果多次发表在首屈一指的医学教育期刊上。

Cees van der Vleuten，哲学博士

自 1982 年以来，Cees van der Vleuten 一直在马斯特里赫特大学工作。1996 年，他被任命为健康、医学和生命科学学院教育发展与研究系教育教授和教席（至 2014 年）。自 2005 年起，他一直担任医学教育学院科学主任。他也是欧洲医学评价委员会主任。完整的简历可见 www.ceesvandervleuten.com。

Rachel Yudkowsky，医学博士，医学教育硕士

Rachel Yudkowsky 是伊利诺伊大学芝加哥分校医学院医学教育系教授兼研究生主任。她与 Steven M. Downing 共同主编了本书的第 1 版，于 2009 年出版。2000—2018 年，她曾担任 Allan L. 与 Mary L. Graham 博士临床技能中心主任，开发了标准化病人和模拟项目，用于指导和评价学生、住院医生和工作人员。她还在 2009—2018 年担任伊利诺伊大学医学模拟联盟主任。她是 2013 年芝加哥模拟联盟的创始联合主席。2008—2017 年，她在《医学模拟》期刊编委会任职，2015—2017 年担任副编辑。她于 2009 年获得标准化病人教育者协会颁发的杰出教育者奖，2016 年获得了医学模拟学会 SP SIG 奖。她的研究领域包括使用标准化病人和其他模拟手段开展表现性评价，以及为表现性评价设定合格标准。

Nikki L. Zaidi，哲学博士

Nikki L. Zaidi 是密歇根大学医学院研究、创新、学术与教育项目的评估与评价主任。此前，Zaidi 博士曾在密歇根大学医学院担任高级学术副主任，通过协助开发和传播学校的教育研究并促进基础设施，以促进高质量学术成果的产生。她还在招生和学生事务中担任职务，以其他身份为本科医学教育做出了贡献。她获得了定量研究方法的博士学位，专注于概化理论和重复测量设计。

目 录

第1篇　评价基础

第 2 篇　评价方法

第 3 篇　专　题

第1篇

评价基础

第1章

医学教育评价介绍

Rachel Yudkowsky，Yoon Soo Park，and Steven M. Downing

王维民　译

《教育和心理测量标准》[美国教育研究协会（AERA）、美国心理学协会（APA）和全国教育测量委员会（NCME），2014，p. 216]将评价定义为"为了得出推论而测量或评价个人、项目或其他实体的特征或表现的系统过程"。这是一个宽泛的定义，但它概括了这本书的内容范围。本书提供了当前关于评价理论及其在医学教育中实践的信息，它聚焦于评价人们的理论和技能水平，其重点为运用各种方法进行广义上的成绩测评。

医学教育是一门由许多不同类型的专业人员共同参与的专业学科，他们在各种各样的环境中提供大范围的医疗卫生服务。医疗卫生人员主要包括医生、护士、药剂师、物理治疗师、牙医、验光师、足病医师，以及其他高度专业化的专业技术人员，例如核技术人员和放射技术人员，还有向病人或客户提供医疗保健或医疗相关服务的许多其他专业人员。将这些卫生专业人员团结在一起的最常见思路可能是，指定这些专业人员必须完成精心审慎选择过的教育课程的学习，其中通常包括实践培训以及课堂教学；那些成功完成这些严格课程学习的人负有照顾病人的重大职责——有时是在生死攸关的情况下。因此，卫生专业人员通常需要专业执照或其他类型的证书才能执业。将医学教育评价的实践和方法建立在现有最佳研究证据的基础上，并采用严格和负责任的标准是很重要的，因为关于学习者的许多决策最终会更广泛地影响病人和公众的医疗卫生服务结果。

《教育和心理测量标准》（AERA，APA，& NCME，2014）总结了评价中所有关于主要政策、实践和问题的共识意见。这份文件大约每十年修订一次，并由三个与评价的应用和实践相关的专业协会发起——美国教育研究协会（AERA）、美国心理学协会（APA）和全国教育测量委员会（NCME）。该标准将在本书中被频繁引用，因为它基于当代最佳研究证据和教育研究人员的共识，为本书提供了出色的指导。

这本书的内容通过三个部分展现：当代医学专业评价理论（第1篇：评价基础；第1～6章）、用于测量学习者知识获取和临床表现能力的实用方法（第2篇：评价方法；第7～12章），以及涉及医学教育创新评价方法的专题（第3篇：专题；第13～20章）。理论部分几乎适用于所有的测量场景，如果要对医学生开展合理、有意义且令人信服的评价，那么掌握这些理论是必需的；这些关于效度的原则和合理的评价实践在第1篇中前后呼应，并构成本书的统一框架。方法部分专门涉及医学教育中经常使用的程序或技术——笔试、口试、表现测评、基于工作场所的评价、描述性评价和档案袋——这些程序或技术提供了临床工作环境中关于认知能力、临床表现和胜任力的多样且复杂的评价方法。专题部分描述了医学教育的前沿创新和技巧，介绍了关键要素方法、基于技术的模拟、情境判断测试、程序性评价、评价影响学习、掌握性学习中的评价、项目反应理论以及指导与统计学专家合作进行评价研究等方法的进展。

乔治·米勒金字塔

通常用米勒金字塔（Miller，1990）作为医学教育中知识和技能水平评价的模型或等级分类。在图 1.1 中，米勒金字塔表明"知道"是医学专业学习的其他所有重要方面的基础。这一级是基本事实知识的"知道"，生物过程和科学原理的知识是大多数更复杂知识的基础。知识是其他类型学习的必要前提。米勒可能会认为，这种"知道"级别最好通过书面化的客观测评来衡量，如选择题和问答题。米勒金字塔的第二级"理解"增加了认知策略的复杂性，它不仅仅是简单的回忆或对事实知识的确认。"理解"级别要求学习者能够以某种可行的方式操纵知识、应用知识，以及展示对概念和原则之间关系的理解，甚至可能描述某些新问题的解决方案。在这个级别中，尽管一些医学教育工作者倾向于用口试或其他更主观的观察性操作的测评类型来进行评价，但精心设计的书面测评也能达到要求。测评"理解"级别涉及认知知识，但比"知道"的级别更复杂或更高。米勒金字塔的前两层与口头传播的知识有关，重点是学习者口头描述这些知识的能力，而不是"实践"。

"展示"级别将评价方法转移到表现测评。在表现测评中，人们直接观察学习者将知识转化为实践的能力。所有的表现测评都有些人为因素，因为它们或多或少都是在一定条件下以标准化测评的形式人为呈现出的情况。如通过对模拟病人进行诊疗的方法来评价沟通技巧，是评价"展示"级别的良好范例。预先选择特定的病例或问题进行测评，并选择和培训特殊的"标准化病人"来描述病例；通常使用核查表与评分标准进行评分。同样，标准化口试可以让学习者展示临床推理、决策和表达技能等能力。这些标准化程序增加了评价的测量质量，但可能会降低评价的真实性。

最后，米勒的"实践"级别是指更独立且自由地观察学习者在实际病人或临床环境中的表现，这就是所谓的基于工作的评价。为了使评价具有完整性和真实性而牺牲了标准化测

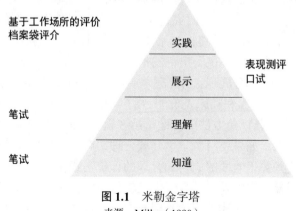

图 1.1　米勒金字塔
来源：Miller（1990）

评中的可控性。学习者将所有的认知知识、技能、能力和经验汇集到他们在现实世界中的行为，这是需要专家和经验丰富的临床教师及评分员观察的。

米勒金字塔可以作为一个有用的框架来指导我们对医学专业教学和评价的考量。文献中也讨论了知识结构的许多其他系统或等级结构。例如，最古老和最常用的认知知识分类法之一（米勒的"知道"和"理解"级别）是布鲁姆（Bloom）的认知分类法（Bloom，Engelhart，Furst，Hill，& Krathwohl，1956）。它将知识进行排序，从非常简单的对事实的记忆或再认上升到更高层次，即整合和评估事实知识以及解决新问题。布鲁姆的认知分类学通常被用来指导笔试（第 7 章）。目前，我们建议，对于有意义和成功的评价，必须有一些基本原理体系或计划来将测评的内容与我们认为对学习重要的知识、技能和能力联系起来。

四种主要的评价方法

在医学教育中，几乎所有面向学习者的评价都可以分为以下四类中的一类（或多类）：笔试、口试、表现测评和临床（基于工作场所的）观察方法。本节概述了这些方法，其中的每一种都将在其他章节中详细讨论。

笔试

医学教育中最正式的评价包括某种形式的笔试。这意味着测评仅仅由书面问题组成，学习者或受训者必须对此做出回答。笔试有两种主要类型：主观（constructed-response，CR）测评和客观（selected-response，SR）测评。这两种形式可以是传统的纸笔形式，也可以是基于计算机的形式，即计算机提供测评问题并记录考生的回答。

在主观测评中，考生通过书写或打字来回答提出的问题。有许多不同的回答形式，包括填空题、简答题和论述题。另一种方法即客观测评，指提出一个问题（称为题干），随后给出许多选项。多项选择（multiple-choice，MC）题是客观题的原型，但逐渐出现了许多创新形式，如判断题和交替选择题（alternate-choice items）、匹配题、扩展匹配题等（Sireci & Zenisky，2006；Lane，Raymond & Haladyna，2015），主要用于基于计算机的测评。虽然主观测评可能在世界上使用最广泛，但是客观测评才是测评领域真正的"主力"。这种形式有许多实际优势，至少有 100 年的研究来支撑它的效度（Downing，2002；Welch，2006）。第 7 章讨论了主观测评和客观测评两种笔试。第 13 章讨论了一种特殊形式的笔试，称为关键要素法，包括客观和主观两种形式。

口试

口试方法包括正式口试、不太正式的床旁口试、口头测验（所谓的长病例和短病例评价）、病例诱导回顾（chart-stimulated recall，CSR）和其他变化形式（第 8 章　口试）。口试最适合演示并随后探究学习者的思维或推理，而不是评价认知知识（通过笔试可以更有效地评价认知知识）。由于在传统的非标准化形式中，这种方法具有普遍的主观性，因此其信度难以保证，特别是在高利害的评价环境中使用时，这种方法可能会产生严重的后果。尽管如此，强大的传统观念仍然支持口试在许多卫生专业环境中的应用。包括多站式小型面试在内的标准化的口试形式提供了对口试内容进行系统抽样的方法，并减轻了评分者主观性带来的一些误差。

表现测评

"表现测评"是一个通用术语，用来描述许多类型的正式测评，其主要目的是衡量"学习者能做什么"，而不是简单的"他们知道什么"。随着 Hart 和 Harden 在 20 世纪 70 年代末引入客观结构化临床考试（objective structured clinical examination，OSCE），系统的、正式的表现测评才开始发展（Harden，Stevenson，Downie，& Wilson，1975）。尤其是在医学教育领域各级培训中采用了表现测评，如早期医学院课程、毕业考试和住院医师培训，美国医师执照考试和加拿大毕业后执照考试也将其作为一个组成部分。

基于模拟的评价是一种表现测评。术语"模拟"是对现实世界任务的展示。模拟涵盖了广泛的方法和形式，从相当简单的结构化口试到基于屏幕的模拟（虚拟病人）、用于操作性技能的桌面部分任务训练器、虚拟现实模拟器、高保真模拟人和人体模拟（模拟病人）。模拟病人或标准化病人考试通常在 OSCE 分站中用于教学和评价，如今已在医学教育的许多领域成为了主要的表现测评类别。模拟病人测评可以追溯到 20 世纪 60 年代初，由 Howard Barrows 和 Stephen Abrahamson 首创（Barrows & Abrahamson，1964），"标准化病人"这一术语的提出归功于麦克马斯特大学的 Geoff Norman（1997）。如今大约有 40 年的研究证据支持着标准化病人测评方法的效度和其他优势（Swanson & van der Vleuten，2013）。

第 9 章（表现测评）和第 14 章（基于模拟的评价）解答了表现测评中的测量问题和特殊问题。第 9 章展示了测评方法的典型例子，即人体模拟（标准化病人）；第 14 章对基于模拟的评价有更广泛的论述。

基于工作场所的评价（临床观察法）

临床培训期间的表现评价是医学教育中一种十分常见的评价形式。这种形式的评价范围从对临床环境中学习者的非正式观察到非常正式（有时是复杂）的数据收集系统，这些系统从多类评分者处（"360° 评价"）收集长时间以来学习者在实际临床环境中与真实病人相处的表现。这些观察性评价方法依赖于临床环境中由教师和其他指导者及利益相关者制订的核查表、评分表和描述性评价。

这些观察性评价在整体或综合评分方案中占有重要的权重，因此对学习者来说，与这些临床行为观察测评相关的利害性很高。医学教育工作者非常信赖这些类型的观察评价并重视它们。但众所周知，这些方法有一些缺点，效度也难以保证，并且这些缺陷难以补救（例如，William，Klaman，& McGaghie，2003）。第 10 章专门讨论了基于现实环境中临床表现观察的评价问题（基于工作场所的评价），以及有助于减轻其固有缺陷的最佳实践方案。

描述性评价及档案袋

除了上述四种方法之外，描述性评价和档案袋也是两种广泛使用的评价方法，且改善了前述评价方法；这本书的第 2 篇也对它们进行了概述。

描述性评价是对学习者能力的定性描述，通常通过评价者的话语来表达。它们本身可以提供丰富的信息来源，并可以辅助和补充从四种评价方法（笔试、口试、表现测评和基于工作场所的评价）中得出的定量评价分数。第 11 章中详细讨论了描述性评价的开发和使用，还包括它与定量评价分数的一致性。

评价档案袋也相类似地改善了评价方法。档案袋可以用来提示反思练习（笔试）；作为讨论的焦点（口试）；作为技能的书面化展示（表现测评）；或者作为操作日志（基于工作场所的评价）。档案袋也可用于整合跨评价方法的数据，从而收集那些记录过程和发展的证据。第 12 章介绍了档案袋，既包含反思的部分，也包含全面的部分。

基本术语和定义

当开始这段学习前，掌握一些基本的术语和定义可能会有所帮助。这里讨论的术语和定义将贯穿本书，对本书的许多其他主题都非常重要。

胜任力导向的教育

卫生专业中胜任力导向的教育侧重于强调所有学习者达到一定的成绩水平，使他们能够为病人提供安全有效的照护。胜任力导向的教育通常与传统的基于时间的教育模式形成对比。在传统的基于时间的教育模式中，晋级决策以时间单位为标志，而不是强调胜任某项工作的能力（Park，Hodges，& Tekian，2016）。有效地实施经过精心设计的评价是这一方法的关键。

世界各地的机构和专家已经开发了许多优秀的胜任力和角色分类法。我们将在这里简要描述一个模型，即美国毕业后医学教育认证委员会（Accreditation Council for Graduate Medical Education，ACGME）提出的里程碑式胜任力框架。它在国际上被广泛使用，并将在本书的几个章节中被引用。

在美国，ACGME 和美国医学专科委员会（American Board of Medical Specialties，ABMS）合作开展了一个大规模评价项目，称为成果项目（outcomes project）。ACGME 的通用胜任力便是这个合作项目的产物，它要求在住院医师培训项目中评价并记录住院医师在六个领域的胜任力：病人照护、医学知识、基于实践的学习和提高、人际交往和沟通技能、职业素养和基于系统的实践（ACGME，2000）。通用胜任力普适性强，足以用于医学教育所有培训水平的许多不同领域。

2012 年，ACGME 开发并实施了下一代认证系统（next accreditation system，NAS；Nasca，Philibert，Brigham，& Flynn，2012）。在 NAS 中，学习者获得胜任力的情况是通过里程碑事件框架来衡量的。里程碑事件框架用于描述通过某个具体的专业行为来反映学习者在某子胜任力领域的达成情况。表 1.1 列出了内科学中反映各领域胜任力的里程碑事件示例，图 1.2 显示了内科住院医师项目中的里程碑事件示例（ACGME & American Board of Internal Medicine，2015）。

在胜任力导向的评价框架内，置信职业行为（entrustable professional activities，EPAs；

表 1.1　ACGME 内科学胜任力要求及其子胜任力里程碑事件示例

ACGME 胜任力	子胜任力示例
患者照护	为每位患者制订并实现全面的管理计划
医学知识	了解诊断检测和操作
基于系统的实践	在跨专业团队中有效工作
基于实践的学习与提高	通过反馈学习和提高
职业素养	承担责任并完成任务
人际交往和沟通技能	与患者和护理人员有效沟通

来源：Accreditation Council for Graduate Medical Education and the American Board of Internal Medicine（2015）：The Internal Medicine Milestone Project. Accreditation Council for Graduate Medical Education，Chicago，IL。经 ACGME 和 ABIM 许可转载

14. 通过反馈学习和提高（PBLI-13）					
关键缺陷				为无监督实践做好准备	期望的
从不征求反馈 主动抵制来自他人的反馈	很少寻求反馈 以防御方式回应主动反馈 根据反馈临时或表面地调整表现	只向督导寻求反馈 接受主动反馈 不一致地纳入反馈	征求跨专业团队所有成员和患者的反馈意见 欢迎主动反馈 持续整合反馈	表现持续反映征求和非征求的反馈 能够协调不同或冲突的反馈
☐　☐　☐　☐　☐　☐　☐　☐　☐					
评论：					

图 1.2　内科住院医师项目中的里程碑事件示例

来源：Accreditation Council for Graduate Medical Education and the American Board of Internal Medicine（2015）：The Internal Medicine Milestone Project. Accreditation Council for Graduate Medical Education，Chicago，IL。经毕业后医学教育认证委员会和美国内科医学委员会授权转载。可查阅 www.acgme.org/Portals/0/PDFs/Milestones/Internal Medicine Milestones.pdf

ten Cate，2013）越来越受到关注。EPAs 是完全信任学习者在无人监督的情况下完成专业工作、任务或责任的一个个单元。一个面向即将进入住院医师培训的医学毕业生的例子是"收集病史并进行体检"。EPAs 通常要求在特定情境下整合多种胜任力；上述 EPAs 可能要求应用病人照护、医学知识、职业素养和沟通技能方面的胜任力。评价用于收集相关数据，为 EPAs 的置信决策提供信息，包括评价的信度（例如，了解自己的局限性和何时寻求帮助）和所需的监督级别。进入住院医师的核心 EPAs（Association of American Medical Colleges，2014）是为即将毕业的医学生确定的一套 EPAs 的一个例子。EPAs 将在第 10 章中进一步讨论，图 10.2 显示了一个常用置信量表的例子，即 O-SCORE。

胜任力、里程碑事件和置信职业行为涉及评价"是什么",而不是"如何"评价。这些框架提供了一个基础,用于系统地对评价的对象如学习者的知识、技能、态度和其他特征进行规范、具象化或抽样。

教学与评价

虽然这本书的重点是评价,但评价和教学是密切相关的。第 16 ~ 18 章阐述了促进评价对学习的积极影响和避免出现意外负面影响的教学策略。

教学、学习和评价形成一个闭环,每个环节都与另一个环节紧密相连。与大规模标准化测评相对应的小规模的评价测评必须与教学紧密结合,尽可能向学习者提供充分、及时和有意义的反馈。在教学中,为学习者提供从课堂到临床的许多不同类型的学习体验,同样,也必须利用多种方法来评价他们从"知道"到"实践"的跨能力学习。只依赖一种单一的方法,如笔试,或者依赖一种单一的、高利害的程序性评价,都会对学习者产生偏见。在程序性评价(第 16 章)中,利用各种评价方法进行多个低利害评价,进而提供对学习者的整体和纵向视角。由于评价最终推动学习,在米勒金字塔的不同层次中,明智地使用评价方法可以帮助确保学习者以对他们未来实践最有价值的方式专注于他们的学习。具体的评价实践会影响学习的不同阶段,如从提出备考策略的建议到促进学习者和教师对考试后反馈的运用。第 17 章阐述了对这些效应及其潜在作用机制的扩展分析。

评价、测量与测评

《教育和心理测量标准》(AERA,APA,& NCME,2014)对"评价"(assessment)的定义非常广泛,包括用于收集任何类型的信息或数据以推断人、对象或项目的任何方法、过程或程序。本书的重点是对学习者的评价,而不是对教育项目或教育产品的评价。使用术语"评价"来涵盖所做的几乎所有事情,以衡量学生或其他受训者的学习或进步。这个定义包含了三个重要的特征(粗体字所示)——评价是在**结构化**的条件下获得行为或特征**样本**的系统过程,以对非评价环境中的个人做出**推断**(Thissen & Wainer,2001)。换句话说,无论进行哪种类型的评价,观察到的问题、案例或经历都是系统捕获的学习者的知识、技能和态度的样本。因此,仔细的抽样是良好评价的一个重要条件。评价也有一系列的结构——从更标准化情境中的具有固定格式和管理法规的多项选择题测评,到结构化欠佳情境中的基于工作场所的评价。最后,评价一般以对学习者做出推断为目标:利用"测评情境"下收集的评价数据对"非测评情境"做出推断,例如,用卫生专业人员在执照或认证考试中的表现来推断他们未来在工作场所日常活动中的表现。与修订后的《教育和心理测量标准》一致,评价也与术语"测评"(test)同义。

术语"测量"(measurement)是指用作评价的某种量化。"测量"意味着根据一些系统的规则和具体的评价过程来赋予数值。虽然测量过程可能包括一些类型的定性评价(见第 11 章 描述性评价),本书的重点还是定量测量。与可以直接计数的对象(例如,计算停车区的汽车数量)即显性变量不同,教育和心理构念(construct)是无法直接测量的潜在变量。在第 2 章(效度与质量)和第 3 章(信度)中更详细地讨论了与潜在变量评价相关的测量问题。

数值的类型

由于一本关于医学专业评价的书必定涉及定量问题和数值，所以似乎应该先概述常用的数字标度类型。许多读者都熟悉四种基本类型的数字标度（例如，Howell，2002）。最基本的数字标度是名义标度，它仅将数字用作任意符号。将人口统计学问卷中的性别定义为编码，例如 1 ＝女性，2 ＝男性，这是名义数值标度的一个示例。数值没有内在含义，只有研究者赋予的任意含义。关键是我们只能对名义数值进行非常有限的数学操作，比如计数。但我们不能合理地计算名义数值的平均值，因为平均"分数"没有任何意义或解释。

序数表示所指事物的顺序或等级顺序。尽管是在非常基本的水平上，序数也有一些内在的含义。例如，我们可以对一个进入药学班的所有学生按身高进行排名，指定排名第 1 的学生为最高的学生，排名最后的数字为最矮的学生。然而，排位 4 和排位 5 之间的距离或间隔不一定与排位 6 和排位 7 之间的距离相同。通过序数，我们可以计算平均值或平均排名，或取排名分布的标准差等。换句话说，序数有一些内在的意义或解释。因此，对序数进行汇总统计是有用且有解释意义的。

区间数比序数复杂一点，因为数值之间的距离是有意义且相等的。这意味着与分数区间 50 ～ 60（10 分）相关联的含义或意义与分数区间 30 ～ 40 之间的相同。这是区间数一个重要的特征，因为这些数值的区间性质便于做所有类型的统计分析，统称为参数统计。

数字的比例尺度是最复杂的数值类型，但在教育测量或社会科学中很少能够应用。真正的比例尺度有一个有意义的零点，零点表示"不存在的状态"。这意味着如果能够设计出一种合理的比例测评工具来衡量护理学生在生物化学方面的成绩，得分为 0 的学生完全不知道所测评的生物化学内容。显然，这在教育测量中是不可能的，因为即使是最没有能力的学生也会掌握一些最基本的知识。（真正的比例尺度经常出现在在物理科学中，而在社会科学中则没有。）

对数值类型的讨论要点是，我们认为或假设在医学教育中获得的大多数评价数据是区间数据，因此可以对结果进行几乎所有类型的统计分析。例如，药理学中多项选择题成绩测评的数据总是被假定为区间数据，这样就可以计算分数分布（平均值、标准差）的汇总统计数据，以及该测评的分数与其他类似测评或子测评的分数之间的相关性，甚至可以对前后平均分数的差异进行配对 t 检验。如果这些数据是有序的，我们将限制可用的统计分析方法，例如仅使用 Spearman 秩序相关系数。评价中使用的所有数据的心理测量模型，如用于评价分数或评级的可重复性或信度的各种方法，都是在假设数据本质上是区间数据的情况下得出的。

对标准的保真度

医学专业评价中另一个常见的概念是"保真度"。大多数教育测量专家使用的完整术语是"标准的保真度"，这意味着评价分数或评级与现实生活中的最终"标准"（criterion）变量之间存在某种效度类型的关系。"标准的保真度"通常简称为"保真度"。这究竟意味着什么？想象一下高保真度和低保真度评价之间的二分法。通常认为由训练有素的演示者向药学学生演示的模拟实际临床问题具备"高保真度"，因为该测评看起来很像未来的药剂师可能遇到的真实病人的日常情况。另外，对于同类的学习者来说，化学基础知识的多项选择题测评可能被认为是对现实生活情况的一种非常低保真度的模拟。高保真度评价"更接近标准",这意味着评价本身似乎相当逼真和真实,而低保真度评价似乎远离标准或不太接近标准(Haladyna,1999)。大多数结构化表现测评、复杂的模拟和结构化欠佳的观察性评价方法在衡量学习的不同方面都比笔试具有更高的保真度。

保真度的概念只有在作为评价的一个表面特征或特性时才是重要的。保真度可能与证据的真实效度之间关系不大或没有关系,还可能会干扰测量的客观性,这往往会降低证据的效度(Downing,2003)。然而,学习者和教师通常更喜欢保真度更高的评价,仅仅是因为这种评价看起来更接近于现实生活中的情况。可以肯定的是,评价的保真度越高,其成本就越高,评价的度量问题也就越复杂。

形成性和终结性评价

形成性评价和终结性评价的概念在评价文献中非常常见,这可以追溯到 20 世纪中叶;这些概念起源于项目评估文献,并用于所有评价领域(Scriven,1967)。这些有用的概念含义简单明了。形成性测评的主要目的是提供关于学习者在学习进程中的优势和劣势的有用反馈。经典的形成性评价发生在学习过程中,这样学习者就有机会了解他们已经掌握了什么内容、哪些内容需要进一步的学习(或者对教师来说需要进一步地教学)。形成性评价的例子包括微生物学课程中的每周小测验和为期 2 个学期的药理学课程中频繁进行的简短笔试。

终结性评价"汇总"一门课程的成绩,通常在正式课程结束时或接近结束时进行,如涵盖整个课程阶段的解剖学期末考试。终结性评价强调对最终成绩的衡量,通常在评分方案中占有重要地位。对学习者的反馈可能是终结性评价的一个方面,但终结性评价的主要目的是测量学习者在学习过程中取得的成绩。终结性评价最好的例子是在长期、复杂的学习课程过程结束时进行的测评,如护士执照考试,护理应届生必须在课程结束和开始专业工作之前参加并通过该考试。

常模与标准参照测量

常模与标准参照测量或评价的基本概念也相当简单明了。常模参照测评分数是相对于一些定义明确的标准组来解释的,比如所有参加考试的学生。关键词是"相对于";常模参照分数或评级告诉我们很多关于学习者相对于其他学习者群体的分数或评级,但可能较少告诉我们他们实际上知道或能做什么的确切内容。另外,标准参照分数或评级告诉我们一些学习者实际上知道或能做多少特定的内容。自 20 世纪 70 年代以来,标准参照测评在北美一直很流行(Popham & Husek,1969)。这种评价与基于胜任力或内容的教学和测评密切相关。可以替换标准参照测评使用的其他术语有领域参照、目标参照、内容参照和构念参照。不同的作者和研究人员在使用这些术语时有一些微妙的差异,但其都有一个共同点,即对学习者实际学习或掌握的内容非常感兴趣,而对学习者的考试成绩排名缺乏兴趣。

掌握性测评是一种特殊类型的标准参照测评,因为评价是为了识别"准备充分"的学习者,而不是拥有"最低限度能力"的学习者。掌握性学习策略和测评方法基于一个假设:几乎所有学习者都能达到"掌握"的标准,尽管他们在达到该标准所需的时间上有所不同。在达到标准之前,掌握性测评通常会多次实施。一般来说,常模参照测评统计数据不适用于真正的掌握性测评情境。第 18 章详细讨论了掌握性学习评价的有效性和关于标准制订的挑战。

关于这个重要话题的最后一点，是任何评价分数或评级都可以常模参照或标准参照的方式进行解释。测评本身、用于构建测评的方法、评价和学习的总体理念，以及基于测评做出的预期推断或决策，都决定了测评的基本分类，即常模与标准参照测量。例如，完全有可能以某种绝对的或标准参照的方式解释一个固有的标准分数，如百分位数或 z 分数。相反，一些标准参照测评可能只报告正确率或原始分数，且根据分数的分布来解释这些分数（即以标准或相对的方式）。

在本书中，常模与标准参照测评的概念将会被反复讨论，特别是在对待标准设定或建立有效力的和说服力的及格分数时（第 6 章）。在很大程度上，这本书的方向是标准参照。我们最感兴趣的是评价我们的学习者学到了什么和获得了什么，以及他们在医学专业学科中的胜任力，而不是给他们一个标准分布下的排名。

高利害和低利害评价

其他常用来描述评价的术语还有高利害评价和低利害评价。这些术语是对测评结果的描述。如果考试的结果会对考生产生严重影响，比如获得或失去一份专业工作，那么与考试相关的利害性显然很高。高利害测评的每个方面都必须具有极高的质量，并需要有坚实的基于研究的证据来支持其效度。如果测评可能会对某些个人或团体造成伤害，甚至从法律上为这种高利害测评辩护也是必要的。医学院校录取学生的考试和医学专业毕业生的认证或执照考试是高利害考试的典型例子。对于学习者来说，必修课的期末考试或毕业必须通过的最终考试这两种评价也是高利害的。

相对高利害测评而言，低到中等利害的测评产生的影响相对轻微。通常用于医学教育的形成性评价都是低到中等利害的。如果考试失败的后果不严重，或者补救（重考）不是太困难，考试的利害性可能被认为是低或中等的。

非常高利害的测评通常由测评专家和大型测评机构使用更多资源来进行专业化编制，以确保最终测评分数和通过 / 失败决策的说服力。低利害测评和评价，如许多医学教育工作者在当地学校环境中使用的测评和评估，需要的资源和有效性证据更少，这是因为对测评结果的法律质疑很少。由于本书侧重于由高度专业化的专家在本地（或课堂）层面开发的评价，因此评价集中于低至中等利害的评价。然而，即使是低利害的评价，也应该达到基本的最低质量标准，因为随着时间的推移，累积性评价最终会影响对学习者做出的重要决策。

大规模和小规模（或本地）评价

大规模和小规模评价之间的区别是本书的另一个重点，对卫生专业评价也有重要的导向意义。大规模评价是指标准化的测评方案，它通常是全国性或国际性的，由测评专家设计，并有大量应试者参加。比如，用药学院入学考试（pharmacy college admissions test，PCAT）和医学院入学考试（medical college admissions test，MCAT）来指导选择申请进入药学院和医学院的学生。另一个大规模考试的例子是全国注册护士理事会执照考试（National Council licensure examination for registered nurses，NCLEX-RN®），在美国司法管辖区用于注册护士执照。

本书主要关注的是小规模（或本地）评价，由"课堂"教师、临床教师或本地学校、学院以及大学级别的其他教育工作者开发、管理和评分。医学教育工作者在评价他们的学生时常常"单干"，很少或没有关于评价工作的正式教育背景，且难以获得所在机构对于评价这个关键工作的支持。这本书旨在为当地教师和其他医学教育工作者提供合理的原则、有效的工具和有用的方法，以协助其进行评价学习者的重要工作。

教育中的转化科学

在这一章的结尾，我们展望了教育领域中的转化科学模型，此模型归纳了教育如何更广泛地提高学习者、病人和医疗卫生系统的技能和能力。在传统意义上，基础生物医学科学和临床研究中，转化科学模型可以用来检验从基础科研结果到临床应用的转化。其重点是将生物医学科学的知识转化为实践，为病人带来新的治疗方法。这种将基础实验室和生物医学科学成果转化为临床研究（T1），识别临床有效性和医疗政策的证据（T2），最后转化为医疗卫生服务系统、社区和预防服务（T3）的范式，通常被称为转化科学或转化研究模型（Woolf，2008；图 1.3）。

这种转化科学的方法已经用于 K-12 教育情境下的基础教育以及医学教育。与一般的转化科学模型类似，教育的 K-12 模型将教师和教学性教育的影响转化为教师知识和技能的提高，从而改善课堂教学并最终提高学生的成绩（Allen，Pianta，Gregory，Mikami，& Lun，2011；Yoon，Duncan，Lee，Scarloss，& Shapley，2007）。

当转化科学应用于医学教育时（McGaghie，2010），针对医学生进行的教育可以使他们在学习环境中提高和增长临床技能和知识（T1），进而使他们在临床环境中有更好的表现（T2），最终让公众受益（T3）。Barsuk 和 Szmuilowicz（2015）最近将该模型扩展到包括

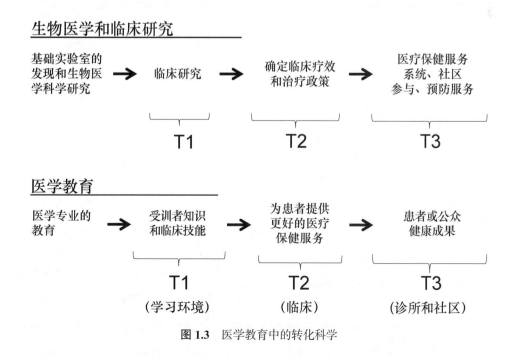

图 1.3　医学教育中的转化科学

"T4"，其代表医学教育对门诊、住院和社区中计划外人群的影响。例如，掌握性学习和测评方案对未参与的受训者和学习文化的影响。第 2 章和第 17 章详细讨论了评价方案的预期和非预期影响或后果。

转化科学模型提示我们，教育医学卫生人员的最终目标是通过稳健的评价和优质的教学方法改善学习者在临床的表现，并最终改善病人的预后和促进公众的健康。

小　结

本章介绍了这本书的总体背景并进行了概述。本章介绍的大部分概念将在后面的章节中详细阐述。希望通过这一章节介绍的基本术语以及最重要的概念和原则，使后面章节的一些更加专业性的内容便于理解。

对医学教育评价理论和实践具有重要贡献的 Christine McGuire 曾经说过："评价可能是世界上最符合逻辑的领域，如果你运用一点点逻辑，它就会与你契合并向你扑来……这是一个常识"（Harris & Simpson，2005，p.68）。我们同意 McGuire 的说法。虽然在医学教育中，评价主题有许多技术上的细微差别和统计上的具体细节有待阐述，但绝不能忽视医疗卫生行业的常识性本质。另外，正如伏尔泰所指出的："常识也是非常难获取的！"（1962，p.467）这本书的目标是将最先进的评价理论和实践带给卫生专业教育者，使质量评价在他们的课程中变得"常见"，进而使学生从课程中受益。

参考文献

Accreditation Council for Graduate Medical Education. (2000). *ACGME outcome project*. Chicago, IL: ACGME.

Accreditation Council for Graduate Medical Education and the American Board of Internal Medicine. (2015). *The internal medicine milestone project*. Chicago, IL: Accreditation Council for Graduate Medical Education. Retrieved from www.acgme.org/Portals/0/PDFs/Milestones/InternalMedicineMilestones.pdf. Accessed March 11, 2019.

Allen, J.P., Pianta, R.C., Gregory, A., Mikami, A.Y., & Lun, J. (2011). An interaction-based approach to enhancing secondary school instruction and student achievement. *Science, 333*, 1034–1036.

American Educational Research Association, American Psychological Association, & National Council on Measurement in Education. (2014). *Standards for educational and psychological testing*. Washington, DC: American Educational Research Association.

Association of American Medical Colleges. (2014). *Core entrustable professional activities for entering residency*. Washington, DC: AAMC.

Barrows, H.S., & Abrahamson, S. (1964). The programmed patient: A technique for appraising student performance in clinical neurology. *Journal of Medical Education, 39*, 802–805.

Barsuk, J.H., & Szmuilowicz, E. (2015). Chapter 10: Evaluating medical procedures: Evaluation and transfer to the bedside. In L.N. Pangaro & W.C. McGaghie (Eds.), *Handbook on medical student evaluation and assessment*. North Syracuse, NY: Gegensatz Press.

Bloom, B.S., Engelhart, M.D., Furst, E.J., Hill, W.H., & Krathwohl, D.R. (1956). *Taxonomy of educational objectives*. New York: Longmans Green.

Downing, S.M. (2002). Assessment of knowledge with written test forms. In G.R. Norman, C.P.M. van der Vleuten, & D.I. Newble (Eds.), *International handbook for research in medical education* (pp. 647–672). Dordrecht, The Netherlands: Kluwer Academic Publishers.

Downing, S.M. (2003). Validity: On the meaningful interpretation of assessment data. *Medical Education, 37*, 830–837.

Haladyna, T.M. (1999). When should we use a multiple-choice format? A paper presented at the annual meeting of the American Educational Research Association, Montreal, CA, April.

Harden, R., Stevenson, M., Downie, W., & Wilson, M. (1975). Assessment of clinical competence using objective structured examinations. *British Medical Journal, 1*, 447–451.

Harris, I.B., & Simpson, D. (2005). Christine McGuire: At the heart of the maverick measurement maven. *Advances in Health Sciences Education, 10*, 65–80.

Howell, D.C. (2002). *Statistical methods for psychology* (5th ed.) Pacific Grove, CA: Duxbury-Wadsworth Group.

Lane, S., Raymond, M.R., & Haladyna, T.M. (2015). *Handbook of test development* (2nd ed.). New York: Routledge.

McGaghie, W.C. (2010). Medical education research as translational science. *Science Translational Medicine, 2*(19), 1–3.

Miller, G. (1990). The assessment of clinical skills/competence/performance. *Academic Medicine, 65*, s63–67.

Nasca, T.J., Philibert, I., Brigham, T., & Flynn, T.C. (2012). The next GME accreditation system—rationale and benefits. *The New England Journal of Medicine, 366*(11), 1051–1056.

Park, Y.S., Hodges, B., & Tekian, A. (2016). Evaluating the paradigm shift from time-based toward competency-based medical education: Implications for curriculum and assessment. In P.F. Wimmers & M. Mentkowski (Eds.), *Assessing competence in professional performance across disciplines and professions* (pp. 411–425). New York: Springer.

Popham, W.J., & Husek, T.R. (1969). Implications of criterion-referenced measurement. *Journal of Educational Measurement, 7*, 367–375.

Scriven, M. (1967). The methodology of evaluation. In R. Tyler, R. Gagne, & M. Scriven (Eds.), *Perspectives of curriculum evaluation* (pp. 39–83). Chicago, IL: Rand McNally.

Sireci, S.G., & Zenisky, A.L. (2006). Innovative item formats in computer-based testing: In pursuit of improved construct representation. In S.M. Downing & T.M. Haladyna (Eds.), *Handbook of test development* (pp. 329–348). Mahwah, NJ: Lawrence Erlbaum Associates.

Swanson, D.B., & van der Vleuten, C.P.M. (2013). Assessment of clinical skills with standardized patients: State of the art revisited. *Teaching and Learning in Medicine, 25*(sup1), S17–S25.

ten Cate, O. (2013). Nuts and bolts of entrustable professional activities. *Journal of Graduate Medical Education, 5*(1), 157–158.

Thissen, D., & Wainer, H. (2001). *Test scoring.* Mahwah, NJ: Lawrence Erlbaum Associates.

Voltaire. (1962). *Philosophical dictionary* (Gay, P., trans.). New York: Basic Books, Inc.

Wallace, P. (1997). Following the threads of an innovation: The history of standardized patients in medical education. *CADUCEUS, 13*(2), 5–28.

Welch, C. (2006). Item and prompt development in performance testing. In S.M. Downing & T.M. Haladyna (Eds.), *Handbook of test development* (pp. 303–328). Mahwah, NJ: Lawrence Erlbaum Associates.

William, R.G., Klaman, D.A., & McGaghie, W.C. (2003). Cognitive, social, and environmental sources of bias in clinical performance ratings. *Teaching and Learning in Medicine, 15*(4), 270–292.

Woolf, S.H. (2008). The meaning of translational research and why it matters. *JAMA, 299*(2), 211–213.

Yoon, K.S., Duncan, T., Lee, S., W.Y., Scarloss, B., & Shapley, K. (2007). *Reviewing the evidence on how teacher professional development affects student achievement.* [Issues & Answers Report, REL 2007-No. 033]. Washington, DC: U.S. Department of Education, Institute of Educational Sciences, National Center for Education Evaluation and Regional Assistance, Regional Educational Laboratory Southwest.

第 2 章

效度和质量

Matthew Lineberry

冯 攀 译

教育测试或评价的动机往往看起来很明确——例如"衡量学习者进行基本体格检查的能力"。然而，这些看似简单的目的背后总是隐藏着许多问题。例如，如何定义所感兴趣的知识、技能或能力是什么，亦或不是什么？如何最好地测量它？如何知道正在准确地测量它？希望通过测量来达到什么目的？测量活动会花费多少费用？需要克服何种组织管理障碍？甚至可能导致哪些意外的负面结果？

好的评价是有力的工具，可以为决策提供信息，并促进医学生的学习和医学教育的发展。评价都是针对特定目的而开展的。然而，有时很难知道一个评价"良好"和"有效"的标准是什么，也很难确定某个评价是否符合这些标准。顶尖的评价专家仍未就"效度"这一术语的含义达成一致（Messick，1995；Borsboom, Mellenbergh, & van Heerden, 2004；Cizek, 2012；Kane, 2013；St-Onge, Young, Eva, & Hodges, 2017）！本章旨在澄清重要的概念和框架，以便评价者和学者以更有效的批判性思维开展评价的设计、实践和评估。

由目的驱动的评价及其原则

我怀疑许多人认为评价和测量一般应该是客观的，测量一些属性时要尽量避免我们的偏见对分数的影响。例如，我们可能会认为，可以在不考虑为什么要进行测量的情况下去测量一块岩石的长度。毕竟长度是物品的真实属性，而尺子是不会被主观的假设和动机所影响的。果真如此吗？

实际上，测量背后的"为什么"着实重要。即使对长度这种基本属性的测量也如此。毕竟，测量系统不仅包括标尺，还包括测量者。测量者需决定使用哪把尺子，如何确定岩石的纵向，以及如何确定精确程度。他还需要以其视觉敏锐度获取标尺上的读数，根据他们的能力与动机以某种方式记录该数值，并通过某种形式与他人分享该读数信息。高中生为满足科学课的要求而随意记录下来的长度值可能与地理学家所测量的值大不相同。对地理学家来说，在他们的学术圈中，轻微的差异可能意味着对地质历史的不同解释。

对此，改进的方向不应该只是抽象地"更加客观"，好像可以或应该消除进行评价时所有的价值观和目标；相反，应当反思这些价值观和目标。医学教育评价始终应该以功能性为先，是为实现某些目的而深思熟虑后采取的干预措施（Cook & Lineberry，2016）。例如，开展评价的最终目的几乎从来都不是"尽可能准确地测量某个属性"。真正的目标往往更像是"为学习者提供及时的反馈，并希望他们在当月晚些时候用这些反馈来改善他们在实习中的自我指导学习；此外，识别和帮助那些可能还没有为下一阶段教育经历做好准备的学生；所有这些都在所能提供的教育资源内开展，并且最好不会产生任何负面后果"。如果评价提供者告诉您可以提高测量某属性的准确性，但对学习者的反馈将延迟 1 个月，并超出您的预算，您可能会拒绝他们的服务，因为"准确性"程度要服务于您的真正目标。

因此，可以认为，"好的"评价确实衡量了它要衡量的东西，但最重要的是帮助我们以合理的成本和最小的负面结果实现具体目标。在本章中，将评价的"效度"定义为某评价系统对拟测属性的有效性推断的支持程度。更广泛地说，评价"质量"是指，对照特定的价值观和目标，某评价的特定应用及其分数的使用在多大程度上取得了积极的结果。

了解你的目的

评价的第一步是详细描述你的**目标属性**，即您希望您的评价分数意味着什么。此时不需要考虑特定的测量形式，只要考虑目标真实的潜在属性。例如，假设您想测量学习者的"不专业"。那么，"不专业"包括或不包括哪些知识、态度、信念、行为或其组合体？"不专业"行为的典型特征是什么？如果这种行为违背了某些主流的规范，那么是谁确定的规范？有哪些具体规范？是哪个时代的规范？潜在的有害行为是不专业的，还是必须导致实际伤害的行为才是不专业的？是需要存在主观恶意，还是失误也属于不专业？某些行为是普遍不专业，还是取决于它所发生的情境？是何情境？"不专业"与"适得其反的工作行为"以及"工作场所越轨行为"等相关概念有何异同？您对"不专业"感兴趣，是因为这是每个人都有的一些特征，还是您认为它可能在不同情境下因人而异？这些问题有助于定义你的目标属性，也就是您的"构念"（construct）。此时任何的含糊都会导致后续工作的混乱。

接下来，要考虑您对分数的**使用计划**。例如，您最感兴趣的是识别有特别不专业行为的学习者并尝试为其制订补救计划，或是希望遴选"年度最专业的学生"获奖者，还是介于两者之间？您是否会向被评价者提供反馈？如果提供，您希望他们如何应用这些反馈？您会与其他教育工作者或管理者分享评价结果吗？结果是否可用于惩罚或解雇特定的人员？是否会将您院校的汇总分数与其他院校进行比较？上述问题作答的差异决定了评价所应采用的方法，还会对评价的效度和质量产生不同的影响。

最后，在进行评价工作时广泛地思考您所追求的评价**目标**和**反目标**，即您希望发生什么、不发生什么。您在意被评价者是否认为评价过程是公平、有效且愉快的吗？某些利益相关方对评价工作的支持和促进是否重要？哪些成本是可以接受的？人们是否可能对评价做出负面反应？您是否希望发现或避免这些反应？你希望其他机构认可您的评价并推广使用吗？

综合考虑上述因素之后，就可以初步讨论评价的效度和质量。但是，精确确定效度和质量还需要额外考虑一个要素。

针对评价目的选择评价方法

您可"尽善尽美"地确定评价目的。但是，您必须将其落实到实际的评价系统中，如确定观测、收集目标属性的具体方法，为观测结果赋予分数的规则，提供反馈的方法，信息公开或公共关系维护等。对这些方法做出正确的选择必然相当复杂，本书其他章节所提出的指导可供参考。无论做出何种选择，都应该有合理、明确的**逻辑论证**，以说明这些方法为什么适合你前面所概述的解释、用途和目的。形式逻辑是哲学的一个完整的分支学科，所以不可能在这里指导建立一个论点的每一个方面。但在许多情况下，相对简单的逻辑链就足够了，有时甚至假设列表也是非常有用的。

例如，假设您决定在医学院三年级学生中评价"冲突管理技能"属性，方法是让考生与模拟的同事或模拟病人（简称SPs）交谈。其中一个场景可能是SP扮演的同事在口头上粗暴对待病人。考生在此次交谈中的目标可能是缓和事态，促使同事反思自己的行为，然后向病人道歉并做出补偿。每个考生结束考试时，您要求SPs填写评分表，并立即向考生反馈。您最希望的结果是，在后续轮转过程中，所有考生都能更好地利用练习机会并改善他们的冲突管理技能。最后，当学习者的得分特别低时，您会要求他们再次或多次参加考试，直到他们展现出可接受的表现。

上述设计得出的分数应该是有效、有用的，评价工作整体效度也会较好。其背后的完整逻辑假设链可能包括：

1. 对所观测的行为进行说明并制订恰当的评分规则，根据实际工作环境中的有效行为与无效行为确定分数加权。
2. 每个考生完成的考试次数和在考试中表现出的各种行为恰当地反映了他们在实际工作环境中可能遇到的情况。
3. 所有的考生都知道什么是无效和有效的管理行为。因此，如果他们没有在评价中展现出来，就可以称之为"技能"缺乏（而不是未被发现的知识缺陷）。
4. 所有考生都明白评价的目的，比如，没有人相信考试呈现的是以"物理自卫"为重点的情境。
5. 所有SPs描述的行为都会促使熟练的考生采取适当的行动。例如，没有哪个SPs会表现得过分激动，以至于考生有理由认为"这个人很危险，我应该试着隔离他们并报警"。
6. SPs对有效与无效的考生行为做出现实的反应。例如，无论考生犯了什么错误，他们都不会降低考试难度，也不会对前期的错误做出过度反应，从而使后续的考试变得不切实际地困难或不公平。
7. SPs在不同的考试日期表现相似，考生在不同的考试日期发挥相近。因此，参加考试的日期对考生成绩没有明显影响。
8. 即使在扮演他们的角色时，SPs也可以：
   a. 全面认真地注意相关考生的行为；
   b. 在考试结束后记住考生的行为；
   c. 对行为进行准确和一致的评分；
   d. 给出可理解、可记忆、能促进考生反思和改进的反馈。

9. 考生有能力和动力去：

　　a. 关注反馈；

　　b. 记住反馈；

　　c. 制订有效的计划来提升他们的表现。

10. 评价结束后迅速提升学习效果，考生们：

　　a. 有机会实践冲突管理技能；

　　b. 注意识别实践机会；

　　c. 能够并有动力在这些机会中尝试新的行为；

　　d. 接受反馈并进一步改进学习效果（例如，他们的同事或监督者不会给出与预期学习目标相矛盾的反馈）。

11. 根据某次考试中特别低于标准的表现或几次考试中略低于标准的表现，恰当地识别出需要进行补习的考生。

12. 确定补习考生的标准能很好地区分那些做好准备和没有准备好独立实践和学习冲突管理的人。

13. 被选中进行补习的考生重视额外练习的机会，并且没有产生任何严重的负面后果（如绝望、受到其他同学的评判或孤立、对教育者产生敌对态度）。

14. 整个评价系统在可接受的资源支出范围内是可行的。

诚然，这是一个相当长的清单，但其优势恰在于详尽完整。如果这些假设都成立，你可能就拥有了一个非常有效的评价系统！但是，如果其中任何一个假设被严重打破，那么后续的假设就很难或不可能实现，评价工作可能就不会达到你的目标。例如，如果 SPs 在专注、记忆、评分和给出反馈等方面的表现反复无常，那么评价工作得出的补习决定就可能有许多误报和错误。考生从评价中收获甚微，甚至可能会对教育环境失去信任。因此，有必要对这些假设进行界定，并关注它们是否成立，即进行一定程度的"效度调查"和"质量评估"。

调查效度与评估质量

对于任何评价工作，我们都应该思考："我是在衡量我想要的属性吗？我如何解释和使用分数？"系统地思考这个问题并寻求支持性数据的工作就是**效度调查**。（许多人现在称之为"效度验证"，但这个术语暗示了对验证结果有问题的偏向。如果一个朋友打电话给我，让我"验证"他们因个人危机产生的情绪，我不认为他们是想让我严格测试他们是否应该有这些情绪！）我们还应该思考："开展这项评价工作是否达到了我的期望，并且没有导致太多的负面后果？"这个问题与前一个不同，所以我建议称之为**质量评估**。希望这个词能更好地表达真正被质疑的东西，那就是"质量"（或称之为"适用性"）。毕竟，一个测试可能在上述意义上是"有效的"，但会导致不可接受的负面影响，使整体质量较低或未实现测试的最初设计目的。各类评价被广泛地应用于庞大、复杂的教育和医疗保健系统中，其积极和消极的影响广受质疑。"评估"工作提醒我们本着项目评价相关领域的精神，以广泛的视角看待这个问题。

到目前为止，我尚未提及测量科学和实践中的正式理论或框架，希望在不提及此类正式方法的情况下，通俗易懂地阐明两个观点：在进行测量时，组织者要反思许多批判性思维的问题；这些问题不一定是技术性的，而是在你规划评价目的和明确潜在假设过程中自然而然地产生的。我认为，将评价的开发和评估单纯视为公式化和技术性的工作是存在风险的。而应该将其视为与特定环境紧密相连的逻辑性工作。评价设计没有可供遵循的金标准，效度调查或质量评估也不存在通用的最佳设计。这一切都取决于你的目标和情境。

也就是说，首先要清楚地看到你正在努力实现的目标，然后可参照技术标准和理论指导塑造批判性思维，从而以通用术语与其他教育专业人员和学者进行交流。在领导和管理评价工作的实践中，我更喜欢首先"自己思考"，然后对照几个框架检查自己的思路。下面，我将回顾当代几个比较有影响力的概念和框架。

Kane 效度框架：效度论证

目前最有影响力的效度框架来自 Kane（2013），他是来自美国教育考试服务中心（Educational Testing Service，ETS）的学者。ETS 的主要业务是在美国组织实施几个大规模的标准化评价项目。有学者提出了在医学领域中应用 Kane 框架的针对性指南（Cook，Brydges，Ginsburg，& Hatala，2015）。该框架对之前效度评价工作做出了新的重要贡献，强调了关注评价的目的和与其密切相关的论证。与前文概述的假设列表类似，Kane 将评价目的和基本假设称为"解释 / 使用论证"（interpretation/use argument，IUA）模式。一旦你用逻辑和数据严格评估 IUA，就会产生 Kane 所说的"效度论证"。

Kane 建议，所有评价项目都应从狭义到广义考虑四大类假设（或"推论"）：

1. **评分**：观察到的分数准确地反映了考生在他们所经历的评价中的表现；
2. **概化**：观察到的分数是考生"全域"分数的无偏差、可靠的反映。全域分数是指假设我们能利用所有可能的考查手段（包括全部有关试题、评分者、考试日期、回答形式等），对所有可能的表面上不相关或微不足道的表现差异进行观察后所取得的分数；
3. **外推**：观察到的分数可以适当地预测我们真正关心的表现（如通过在评价环境中考查对模拟病人的处理，来对真实临床情境中的表现进行推理）；
4. **决策**：观察到的分数为决策提供适当的信息（不引入偏见），并为任何受评价影响的人带来适当的后果。

前文案例中的许多假设都可以映射到 Kane 的推论。例如：

- 如果考生表现出有效的冲突管理行为，但 SPs 未能注意到、记住并对这些行为进行评分（假设 8a ～ c），则"评分"推论就会受到影响。简而言之，**发生在考核中的表现没有被计入分数**。
- 如果进行测量的日期与分数有关，如周五的考生因当时进行的额外考试而感到压力，或之前完成考试的考生向后面参加考试的考生提供参考，这将违反假设 7 并损害上述"概化"推论。
评价流程的个别琐碎细节发挥了不应该有的重要作用。

- 如果评价中涉及的线索和挑战并未真实反映现实世界冲突管理中面临的重要线索和挑战（假设 2），"外推"推论就会受到影响。
  评价内容与我们在实际工作中所感兴趣的属性不符。
- 如果在确定是否采取补习决策的标准中存在大量假阳性和假阴性结果，按照标准区分的考生没有收获任何好处，所有人都可能会从补习措施中平等受益（假设 11 ～ 13），那么"决策"推论就会受到影响。
  分数不能帮助做出更好的决定和（或）支持更好的结果。

除了上述组织框架，Kane 还提出许多其他重要的见解。令人欣慰的一点是，Kane 不鼓励无边界地开展效度调查。他认为评价组织者应清楚地说明 IUA，然后思考：①哪些假设是最弱的（即先前的不确定性）？②可以开展哪些研究对这些假设给出支持性证据（信息产出）？③开展研究的负担能力有多大？④研究成果将在多大程度上影响决策者对实施评价的考虑（杠杆作用，或称之为"政策产出"）？如果你把这些答案相结合，你就会知道某个假设对于实证检验是否合适。也就是说，如果上述任何一个问题的答案是否定的，那么就不应该对相关假设开展实证检验——至少目前还不行。表 2.1 分享了基于 SP 的病史采集和体格检查能力客观结构化临床考试（OSCE）的解释和使用声明，以及关键推断的几个考虑因素。

收集与假设相关的全部数据是不可能的。这就像律师起草法律论辩一样，陪审员会相信非常合乎逻辑的假设，但需要证据来支持最不明显的假设。因此，效度论证应该明确指出哪些假设未得到验证以及为什么未开展验证。如果对某些假设不开展验证的决策是深思熟虑的，那么就无需感到内疚。例如，在最近一篇关于评价考生解读心电图技能的学习曲线的论文中，Hatala、Gutman、Lineberry、Triola 和 Pusic（2018）明确指出，由于可用数据的限制和 IUA 固有的复杂性，他们无法验证概化假设（因为分析"学习曲线"而不是离散的"时间点"导致了新现的、尚未解决的概念问题）。在效度调查方面，评价工作的评估者和使用者不应求全责备，而应重视对 IUA 的明确陈述，并明智地开展数据收集。同样，当用户对评价系统进行微小改动时，我们希望他们不会认为需要"从头开始"进行效度调查工作，在特定条件下，他们甚至不必收集任何新的数据。

表 2.1　案例解释和使用声明，以及针对 OSCE 选定的"解释 / 使用论证"的考虑因素

解释和使用声明："我们的目标是确保所有学生已经做好准备通过 USMLE 第二步临床技能考试，并在日常轮转诊疗中应用基本的病史采集和体格检查能力
"作为实现这些目标的一部分，我们打算测量三年级医学生对 40 种常见疾病患者进行恰当的病史采集和体格检查的能力（我们将使用单独的评价来考查他们适当创建患者病历的学习情况，包括确定诊断和随访的初步计划）
"我们将通过 8 个不同的标准化病人情境考查医学生进行病史采集和体格检查的能力。每个情境均针对具体病例确定医学生需要进行的病史采集清单和体格检查操作要求。每站考试结束后，标准化病人将核对该清单。在 8 站考试结束后，将通过电子邮件将考试分数发送给考生。每站考试中得分低于合格分数线的考生将被要求重新参加考试。如果考生在 3 个及以上考站中得分低于合格分数，将被要求重新参加整个考试。然而，受考试时间和补考站点数量的限制，将优先安排不合格考站数量最多的学生参加补考"

续表

推论	假设示例（不全面）	每个假设的考虑因素示例［包括先前的不确定性、信息产出、研究能力和（或）政策产出］
评分	每个病例的病史采集清单和体格检查要求包括了安全诊疗所必需的所有条目，且排除了非必需条目	"我们组织了一个团队，合作开发这些清单，并通过了许多临床医生的审查，所以我很确定这一假设是满足的。另外，最近的一些研究表明，即使是设计良好的清单也经常遗漏重要的条目。尽管如此，我认为即使不收集新数据，风险也是可接受的"
概化	SP 始终一致性地进行演示，以提示学习者识别病史采集问题和体格检查要求	"我们对 SP 进行了全面的培训，但我听到了对其表现一致性的担忧。教学管理人员可以观察部分站点，将其作为小样本，看看案例是否被一致地演示出来。这样的设计支出可控、信息丰富，如果发现问题可以及时加以解决，如加强 SP 复习培训。因此可以开始收集数据了"
外推	SP 演示的病例与实际诊疗中可能遇到的病例密切对应	"部分体格检查操作并不能真正模拟发现的结果。例如，SPs 不能操纵自己的心律。所以我们只是告诉学习者他们会听到什么。我也不确定 SP 的真正患者所采用的沟通风格是否一致。我们可以将案例与学习者在实习中看到的内容的保真度进行结构化研究……或者使用结构化面试？也许发现和确定问题需要花费不少时间。如果能把这部分工作作为教育硕士学位学生的论文课题，将可能是负担得起的。这将提供有用的信息，我们有能力根据这些信息采取行动"
决策（或"后果"）	学习者想起他们未来需要改进的领域，寻找机会去针对这些领域进行实践	"我看到一篇文章，显示学习者往往记不起多少来自 OSCE 的反馈。所以我对这一假设感到担忧。在 OSCE 结束 1 个月后，我们在不同的模拟中对部分学员开展调查，我们可以请他们回忆从 OSCE 考试中获取的最重要的 2 个学习点，并与之前通过邮件进行的反馈加以交叉验证。收集这些数据很容易，但交叉验证可能很困难。学习者对某个反馈信息的回忆也许是正确的，但是表达的方式却可能存在差异。这个问题也可以作为某个正式研究的一部分或作为学位论文的课题。也许我们可以找到一个有时间和动机的人来解读这些调查反馈。如果我们发现学习者很少回忆起考试反馈信息，我们就要采取改进措施。也许可以创造一个更令人难忘的环境来分享反馈，比如组织师生就考试结果开展正式的回顾"

Messick 效度框架：证据来源

　　Kane 的前辈 Samuel Messick 提出的效度框架主导了美国教育研究协会（AERA）、美国心理协会（APA）和全国教育测量委员会（NCME）联合制定的《教育和心理测量标准》（2014 年版）。在引用时，常将 Messick 效度思想（1995）的特征作为定义"有效性证据"的五个来源的参照：

　　1. 内容证据：评价任务、试题措辞、表现测试的形式以及评分都与目标属性保持一致；
　　2. 反应过程证据：考生在应对评价任务时的认知和行为与该评价结果的预期解释和用途保持一致，考试的观察者或评分者的认知和行为也与之保持一致；

3. 内部结构证据：评价中不同试题的得分按照预先设定的方式合理地相互关联，如所有旨在测量同一属性的几个试题得分确实相应地相互关联；

4. 与其他变量的关系证据：考试分数与测试旨在预测的属性相关，与类似构念的测量结果相关，并且与概念上不同或不相关的变量无关（例如分数不因考生性别或种族而变化）；

5. 后果证据：分数的解释和应用导致适当的积极后果和最小的消极后果。

Messick 在后来的文章（1995）中提到了第六个证据来源，即**概化性**。他指出这与**信度**一词同义，并认为是"结构效度的一个方面"。然而，《教育和心理测量标准》（AERA，APA，& NCME，2014）将信度视为"考试分数的独立特征"，尽管认为其与"效度相关"，但仍将其归入一个单独的章节。这里显然有一些混乱，具体表现在人们如何将与信度相关的证据进行分类。例如，尽管信度在概念上不同于内部结构，但某些医学教育文献仍将信度与"内部结构"效度证据结合在一起（Cook，Zendejas，Hamstra，Hatala，& Brydges，2014；Downing，2003）。例如，某个评价中各试题之间的关系可以与潜在构念的内部结构理论一致，但评分的信度仍然有可能低到不可接受，反之亦然（Cortina，1993；Schmitt，1996）。

表 2.2 列出了 Messick 框架中每个类别下的常见证据类型。为清楚起见，将"概化 / 信度"归入第六类。当你的 IUA 存在争议或不确定的假设时，可以从下述"菜单"中选择特定类型的证据。针对 Kane 提出的不同推论，Messick 框架中"菜单选项"的相关程度不一。有时是显而易见的，例如，Kane 的"概化"推论通常需要"概化 / 信度"证据来源中的元素。同样，Kane 的"决策"推论似乎只要求来源于"后果"的证据。在其他情况下，Kane 推论和 Messick 证据来源之间无法简单地映射。因此，针对 Kane 的各推论环节，需要全面考虑许多或所有 Messick 证据来源（Cook & Hatala，2016）。例如，Messick 框架中的多种证据类型与 Kane 的"评分"推论相关：设置适当的评分关键点属于 Messick 的"内容"来源，精确观察属于"反应过程"，试题合并成总分的原理属于"内部结构"。为了验证 Kane 的

表 2.2 笔试和表现测试中 Messick 效度证据来源示例

效度证据来源	笔试证据示例	表现测试证据示例
内容	• 评价中试题对各内容领域的覆盖比例与评价计划方案中规定的这些内容领域的重要性程度一致 • 试题开发规范和流程的质量 • 对试题开发规范和流程的实际遵守 • 试题开发专家的专业知识、相关经验和（或）培训 • 待测构念与试题类型之间的对应关系（例如，采用恰当的题型评价知识的"记忆"与"应用"能力） • 按照对考生群体的能力期望，恰当地确定试题的实测难度	• 评价计划方案中对潜在疾病状态、挑战等的设置与这些疾病的相对重要性或患病率之间保持一致的程度 • 如果基于模拟：案例开发规范和模拟过程的质量 • 如果基于模拟：实际遵守案例开发规范和模拟流程的程度 • 试题开发专家的专业知识、相关经验和（或）培训 • 待测构念与表现测试方式之间的对应关系（例如，要求实际完成精神运动任务，而不是口述"我现在要插管了"） • 观察案例的适用性和（或）按照对考生群体的表现期望，恰当地确定试题的实测难度

效度证据来源	笔试证据示例	表现测试证据示例
反应过程	• 与考生一起"出声思维"和（或）直接观察，以确保他们的反应取决于预期的构念（例如，试题措辞不会导致混淆、正确答案不包括构念无关线索、考生未使用"小抄"） • 在人工评分的考试（如作文考试）中，与考试评分者一起"出声思维"，以确保潜在构念决定他们的评分（而不是与构念无关的线索，如"文本长度"） • 对评分过程进行质量控制检查（例如，使用扫描将书面作答转换为电子数据）	• 与考生一起"出声思维"，以确保他们的反应取决于预期的构念（例如，未受到糟糕模拟的影响，不存在与构念无关的线索） • 与考试评分者一起"出声思维"，以确保潜在构念决定他们的评分（而不是与构念无关的线索，如"学习者的外显信心"） • 对评分过程进行质量控制检查（例如，基于计算机的综合分数计算）
内部结构	• 各试题之间的内部一致性估计（如 α 系数） • 探索性和（或）验证性因素分析与总分和（或）子分数的使用一致	• 病例间和（或）观察条目间的内部一致性估计（如 α 系数） • 探索性和（或）验证性因素分析与总分和（或）子分数的使用一致
与其他变量的关系	• 受相似（或不相关）变量影响，分数保持适当一致性（或不一致）。例如，测试功能差异研究未发现性别、种族等导致的偏倚	• 受相似（或不相关）变量影响，分数保持适当一致性（或不一致）（例如，评价分数与临床环境中的表现之间的正相关）
后果	• 通过 / 不通过的流程和决策的适用性 • 对应试者的影响，如知识或技能、态度、动机或幸福感的变化 • 对教育者的影响，例如教学过程中内容重点的改变、基于评价结果的学习者个性化等 • 更广泛的效果，例如提高患者诊断的准确性 • 非预期（积极或消极）后果的检测	• 通过 / 不通过的流程和决策的适用性 • 对应试者的影响，如知识或技能、态度、动机或幸福感的变化 • 对教育者的影响，例如教学过程中内容重点的改变、基于评价结果的学习者个性化等 • 更广泛的效果，例如改善患者手术期间的无菌操作 • 非预期（积极或消极）后果的检测
概化 / 信度	• 足够数量的试题，以对目标内容领域进行抽样 • 足够数量的评价次数，以抵消任何与构念无关的变量 • （人工评分的评价项目）设置足够数量的评分者，以抵消任何与构念无关的评分者差异	• 足够数量的病例，以对目标内容领域进行抽样 • 足够数量的评价次数，以抵消任何与构念无关的变量 • 设置足够数量的评分者，以抵消任何与构念无关的评分者差异

尽管文献中关于是否应将概化 / 信度作为效度的一个方面存在争议，但大多数使用 Messick 框架的医学教育效度研究都在内部结构效度证据中考虑了概化 / 信度（Downing，2003）

"外推"环节，可以适当地查看测试分数是否与一些重要的现实世界标准（如患者结局）相关，这属于 Messick 的"与其他变量的关系"证据；确保你的试题开发计划方案与现实世界中重要的领域很好地对应，这属于 Messick 的"内容"证据。

　　尽管 Messick 的框架可能是目前医学教育学者和从业者最熟悉的，然而，它很少被引用到医学教育研究中。一篇基于模拟评价的研究综述发现只有 3% 的报告中应用了它（Cook et al.，2014）。Messick 框架的一个关键缺陷是相对忽视了应该如何优先考虑效度证据的来源并与考试目的相联系（Cook & Hatala，2016），导致不同来源的证据在逻辑链中相互支撑性不足。在 Messick 框架指导下，学者进行的效度调查往往旨在收集各证据来源的某些证据，而不考虑他们所收集的证据是否能确定性地对有争议的假设进行支持。这是可以理解的，但也是不幸的。用 Kane 框架来指导论证逻辑，用 Messick 框架来广泛地思考潜在的证据来源，将是一个更加有力的组合。

评估框架

从某种程度上讲，广泛地评估评价工作的后果是研究和实践中的事后思考，并且很少被报告（Cook et al.，2014）。部分原因可能源自过去的概念混乱，即试图将后果与其他效度结合起来。毕竟，如果效度验证证实某个测验"测量了旨在测验的内容"，但是仅仅因为价格太高就说它"无效"，似乎很奇怪。Borsboom 等（2004）、Cizek（2012）、Shadish、Cook 和 Campbell（2002）以及 van der Vleuten（1996）建议在提及评价的解释和应用的后果时，使用"合理性""总体质量"或"效用"等其他术语。

Cook 和 Lineberry（2016）提出了一个框架，用于确定评价的解释和应用的潜在后果，旨在帮助学者设想可能产生的各种后果。根据这篇文献，我提出，任何后果都有四个重要方面需要考虑：①后果的接受者，范围可以从考试人员和教育者一直到整个社会；②引发后果的时机，测验产生的后果可以源于评价的预期、评价的进展或评价后对分数的解释和使用；③后果是预期的还是非预期的；④从每个接受者的角度来看，后果是有益的还是有害的。可以说，后果是考虑效度和质量时最重要的方面。如果测试没有达到您希望的效果或导致了重大的问题，那么它是否准确将变得并不重要；您必将不会使用它。

有些后果往往是非预期的，这对我们有特殊的影响。对于一个精心制订的效度论据，一般应该可以前瞻性地确定需要什么数据来证实有争议的假设。然而，在验证评价结果时，我们必须创建一个"宽网"（wide net），收集我们没有预料到的结果的数据。例如，我们需要采用开放式问答方式，更广泛地采集更多利益相关者而不仅是考生的观点。

预防的重点：了解影响效度的因素

由于效度调查和质量评估是一个逻辑过程，它具有某些典型的逻辑"谬误"：前提假设本身不成立或解释过程中掺杂了非预期因素，称为影响效度的因素或效度的影响因素（threats）。对照效度框架理论可以仔细审查效度验证工作，同样，也可以比对常见的效度影响因素列表并反思在您的评价环境中是否有任何影响因素存在。以"影响因素"为重点是一种以预防为主的思维，与您在构建假设时所应用的思维类似：各种假设是您希望发生的方式，而影响因素是希望不会发生的方式。

对效度的影响可以分为两个基本类别。当分数受到目标属性以外的因素影响时，构念无关变量（construct-irrelevant variance，CIV）起作用。例如，如果您想测试"诊断准确性"，但您的病例描述使用的俚语只有来自美国东北部的人熟悉，这场考试可能会在不经意间成为对"考生地点"的考试。构念代表性不足（construct underrepresentation，CU）是指分数仅反映部分目标属性，而缺少其他重要部分。例如，如果您打算测试"诊断准确性"，但您的测试只针对糖尿病和低血压病例，就可能无法反映考生对其他常见诊断的表现。该示例反映了对目标属性的子类别进行采样的系统性失误；有时即使无任何系统性偏倚，但若采样太少，也会导致目标属性测量的代表性不足。

由于"效度"和"质量"是不同的概念，因此也应考虑评价项目的后果对"质量"的影响因素。同样，如果测试非常昂贵，虽然不一定影响其测量效度，但会确实使其难以实施，因此总体质量较低。表 2.3 列出了 58 种不同的效度和质量影响因素，并根据它们如何导致IUA 内的逻辑缺陷进行组织。这份清单虽然较长，但是也并不全面，在"决策和后果"方面尤为显著；随着学界对后果的研究越来越深入，我们可能会发现许多更常见的问题。然而，我希望通过仔细检查评价工作中的这些问题，能有助于您发现问题、加以改进。

最后，我们应该认识到，即使是一个有点缺陷的评价——存在几个影响因素的评价——也可能仍然适合使用。对于"多有效才足够有效？"或"多好才足够好？"这样的问题，没有简单的答案。不同的目的需要不同程度的效度证据。一个可能影响从业者生计和患者安全的国家执照考试需要非常高水平的证据来确保它的决策是恰当的、合理的。另外，对于本地课程的形成性评价或测验，就无需对效度进行那么详尽的评估，只关注主要影响因素即可。第 16 章（程序性评价）和第 17 章（评价影响学习）提供了关于平衡测量严谨性和教育反馈的（有时是不同的）目的的更多见解。

表 2.3 评价效度和质量的部分影响因素

推论及其基础假设	效度 / 质量的部分影响因素和通用注释 CIV ＝构念无关变量；CU ＝构念代表性不足
评分	
正确选项的准确性： 给考生行为或选择的分数反映了这些行为或选择在现实世界中的正确性	● 基于错误证据或内容专家错误的认知而设置的正确答案（CIV） ● 基于有限证据样本或专业知识而设置的正确答案（CU） ● 存在多个选项都合理时，不恰当地设置单个"正确"选项（CU） ● 未能恰当地加权试题得分，如未能识别一票否决式、应立即触发"不通过"决策的试题（CU）
对试题内容的体验与解读： 所有考生对试题、病例描述和（或）场景和相互关系有类似的体验和解释	● 阅读能力中的构念无关变量（CIV） ● 不同文化群体对概念解释的差异（CIV） ● 演员或模拟器对场景的不一致展示（CIV） *当存在系统性的不一致时，问题尤为显著。例如，如果每当考生表现差时，试题 / 病例就变得更容易或更难*
对选项的解读： 某些选择题选项形式评价：所有考生对答案选项进行类似且准确的解释 自由作答形式评价：所有考生都对允许的行为有相似的正确理解	● 阅读能力中的构念无关变量（CIV） ● 不同文化群体对概念解释的差异（CIV） ● 考生对模拟环境或计算机环境的熟悉程度不同（CIV）

推论及其基础假设	效度 / 质量的部分影响因素和通用注释 CIV ＝构念无关变量；CU ＝构念代表性不足
考生反应流程： 考生在评价过程中的认知和行为与理论上待测目标属性所应导致的反应的是一致的	● 猜测作答（CIV） ● 作弊（CIV） ● 技巧作答，即利用评分策略中的已知特质，检测 MCQ 试题中正确与不正确选项的细微差异，在题干中识别"暗示"性行为，以选择期望的选项（CIV） ● 评价的目的不够明确。例如，在评价领导力的场景中，某些考生误以为在评估医学知识（CIV） ● 没有足够的线索提示作答，如过于模糊的情境说明（CIV） ● 过于强烈的反应线索，如使正确答案显而易见的情况（CU）
评分者反应流程： 评分者在评价过程中的认知和行为符合关于应该如何分类和评分的理论	● 评分者偏倚，如过于宽松、严厉或中心化倾向；第一印象偏倚；评分者随时间的反应漂移；与后续考试之间的对比效应（CIV） ● 评分者培训不足和（或）标准不一（CIV） ● 编码和评分规则不明确（CIV） ● 评分者分心 / 疲劳（CIV）
内部结构： 各个试题 / 病例之间的相关性符合预期，总分（或其他综合分数）的计算合理	● 为创建综合分数 / 总分而设置的试题之间缺乏内部一致性（CIV，或更具体地指"构念错误设定"；总分可能反映两个或多个潜在构念，每个构念可能是"相关"但不同的内容） *请注意，并不总是需要假定试题 / 病例之间具有内部一致性*

概化

试题 / 病例抽样： 试题 / 病例抽样数量足够多，以获得足够一致的分数	● 抽样不足，若考生对特定试题或病例的反应能力差异很大，则尤其严重，例如临床推理任务中的病例特异性（CU）
评分者抽样： 足够多的评分者观察考生，以获得足够一致的分数	● 抽样不足，如评分者有重大偏倚，而不是随机的评分者间差异，则情况尤其严重，例如被分配"鹰派"与"鸽派"评分者（CU）
场合抽样： 考生（和评分者，如适用）在足够的场合完成评价，以获得足够一致的分数	● 抽样不足，如偶然效应是系统性的而不是随机的，则情况尤其严重，例如分配到的测试日期与其他困难的生活事件相互影响（CU） *研究往往未能调查这一方面；当调查时，考试场合往往被发现是得分不可靠性的重要影响因素*
题型抽样： 考生以足够多的题型完成评价，以获得足够一致的分数	● 抽样不充分，如考生在试题类型熟悉程度方面存在系统性差异，则情况尤其严重，例如使用新的基于模拟的题型，但未考虑来自外国的、以前没有类似教育经历的考生的熟悉程度（CU）
抽样条件之间的相互作用： 对测量的各种可能性组合的抽样足够彻底，以获得足够一致的分数	● 组合抽样不足（CU） *任何两个或多个测量层面可以彼此相互作用而产生不一致（包括作为测量层面的"考生"）。例如，评分者与试题之间的作用（一个评分者对试题 1 苛刻，另一个评分者对试题 2 苛刻）、评分者与考生之间的作用（评分者 1 对女性苛刻，评分者 2 对男性苛刻）等*

推论及其基础假设	效度 / 质量的部分影响因素和通用注释 CIV ＝构念无关变量；CU ＝构念代表性不足
外推	
构念（或"属性"）恰当的定义： 属性是根据它是什么来命名的，例如，知识与技能、识别与回忆；属性被正确地识别为具有一个或多个方面，即其"因子结构"	● 对属性的命名过于宽泛，例如评价"沟通"时仅提及"团队合作"（CU） ● 错误地命名属性，例如，将知识或动机的不足错误地命名为"技能缺陷"（CIV） ● 将暂时和可塑性的属性"状态"视为永久和不可变的属性"特征"（CU） ● 当表现受到群体过程的严重影响时，不恰当地将表现归因于个人，反之亦然（CIV） ● 错误地描述属性的维度，例如，考生在某个子属性上的表现是"优异"的，而在另一个子属性上是"不足"的，但是错误地在总体上认为考生"合格"，仿佛只有一个属性在起作用（CIV，或更具体地指"构念错误设定"；总分可能反映两个或多个潜在构念，每个构念可能是"相关"但不同的内容）
单个试题 / 病例和选项的仿真度： 试题或病例及其选项与现实世界高度对应	● 过于容易或困难的试题 / 病例（CU） ● 不切实际的试题 / 病例或其选项（CU）
试题 / 病例作为一个集合的仿真度： 试题 / 病例的集合与真实世界和（或）要抽样的预期领域中的模式相对应	● 试题 / 病例中正常与异常临床发现的基准不准确（CU） ● 某些条件或因素的过度抽样或抽样不足（CU）
预测效度： 分数与待测属性在现实世界中的水平或效果呈正相关	● 评价分数与属性的其他测量之间缺乏相关性 ● 评价分数与属性相关的结果之间缺乏相关性
决策和后果	
决策： 任何通过 / 不通过或其他分类的决策都具有可接受的敏感性和特异性，并且不存在偏倚	● 低灵敏度和（或）特异性 ● 未能针对特定决策调整效度和信度估计 ● 分类的理由不充分，例如补救干预措施对所有群体均有效，或者干预措施对不同群体无差别 ● 有限的诊断价值，例如，分数差异识别了问题，但不能提供可能的解决建议 ● 对考生的分类不当，例如，当考生仍在合理的表现预期范围内时，将其分类为"缺陷"考生 ● 不适当的考生解释和决策，例如，错误地将考试结果作为一个人应该退出医学或某一专业的证据
学习和教学效果： 评价导致富有成效的学习和教学行为	● 无益的反馈模式，例如，反馈过度延迟、反馈过于抽象 ● 现实环境中不支持特定属性的应用或呈现，又称无支持环境转移 ● 不恰当的学习策略或态度，例如考前"填鸭式"学习
福祉效应： 评价促进了所有参与者的福祉	● 考生、教育者等过度的情绪 / 心理紧张
沟通效果： *评价准确地描述了管理机构的价值观*	● 未能传达评价的价值观，例如，似乎很重视易于评价的属性，而未能重视难以量化的属性

推论及其基础假设	效度 / 质量的部分影响因素和通用注释 CIV ＝构念无关变量；CU ＝构念代表性不足
成本： 成本可以由所有利益相关者承担，其回报被证明是合理的	● 考试成本过高，包括备考费用、损失的时间等 ● 考虑到投资回报时，管理人员的成本过高
分配正义： 考生和其他利益相关者能公平地体验到评价结果的使用	● 对某些群体的不利影响或其至偏倚，例如，代表性不足的少数群体的升学率较低 ● 不公平的费用，例如，只有富有的考生才能负担得起备考材料
程序正义： 评价过程公平地进行	● 缺乏有效的程序，以方便考生复核他们认为错误的分数 ● 在分数使用、隐私保护、数据安全等方面与考生保持透明
互动正义： 评价经历是人道的，以尊严和尊重对待考生和其他利益相关者	● 提供反馈时缺乏善意或尊重，例如，没有衡量考生是否准备接受反馈 ● 以不必要的公开方式披露负面反馈 ● 分类标签过于苛刻，例如将考生标记为"失败"
政治和谐： 在评价设计、交付和评估中考虑所有的利益相关者，并给予合理的支持	● 未能获得关键合作伙伴的理解和支持，例如，教育者反对评价并破坏评价相关信息
更广泛的接受度： 该评价受到广泛重视，并在越来越多的环境中得到应用	● 未能将评价包装推广，以促进其他地方的可用性
非预期效应： 评价不会产生负面的非预期效应，理想情况下会产生正面的非预期效应	（根据定义，这很难具体预测）

小　结

　　医学教育评价的效度和质量问题是促进有效学习、提供安全医疗服务和确保卫生专业人员福祉的核心。我们有机会更加一致和严格地使用批判性思维、强大的概念框架和有力的证据来理解和改进我们的评价实践。

参考文献

American Educational Research Association, American Psychological Association, Joint Committee on Standards for Educational, Psychological Testing (US), & National Council on Measurement in Education. (2014). *Standards for educational and psychological testing.* Washington, DC: American Educational Research Association.

Borsboom, D., Mellenbergh, G.J., & van Heerden, J. (2004). The concept of validity. *Psychological Review, 111*(4), 1061.

Cizek, G.J. (2012). Defining and distinguishing validity: Interpretations of score meaning and justifications of test use. *Psychological Methods, 17*(1), 31.

Cook, D.A., Brydges, R., Ginsburg, S., & Hatala, R. (2015). A contemporary approach to validity arguments: A practical guide to Kane's framework. *Medical Education, 49*(6), 560–575.

Cook, D.A., & Hatala, R. (2016). Validation of educational assessments: A primer for simulation and beyond. *Advances in Simulation*, 1(1), 31.

Cook, D.A., & Lineberry, M. (2016). Consequences validity evidence: Evaluating the impact of educational assessments. *Academic Medicine*, 91(6), 785–795.

Cook, D.A., Zendejas, B., Hamstra, S.J., Hatala, R., & Brydges, R. (2014). What counts as validity evidence? Examples and prevalence in a systematic review of simulation-based assessment. *Advances in Health Sciences Education*, 19(2), 233–250.

Cortina, J.M. (1993). What is coefficient alpha? An examination of theory and applications. *Journal of Applied Psychology*, 78(1), 98.

Downing, S.M. (2003). Validity: On the meaningful interpretation of assessment data. *Medical Education*, 37(9), 830–837.

Hatala, R., Gutman, J., Lineberry, M., Triola, M., & Pusic, M. (2018). How well is each learner learning? Validity investigation of a learning curve-based assessment approach for ECG interpretation. *Advances in Health Sciences Education*, 1–19.

Kane, M.T. (2013). Validating the interpretations and uses of test scores. *Journal of Educational Measurement*, 50(1), 1–73.

Messick, S. (1995). Validity of psychological assessment: Validation of inferences from persons' responses and performances as scientific inquiry into score meaning. *American Psychologist*, 50(9), 741.

Schmitt, N. (1996). Uses and abuses of coefficient alpha. *Psychological Assessment*, 8(4), 350.

Shadish, W.R., Cook, T.D., & Campbell, D.T. (2002). *Experimental and quasi-experimental designs for generalized causal inference.* (William R. Shedish, Thomas D. Cook, Donald T. Campbell, eds.). Boston: Houghton Mifflin.

St-Onge, C., Young, M., Eva, K.W., & Hodges, B. (2017). Validity: One word with a plurality of meanings. *Advances in Health Sciences Education*, 22(4), 853–867.

van der Vleuten, C.P. (1996). The assessment of professional competence: Developments, research and practical implications. *Advances in Health Sciences Education*, 1(1), 41–67.

第3章

信 度

Yoon Soo Park

冯 攀 译

导 言

信度是指评价的分数或决策的一致性（Lord & Novick，1968）。我们通常认为信度（可靠）是通俗的说法，即日常活动中行为的一致性或可靠性。例如，你的朋友或你的车可能是可靠的，因为你可以依赖它们。评价信度的定义与此类似。当学习者通过评价时，我们期望在重新测试（具有良好信度的评价）时重复同样的"通过"决定，从而提供评价的信心和可信度。然而，如果学习者在再试中"不通过"，那么评价可能就是不可靠的。分数的再现性或可靠性是评价信度的关键特征。考虑到这种概念化，信度可以通过多种方式来获取。它可以指场合、试题、评分者或考站之间的一致性。因此，可以根据具体情况对信度进行不同的测量，从而产生可供教育工作者和研究人员使用的不同的信度统计指标。

在本章中，描述了医学教育（HPE）中信度的理论和实际应用。我们讨论了信度统计指标之间的差异。每个信度指标都用基本概念、说明性示例和 HPE 中的应用来描述。我们关注常用的信度估计方法和这些方法背后的心理测量推论。

我们从经典测验理论（classical test theory，CTT）开始，它提供了测量和误差的理论基础和假设。CTT 构成信度估计的基础。为了应用 CTT，以下描述常见的基于测验的信度指标：

1. 重测信度；
2. 分半信度；
3. 内部一致性信度（Cronbach α 系数）。

评分者间信度通过以下统计指标来表示：

1. 完全吻合率；
2. Kappa 系数；
3. 组内相关系数。

我们讨论了这些信度指标之间的异同——何时使用哪一个统计指标以及它们如何体现评价分数的信度。此外，针对来自多个评价的信度指标，我们提出了综合得分信度。

信度在教育测量和社会科学研究中起着核心作用。可靠的数据是有效评价的基础，也是效度的一个基本要素。虽然信度和效度往往被视为数据质量的不同和单独的方面或指标，但它们实际上具有不可分割的联系。简而言之，信度是效度的必要但不充分条件（Feldt & Brennan，1989）。评价分数可能一致（可靠），但不准确（有效）。想想那些一致性很高，但也很宽容的评分员，不管考生表现如何，评分者都给每个人很高的通过分。很明显，如果分数不可靠，它们的解释和应用也将缺乏效度。在本章中，我们为读者提供了理解、评估和应用信度信息的有意义的方法。

信度的理论框架

考试分数和评价数据的可靠程度取决于它们在多大程度上能够被复制或重现。虽然所有的教育测量都包含一定程度的测量误差，但医学教育和更广泛的社会科学中使用的特定类型的评价更容易出现测量误差。

类比

为了说明错误的概念，请考虑以下情况。您和一位朋友正在通过互联网进行视频会议。影响声音传输质量的因素有很多——计算机的速度、网速和带宽的波动，甚至可能是办公室的背景噪声。这些因素决定了您与朋友之间的交谈质量。您在此会议期间听到的声音类型可以分为干扰音（随机背景音或互联网连接障碍）和您朋友的语音（有意义的声音或信息）。您能听到和理解朋友语音的比例可以从 0（弱的互联网连接完全阻止了任何有意义的对话）到 1.0（清楚地理解交流的每一个词）。在这个尺度上，越接近 1.0，就越有可能对谈话给出一个值得信赖和可靠的描述。

同样，人们也可以以同样的方式看待评价数据，即包含两个变异来源——随机误差或噪声，以及系统信息。随着随机误差的减少，评价数据的信度将增加。

经典测验理论（CTT）

信度概念的成立是基于以下被称为经典测验理论的基本假设（Lord & Novick，1968）：

$$观察分数（X）＝真实分数（T）＋测量误差（e）\qquad（3.1）$$

这个简单的公式所包含的假设是，评价分数（观察分数，X）是某个潜在的"真实"分数（T）和测量误差（e）的函数。这意味着测量误差（噪声）是评价不可避免的方面。在 CTT 中，信度被定义为"真实方差"$\sigma^2（T）$与"总方差"$\sigma^2（X）$之比 $\sigma^2（X）＝\sigma^2（T）＋\sigma^2（e）$。通过式（3.2）可得到：

$$信度＝\frac{\sigma^2（T）}{\sigma^2（X）}＝\frac{\sigma^2（T）}{\sigma^2（T）＋\sigma^2（e）}\qquad（3.2）$$

这个表述背后隐藏着一个问题,即多大比例的数据是有用的信息而不是噪声?

说明性示例

让我们考虑下面的假设例子。您对班级进行测验,得到如下描述性统计信息:测试平均值(平均值)= 65,标准差(SD)= 5。此处的标准差是式(3.2)中的 $\sigma(X)$。为了导出总方差,简单地将该值平方,得到 $\sigma^2(X) = 25$。图 3.1A 和 3.1B 说明了这个例子,均值= 65,方差= 25(通过将 SD 平方得出)。

从 CTT 可知,真实方差是总方差 25 的子集:

$$观察方差=真实方差+误差方差$$
$$25 =真实方差+误差方差$$

(3.3)

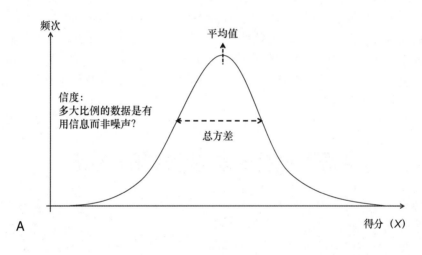

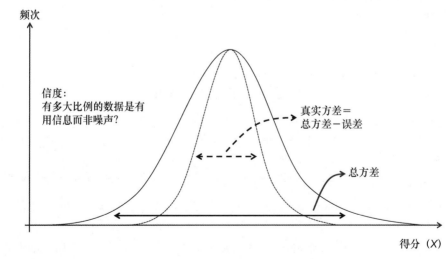

图 3.1 总方差示意图

注意:图 3.1A 显示了假设平均值= 65 和 SD = 5 的评价的分布。为了导出总方差,我们简单地将 SD 平方。图 3.1B 表明,真实方差是总方差的子集

假设使用某种统计方法，能够将误差方差确定为 10。然后，使用式（3.3）可知真实方差将为 15（＝总方差－误差方差＝25－10）。因此，信度如下：

$$信度＝15/25＝15/（15＋10）＝0.60$$

因此，如果能够确定真实方差或误差方差，就可以计算信度。这是 CTT 的基本原则。针对具体情况，有许多不同的信度估计公式可供医学教育工作者使用，这些公式都是基于 CTT 的原理。

应用

在 CTT 中，系统变异仅归因于真实分数的差异。然而，在实践中，还有其他系统变异的来源，如评分者或测量偏倚。例如，如果一台秤记录的物体质量总是比真实重量重 10 磅，那么这台秤就是系统性误差源，而不是随机误差源。在信度分析中不会检测到系统测量误差，但系统误差会对测量的可解释性产生负面影响，从而影响测量的效度。第 2 章全面讨论了效度和系统误差。第 7 ～ 12 章为各种类型的测试方法提供了减少系统误差的建议。在接下来的内容中，我们回顾了两种类型的常用信度统计：关注由于测试本身（如测试试题的数量或质量）引起的误差方差的统计，又称为基于测试的方法，以及关注由评分者或参与考试评分的人员引起的误差方差的统计。

信度指标：基于测试的方法

我们提出了三种基于测试方法的信度统计：①重测信度；②分半信度；③内部一致性信度。重测信度和分半信度在医学教育中应用较少。然而，它们为常用的内部一致性信度奠定了基础。对于每种信度统计指标，我们都给出了概念定义、说明性示例（见每节中的图）以及信度解释的应用。

1.重测信度

重测信度的概念基础

在考虑考试分数和决策的可重复性时，重测信度可能是最朴素的想法。如果我在多个场合进行同一个考试，假设没有其他事情发生，我会得到同样的分数吗？重测信度衡量了在两个不同时间进行同一测试相关的误差。概念上将很简单：①在时间 1 给出测试；②在时间 2 给出相同的测试；③计算两个分数之间的相关性（r）。

重测信度与 CTT 有何关系？回想一下，信度的概念是真实分数方差与总方差之间的比例，见式（3.2）。数学上，相关性的公式是两个分数之间的共享变异性（协方差）与两个分数之间的总方差［两个分数的标准差（SD）的乘积］的比率，见式（3.4）。基于此，共享变异性被视为"真实方差"。

信度＝真实方差 / 总方差

重测信度＝测试 1 和测试 2 的协方差 /（测试 1 的 SD×测试 2 的 SD）　　（3.4）

重测信度的举例说明

图 3.2 说明了这个例子。分别提供 10 位学习者时间 1 和时间 2 测试的分数。为了计算信度，简单地计算这两个时间点之间分数的相关性。

题号	时间1	时间2
1	62	86
2	50	69
3	47	69
4	54	69
5	18	47
6	40	65
7	57	69
8	50	56
9	57	60
10	50	65

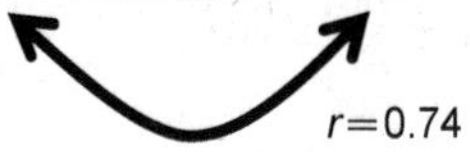

$r=0.74$

图 3.2　重测信度说明性示例

注意：时间 1 和时间 2 的评价分数之间的协方差为 92.50。时间 1 和时间 2 的分数标准差分别是 12.33 和 10.18。根据式（3.4），这产生了 0.74 的重测信度（相关性）[＝ 92.50/（12.33×10.18）]

重测信度的应用

从历史上看，跨场合一致性的概念是衡量可靠性的第一次尝试。在 HPE 中，重测信度的应用有限；无论测试时间间隔长短，学习者的表现总会随着时间的推移而变化，这被称为成熟效应。还有其他误差来源，包括表现的随机波动、不受控制的测试条件以及其他可能导致评分质量偏差的内部因素（反应过程效度证据，参见第 2 章）。此外，还存在安排重复测试的组织管理的挑战。

用这种方法获得准确的估计还依赖一个假设，即考生不记得来自早期测试的信息。而这个假设是很难成立的。因此，重测信度只具有理论和概念上的意义。无论如何，重测信度仍然为理解其他信度估计方法提供了概念基础。在接下来的部分中，我们通过分半信度和内部一致性信度对单一测试进行信度估计。

2. 分半信度

分半信度的概念基础

分半信度的概念基于实施单一测试来估计信度的想法——如果我们将一个测试的两半视

为平行（等效）测试形式呢？例如，如果我们在一个测试中设置 10 道试题，则可以将前半段和后半段的分数视为两个单独的测试，并将它们的分数关联起来，就像我们在重测信度估计中所做的那样。

分半信度的举例说明

图 3.3 显示了一个例子。请注意，值"0"和"1"分别对应于不正确和正确的反应。我们可以计算前 5 道题（第 A1 ～ A5 题）的分数，并将这些分数与后 5 道题（第 B1 ～ B5 题）相关联，这将产生 0.48 的分半信度。

分半信度的应用

分半信度的一个核心问题是如何将测试分成有意义的两半。如图 3.3 所示，可以使用前一半和后一半。另一种方法是使用来自测试的奇数和偶数编号的试题；甚至可以基于所测量的内容创建试题组，并将其用作将测试分成两半的基础。然而，与重测信度一样，由于考试内容的复杂性，在医学教育中使用分半信度也存在许多概念上的挑战。人们很难将评价划分为有意义的两部分。因此，分半信度在医学教育中也很少应用。在这些挑战的推动下，心理测量学家一直在努力解决一个问题：如何从单一的测试中计算信度，并产生有意义的估计？一个解决方案是分析该测试所有可能的分半数据，然后以有意义的方式加以汇总。这就是下一个信度计算的基础——内部一致性信度。

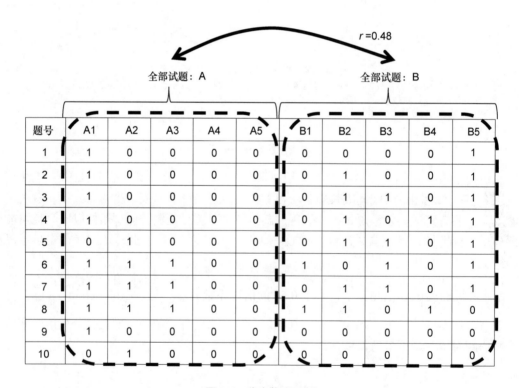

图 3.3　分半信度示例

注意：分半信度取决于测试的两部分之间的相关性。在这个例子中，前 5 道试题的分数与后 5 道题相关

3. 内部一致性信度：克伦巴赫 α 系数

内部一致性信度的概念基础

内部一致性信度是在单个测试中计算所有可能的分半情况的平均相关性。最广泛使用的内部一致性信度统计指标是系数 α，也被称为克伦巴赫 α 系数（Cronbach α 系数）。与其他信度指标一样，它表示系统性或真实的分数方差在测试总分方差中的比例。将测试中的每一道试题都看作对某种基础能力或构念的测量，如对生物化学知识的测量。Cronbach α 系数反映的是考生对测试中不同试题的反应在多大程度上取决于考生的生物化学能力。试题之间更大的共享方差或相关性使该试题具有更高的 α 系数，这说明试题更紧密地测量了共同的潜在构念（Traub，1997）。

Cronbach α 系数认为真实方差是总方差和误差方差的差值，其中误差方差归因于试题的变异性。式（3.5）显示了 CTT 和 Cronbach α 系数之间的关系：

$$信度＝（真实方差）/（总方差）$$
$$Cronbach \ α \ 系数＝校正系数 \times [1－（误差方差/总方差）]$$
$$＝题目数量/（题目数量－1）\times [1－（题目方差之和/总分方差）] \quad （3.5）$$

如式（3.5）所示，有一个控制试题数量的校正系数。

内部一致性信度的举例说明

让我们来看一个说明性的例子，如图 3.4 所示，该考试共设置 12 道试题。请注意，值"0"和"1"分别对应于不正确和正确的反应。要计算 Cronbach α 系数，则需要计算总分方差，这是与学生总分相关的方差（见"合计"列）。在图 3.4 中，该值为 5.64。我们还需要计算试题方差，也就是每道试题相关的方差。例如，试题 1 的方差为 0.08。试题方差之和是每个试题方差的和，即 2.35。这些是计算 Cronbach α 系数＝ 0.64 ＝（12/11）×1－（2.35/5.64）所需的统计量。

可通过常用统计软件计算 Cronbach α 系数。Cronbach α 系数值为 0.64 表明总成绩中 64% 的观察到的差异是由考生能力（真实成绩）造成的。反过来讲，这也意味着 36% 的观察到的分数变化是由于随机误差而不是考生的能力造成的。本例中的随机误差主要基于试题变异。在第 4 章（概化理论）中，我们介绍了由于多种因素（如客观结构化临床考试中的评分员、试题和站点等）引起误差的情况。

内部一致性信度的应用

在非常短的测试和小测验中，小于 0.50 的信度系数并不少见。Cronbach α 系数是否指示足够的信度水平取决于如何使用测试。Downing（2004）和 Nunnally（1978）指出，教育测量专业人士一般建议对 Cronbach α 系数进行以下解释和指导：

- 对于利害程度非常高的测试（如执照或认证考试），需要 0.90 或更高；
- 0.80 ～ 0.89 可用于中等利害程度的测试（如医学院的年末终结性考试、期末考试）；
- 0.70 ～ 0.79 对于较低利害程度的评价（如由当地教师创建和实施的形成性或终结性课堂评价）是可以接受的。

学习者	题1	题2	题3	题4	题5	题6	题7	题8	题9	题10	题11	题12	合计
1	1	1	0	1	0	0	1	1	0	0	0	0	6
2	1	1	0	1	0	0	0	0	1	0	0	0	4
3	1	0	1	1	1	1	1	1	1	0	1	1	10
4	1	1	1	1	1	0	1	1	1	1	0	1	10
5	1	1	1	1	1	1	0	1	0	1	1	0	9
6	0	1	1	1	1	1	0	0	1	1	0	1	8
7	1	0	1	1	1	1	1	1	1	1	0	1	10
8	1	1	1	0	1	0	1	0	0	1	0	1	7
9	1	0	1	1	1	0	1	0	1	0	0	1	7
10	1	1	0	1	1	1	1	0	1	0	0	1	8
11	1	1	0	0	1	0	0	0	0	0	0	0	3
12	1	1	0	1	0	0	0	0	0	1	0	0	4
合计	11	9	7	11	9	7	5	8	7	3	3	6	86
试题方差	0.08	0.19	0.24	0.08	0.19	0.24	0.24	0.22	0.24	0.19	0.19	0.25	2.35

图 3.4 内部一致性信度（Cronbach α 系数）的说明性示例

注意：试题总数＝ 12

试题方差之和＝ 2.35（误差方差），总分方差＝ 5.64（总方差）

Cronbach α 系数＝校正系数 ×［1−（误差方差 / 总方差）］＝试题数 /（试题数−1）×［1−（试题方差之和 / 总分方差）］＝
0.64 ＝（12/11）×［1−（2.35/5.64）］

尽管许多课堂评价的信度估计低于 0.70，但使用这些相对低水平信度的考试分数信息依然可以是合理的。例如，具有低于 0.70 的信度系数的测试分数可能用作综合分数的一个组成部分。

如式（3.5）所示，试题数在 Cronbach α 系数的推导中起着重要作用。这是信度的一个重要概念。一般来说，增加试题量会增加信度。同样，增加评分者或增加来自多个评价的分数（综合分数）也会提升总分信度（Park，Lineberry，Hyderi，Bordage，Xing，& Yudkowsky，2016）。这些概念将在本章后续内容进行讨论。

信度指标：评分者

到目前为止，本章重点介绍的评价工具所产生的数据都可以被客观地评分，表示为正确（1）或不正确（0）。然而，医学教育中的许多教育评价是通过结构化观察和表现评级进行的（第 9 章）。在本节中，我们讨论医学教育中常用的评分者间信度统计：①完全吻合率；② Kappa 系数；③组内相关系数（Park，Hyderi，Bordage，Xing，& Yudkowsky，2016）。

评分者间信度的概念基础

医学教育中大多数评分者间信度估计都是基于一致性的概念，即一个评分者评判的分数与另一个评分者评判的分数一致程度如何？在这方面，常用的评分者间信度统计指标有三种

（Park，Hyderi et al.，2016）：

- 完全吻合率：评分者之间一致性的比例；
- Kappa 系数：在考虑随机一致性的前提下，评分者之间的一致性的比例；
- 组内相关系数（intraclass correlation，ICC）：除了校正随机吻合率之外，还考虑了变异程度（差异的大小）之后的评分者之间的一致性。

完全吻合率只是计算评分者之间一致性的原始比例。例如，如果 10 位评分者中有 7 位评分完全一致，则完全吻合率统计数据就是 70%。但是，如果评级工具基于 4 等级评级标准，那么评分者有 25% 的随机概率会达成一致。Kappa 系数纠正了这个随机吻合率。ICC 通过考虑评分者之间评分的差异，进一步进行了校正。例如，如果评分者 1 评分为 "3"，评分者 2 评分为 "4"，则评分相差 1 分；如果评分者 1 评分为 "1"，而评分者 2 评分为 "4"，则差异为 3 分。这两种情况对信度的影响是不同的。ICC 考虑到了这种差异（评分者之间的 1 分差异与 3 分差异）。相反，完全吻合率和 Kappa 系数主要关注绝对一致性。

评分者间信度的举例说明

让我们考虑图 3.5 中的一个例子，两位教师评分者使用 4 等级综合等级量表进行了 10 次学习者观察评分。

如果评分者意见一致，则 "完全吻合率" 栏标记为 "1"；如果评分者意见不一致，则 "完全一致" 栏标记为 "0"。由于有 5 个观察结果一致，完全吻合率是 50%。考虑到随机因素，Kappa 系数是 0.31。ICC 达到 0.42。大多数统计软件支持这些统计数据的计算。

学习者	评分者1	评分者2	完全吻合率	绝对差
1	3	4	0	1
2	2	3	0	1
3	2	4	0	2
4	1	3	0	2
5	4	4	1	0
6	2	2	1	0
7	2	2	1	0
8	3	3	1	0
9	4	3	0	1
10	4	4	1	0

图 3.5 精确一致性、Kappa 系数和组内相关性的说明性示例

注意：评分者使用 4 级评分工具观察学习者。当评分者 1 和评分者 2 得分一致时，"完全吻合率" 表示为 "1"。"绝对差" 是评分者 1 和评分者 2 之间的分数差
完全吻合率＝ 50%（评分者 1 和评分者 2 一致的评分有 5 个）
Kappa 系数＝ 0.31（修正机会一致，Kappa 系数为 0.31）
组内相关系数＝ 0.42（修正机会一致，并加权评分者之间评分的差异程度）

评分者间信度的应用

与内部一致性信度估计类似，评分者间信度可接受范围的确定没有清晰的准则，对于完全吻合率尤其如此。如果评分类别多样，则其统计将变得更加复杂。例如，就 9 等级量表来说，其完全吻合率的提升比"是 / 否"二元评分的更困难。与 9 等级量表相比，评分者就二元评分达成一致要容易得多。因此，应避免对不同数量得分类别的考试题目的完全吻合率进行直接比较。

对于 Kappa 系数，Landis 和 Koch（1977）提供了指南：< 0 表示不一致，0 ～ 0.20 表示轻微一致，0.21 ～ 0.40 表示一致性一般，0.41 ～ 0.60 表示一致性中等，0.61 ～ 0.80 表示基本一致，0.81 ～ 1 表示几乎完全一致。对于组内相关系数，Fleiss、Levin 和 Paik（2004）提供了小于 0.40 为差，0.40 ～ 0.75 为一般到良好，超过 0.75 为优秀的指导准则。研究人员认为，这些指导准则有些武断。然而，它们为从业者提供了有用的指南。ICC 引发了这样一个概念，即可以估计评分者误差的各种来源，这成为概化理论的基础。概化理论将在第 4 章中进行更详细的讨论。

评分者间信度的一个重要注意事项是评分准确性与评分一致性之间的差异。评分者可以一致，但不准确。两个不准确的评分者可以高度一致，两个准确的评分者可以不一致。因此，区分这些差异很重要。

测量的标准误（SEM）

为了更好地了解评价的信度，还可以计算测量的标准误（standard error of measurement，SEM），并为获得的分数形成置信区间（有关解释详见第 5 章测验统计学）。SEM 可以用式（3.6）中的公式导出。

$$\text{测量的标准误（SEM）} = \text{SD} \times \sqrt{1 - \text{信度}} \tag{3.6}$$

SEM 通过创建置信区间，采用评估分数 ±SEM 的报告方式来提高评估分数的精度。下面的说明性示例阐明了该应用。

说明性示例

我们假设你有两个考试成绩不同的考生：

- 学习者 A：81%
- 学习者 B：83%

全班平均成绩为 80%（SD = 5%）。基于 Cronbach α 系数的测试信度为 0.85。基于这些结果，促进委员会是否会做出有利于学习者 B 而不是有利于学习者 A 的高利害决定？要回答这个问题，就需要应用 SEM 的概念。

在本例中，$\text{SEM} = 5 \times \sqrt{1 - 0.85} = 5 \times \sqrt{0.15} = 1.94$

我们可以为学习者 A 和学习者 B 创建如下的置信区间：

- 学员 A：81%±1.94:（79.1，82.9）
- 学员 B：83%±1.94:（81.1，84.9）

两个学习者的分数重叠。这说明在测量误差内，他们的评价分数没有差异。

应用

SEM 乘以 1.96 可获得 95% 置信区间；而乘以 1.65 将产生 90% 置信区间。然而，在实践中，教育工作者通常使用 ±1 SEM 来构建 68% 置信区间，因为这会产生更符合实际程度的测量区间。在实际教育中，使用更大的置信区间将使分数间的比较更具挑战性。

SEM 不应与均值的标准差混淆，这是两个不同的统计值。均值的标准差用于描述假设没有测量误差前提下的置信区间。例如，如果要报告大城市汽车数量的相关描述性统计，则应使用平均值的标准差，因为在统计汽车数量时不存在测量误差（与处理具有明显测量误差的潜在构念的评价相反，这是 CTT 中的一个关键假设）。

如何增加信度？

对于教育工作者和从业人员来说，提高评价的信度主要有三种选择：

1. 增加更多的测试题目（或评分者、考站、评价内容）；
2. 进行试题分析、删除、修改或更换掉质量不好的试题（见第 5 章），以提高试题的整体质量；
3. 将来自多个评价的分数组合起来以形成综合分数。

在本节中，我们重点介绍通过应用 Spearman-Brown 公式添加更多试题。我们还将讨论如何组合分数形成综合分数（Park，Lineberry et al.，2016；Kane & Case，2004）。

信度预测：Spearman–Brown 公式

如果评价的信度较低，可以选择增加测试试题的数量。Spearman-Brown 公式用于估计增加测试长度可能对信度产生的影响（另见第 5 章）。

式（3.7）为 Spearman-Brown 公式；式（3.8）表示该公式的重排。

$$r* = \frac{N(r)}{1+(N-1)(r)} \tag{3.7}$$

$$N = \frac{r*(1-r)}{r(1-r*)} \tag{3.8}$$

这些值对应如下：

- N：增加 / 减少测试长度的因素
- r：原始测试的信度
- $r*$：Spearman-Brown 预测信度

说明性示例

将重测信度为 0.65 的测验的试题数量从 30 道延长至 90 道（测试长度增加了 3 倍）。将这些数值代入 Spearman-Brown 公式：

$$r* = \frac{N(r)}{1+(N-1)(r)} = \frac{3(0.65)}{1+(3-1)(0.65)} = \frac{1.95}{2.3} = 0.85$$

其中，$N = 3$，$r = 0.65$，$r*$ 是预测信度。如果将测验长度从 30 道增加到 90 道，则信度为 0.85。换个角度，如果我们知道当前的信度为 0.65，想计算出需要如何通过增加测验长度来获得 0.85 的信度，就可以使用式（3.8）来得到因子 3。

应用

Spearman-Brown 公式是推断预测信度的有力工具。但是，需要假设测验的特性保持一致。例如，将测试长度增加 3 倍会增加信度的前提是不增加质量差的试题。对测试效度的考虑应是增加或修改试题数量的核心（见第 2 章）。

综合分数与综合分数信度

在医学教育中，教师往往需要根据多种不同的衡量标准生成综合汇总分数。例如，课程等级的确定可以通过将评估知识掌握的笔试成绩和评估临床表现的等级评分相加来得出。鉴于最终成绩通常是一门课程最重要和最关键的分数，准确评估其信度尤为重要。综合分数信度是一个特殊的主题，需要采用专门的软件来进行分析（Park, Lineberry et al., 2016; Kane & Case, 2004）。附录提供了详细的说明性示例及相关公式，感兴趣的读者请参阅该部分了解更多详情。

说明性示例

假设您有三个评价项目，其结果需要按照专家判断的权重加以组合（图 3.6）。在此示例中，您将分别使用 37%、30% 和 33% 的权重对轮转评估分数、笔试评估分数和客观结构化临床考试（OSCE）分数进行加权。这些评价项目的信度在 0.50 ～ 0.60，评价之间的相关性在 0.40 ～ 0.65。图 3.6 中的底图显示了对轮转评估分数进行不同加权后得出的综合分数信度估计的范围。例如，如果我们将轮转评估的权重设为 50%（假设平均分配 OSCE 和笔试评估的权重均为 25%），我们获得的综合分数信度为 0.75。将轮转评估的权重增加到 35%（假

评价项目	权重	信度
轮转评估	37%	0.58
笔试	30%	0.60
OSCE	33%	0.50

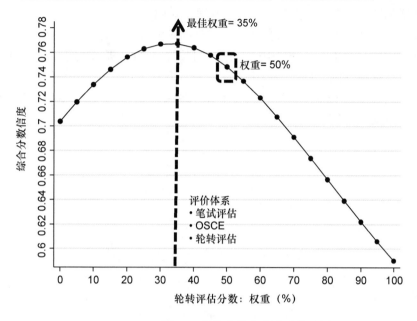

图 3.6 综合分数信度说明性示例

注意：顶图显示了权重、信度和评价项目之间的相关性；底图显示了权重和综合分数信度之间的关系

设平均分配 OSCE 和笔试评估的权重均为 32.5%），我们获得了 0.77 的最佳信度。权重增加超过 35% 会降低综合分数的信度。

应用

合并分数需要坚实的教育理论支持，以科学地确定每个组成部分的权重大小。在信度之外，这些因素还会对效度产生重要影响，特别是影响结果效度。有几种方法可用于优化权重，以实现综合分数信度最大化。在这一节中，我们采用 Kane 的方法来计算综合分数信度。多变量概化理论方法也是一种广泛使用的方法（见第 4 章）。

小 结

本章阐述了信度的概念及其在不同情境中的使用，说明了如何有效利用信度来确定特定用途的评价数据的充分性和有效性。我们提供了信度及其与方差关系的概念性讨论，然后通过讨论其在 CTT 中的作用来更精确地表述信度。采用医学教育中的例子对每个概念进行了说明。

评价分数通常包含误差（噪声），限制了我们准确衡量考生能力或表现水平的能力。信度分析帮助教育工作者量化误差，以便正确解释和使用包含随机测量误差的分数。为了提供信度分析的概念框架，引入 CTT 中将测试总分方差划分为两个分量的方法：①真实分数；②误差分数。强调了重测概念，为信度的表达提供了必要的框架。讨论了信度在测量误差方面的应用。测量误差涉及分数的精确程度。不可靠的评价分数会产生更大的测量误差，使分数不那么精确。从增加试题数量的角度讨论了提高信度的策略。

通过实例讨论了信度估计的方法。我们为基于测试的信度统计和评分者间信度统计提供了应用指南和解读。此外，基于 Spearman-Brown 公式和综合分数，提出了提高信度的方法。

正如我们在本章前面提到的，信度是效度论证的一个组成部分。因此，在使用评价分数及其解释以做出终结性决定（第 5 章测验统计）和影响学习（第 17 章评价影响学习）的决策时，应充分考虑评价项目的信度。

附 录

综合分数和综合分数信度补充资料

假设某机构使用预定权重对来自三个评价项目的分数进行组合：

- 工作组过程（WGP）评价：　　　　最终成绩的 37%
- HPI 笔试：　　　　　　　　　　最终成绩的 30%
- 标准化病人（SP）考试：　　　　最终成绩的 33%

目标

课程主管提出以下问题：

- 综合分数的信度如何？
- 如何计算学生的综合分数？

我们所知道的

三项评价的信度。我们知道，三种测试的信度如下：

- WGP 评价：　　　　　　0.58
- HPI 笔试：　　　　　　0.80
- SP 考试：　　　　　　0.50

评价之间的相关性。利用学生表现数据，我们计算了评价之间的关联程度（相关性）：

- WGP 评价和 HPI 笔试：　　0.40
- WGP 评价和 SP 考试：　　0.50
- HPI 笔试和 SP 考试：　　0.65

学生成绩样本。作为案例，下面提供了三个"假"学生的分数，以演示如何计算综合分数。

学生	WGP 评价（37%）	HPI 考试（30%）	SP 考试（33%）
1	96.0	78.0	82.0
2	80.0	72.0	86.5
3	96.0	52.0	71.8

注意：括号内的值表示评价权重

本文将提供分步指南，指导计算三名学生的综合分数信度和综合分数。本示例中使用的计算参考了以下资料：

Kane，M.，& Case，S.M.（2004）. The reliability and validity of weighted composite scores. Applied Measurement in Education，17（3），221-240.

I. 计算综合分数信度

这三项评价的信度在 0.50 ～ 0.80。组合不同评价结果生成综合分数通常会增加信度。

第一步：计算与每个评价相关的权重的平方和。对权重进行平方计算，源于对加权方差（特定评价的分数分布的区间）进行求和，这些方差要求它们平方的数学属性。

$$评价权重 1^2 + 评价权重 2^2 + 评价权重 3^2$$
$$= 0.37^2 + 0.30^2 + 0.33^2$$
$$= 0.335$$

第二步：计算相关性的加权和。

（2× 评价 1 和 2 的权重的乘积 × 评价 1 和 2 的相关性）+
（2× 评价 1 和 3 的权重的乘积 × 评价 1 和 3 的相关性）+
（2× 评价 2 和 3 的权重的乘积 × 评价 2 和 3 的相关性）
$$= （2×0.37×0.30×0.40）+（2×0.37×0.33×0.50）+（2×0.30×0.33×0.65）$$
$$= 0.340$$

第三步：取第一步和第二步的值之和。这就是综合分数的"总"方差。

$$= 第一步 + 第二步 = 0.335 + 0.340$$
$$= 0.675$$

第四步：分别计算各评价项目的信度与其权重平方的乘积，并取其和。

评价 1 信度 × 评价 1 权重 ^{2} +
评价 2 信度 × 评价 2 权重 ^{2} +
评价 3 信度 × 评价 3 权重 ^{2}
$$= （0.58×0.37^2）+（0.80×0.30^2）+（0.50×0.33^2）$$
$$= 0.205$$

第五步：将第四步与第二步的结果相加，就是综合分数的"真实"方差。

$$= 第四步 + 第二步 = 0.205 + 0.340$$
$$= 0.545$$

第六步：用第五步的结果除以第三步的结果。回想一下，根据定义，信度是"真实"分数方差占总分差异的比例。

$$第五步真实分数方差 / 第三步总分数差异 = 0.545/0.675$$
$$= 0.807 ≈ 0.81$$

基于上述计算，**三项评价的综合分数信度为 0.81**。将来自三个评价的分数组合起来就可以产生足够好的信度。

Ⅱ. 计算三名学生的综合分数

计算学生的综合分数不能简单地通过计算加权和来得出。我们需要使用 z 分数来实现分数的标准化。标准化使所有三种评价具有相同的均值和方差。使用 z 分数可简化复杂的计算：将平均值设置为 0，方差设置为 1（标准差相同，等于 1；标准差是方差的平方根）。

第一步：将分数转换为标准化 z 分数。要计算 z 得分，请使用以下公式：

$$z\text{ 分数} = (\text{分数} - \text{评价项目的班级平均分}) / \text{标准差}$$

例如，如果 John 得到的分数为 80 分，班级平均值为 75 分，标准差为 5 分，则 John 的 z 分数为 $1 = (80 - 75)/5$。以下是三位同学的 z 分数：

学生	评估（37%）	HPI 考试（30%）	SP 考试（33%）
1	1.751	0.772	0.915
2	0.842	0.583	1.103
3	1.751	0.050	0.579

第二步：取每个评价 z 分数的加权和。

学生 1：$(1.751 \times 0.37) + (0.772 \times 0.30) + (0.915 \times 0.33) = 1.181$
学生 2：$(0.842 \times 0.37) + (0.583 \times 0.30) + (1.103 \times 0.33) = 0.850$
学生 3：$(1.751 \times 0.37) + (0.050 \times 0.30) + (0.579 \times 0.33) = 0.854$

第三步：将第二步中 z 分数的加权和除以综合分数的标准差。回想一下，我们在第一部分第三步中计算了综合分数的方差，所以可以直接取其平方根来得到标准差。

$$\text{综合分数标准差} = \sqrt{\text{综合分数的方差}}$$
$$= \sqrt{0.675} = 0.821$$

学生 1 的综合分数：$1.181/0.821 = 1.439$
学生 2 的综合分数：$0.850/0.821 = 1.035$
学生 3 的综合分数：$0.854/0.821 = 1.040$

第四步：可以通过查看 z 表（很容易在线访问）将 z 分数转换为百分位数。

学生	加权分数（使用传统方法）	综合分数	差值
1	86.0	92.5	6.5
2	79.7	85.0	5.3
3	74.8	85.1	10.3

注意：传统的方法简单地取评价分数的加权和。"差值"取综合分数与加权分数之差

　　结果表明，本次考试得出的综合分数与传统的加权方法存在差异。这可能会改变对于报告给学生的分数的决策。

参考文献

Downing, S.M. (2004). Reliability: On the reproducibility of assessment data. *Medical Education, 38*, 1006–1012.

Feldt, L.S., & Brennan, R. (1989). Reliability. In R.L. Linn (Ed.), *Educational measurement* (3rd ed., pp. 105–146). New York: Palgrave Macmillan.

Fleiss, J.L., Levin, B., & Paik, M.C. (2004). *Statistical methods for rates and proportions*. Hoboken, NJ: Wiley.

Kane, M., & Case, S. (2004). The reliability and validity of weighted composite scores. *Applied Measurement in Education, 17*(3), 221–240.

Landis, J.R., & Koch, G.G. (1977). The measurement of observer agreement for categorical data. *Biometrics, 33*, 159–174.

Lord, F.M., & Novick, M.R. (1968). *Statistical theories of mental test scores*. Reading, MA: Addison-Wesley.

Nunnally, J.C. (1978). *Psychometric theory* (2nd ed.). New York: McGraw-Hill.

Park, Y.S., Hyderi, A., Bordage, G., Xing, K., & Yudkowsky, Y. (2016). Inter-rater reliability and generalizability of patient note scores using a scoring rubric based on the USMLE Step-2 CS format. *Advances in Health Sciences Education, 21*(4), 761–773.

Park, Y.S., Lineberry, M., Hyderi, A., Bordage, G., Xing, K., & Yudkowsky, R. (2016). Differential weighting for sub-component measures of integrated clinical encounter scores based on the USMLE Step-2 CS examination: Effects on composite score reliability and pass-fail decisions. *Academic Medicine, 91*, S24–S30.

Traub, R.E. (1997). Classical test theory in historical perspective. *Educational Measurement: Issues and Practice, 16*(4), 8–14.

第 4 章

概化理论

Clarence D. Kreiter，Nikki L. Zaidi，and Yoon Soo Park

邢　宽　译

本章简要地介绍了概化理论的诸多方面。因篇幅所限，我们尝试提供给学习者有关单变量与多变量概化理论的概念与（操作）步骤。本章的主要目标是提供所需的背景知识来理解概化理论在医学教育中的常见应用。为达成此目标，我们使用了模拟和真实的评价数据来解释概化理论的概念，这些数据是根据教学的价值来生成或者选取的。我们会适时展示相关的计算公式，这样能够增加学习者对概化理论的概念理解。针对那些有兴趣了解更多的读者，我们试着将我们的公式和术语与 Brennan 的《概化理论》一书保持一致（Brennan，2001），他的书包括更复杂的内容，并且是该领域的权威。本章会解释概化理论的常见用途并让读者尝试应用。

本章内容会从实际应用的角度来介绍。为此，我们仅涵盖了针对概化理论数学基础的有限的背景知识。本章结尾的三个附录中提供了以方差分析（ANOVA）为基础的概化理论的统计原理和其他技术信息。

背景与概述

在经典测验理论中（CTT，见第 3 章），我们呈现了信度用于评价分数的一致性或者可重复性用于选择题或由评分者评分的综合评价中。不过，想象一下一次包含了不同数目的题目、评分、评价场景等的评价，会有多个因素来影响评价分数的变化。当评价形式变得更复杂时，传统的 CTT 框架就不适用了。我们需要更复杂的信度估计模型，这也是创建概化理论的动机，使得针对更复杂的评价（分数），比如客观结构化临床考试、轮转评估和在医学教育中普遍存在的其他表现形式评价的信度估计和分析成为可能。

正如在第 3 章中讨论的，CTT 假设观察到的分数等于真实分数与随机误差的加和。一种简单展示此概念的方式如下：

$$观测分数＝真实分数＋误差 \tag{4.1}$$

在 CTT 框架下的信度定义为：

$$信度＝真实分数 /（真实分数＋误差） \tag{4.2}$$

与 CTT 相似，概化理论也假设观察到的分数的方差可以分为真实分数方差加上误差的方差。不过，与 CTT 不同，概化理论允许同时分析多项误差方差，相应的 CTT 的公式被扩展为：

$$观测分数＝真实分数＋（误差 1＋误差 2＋误差 3……） \tag{4.3}$$

信度可以定义为：

$$信度＝真实分数 /（真实分数＋误差 1＋误差 2＋误差 3……） \tag{4.4}$$

概化理论将分数方差广义地分为两个部分（真实分数与误差），其概念与经典测验理论（CTT）相同。但是，概化理论在估算与真实分数和误差相关的方差时又与经典测验理论大有不同。

针对具体测量应用中多个类似信度系数的计算，可以使用概化理论独有的方差估算。经典测验理论（CTT）每次分析中只把误差作为单一估算单元，因此对于测量过程多方面（facet）产生的均值分数来说，CTT 比概化理论提供更少的关于信度的估算信息。

CTT 意识到在测量中不同的误差来源的存在，但它要求进行不同的研究设计来独立地估算每种误差源。例如，某个测量实施中评分者要对被评分者在多个临床案例中的表现打分，经典测验理论可能使用评分者间信度系数、组内相关信度系数或者量表的内部一致性信度系数——每种结果都反映了不同的误差源。但是，如果要有意义地整合不同测量值来估算整体的信度或者估算和报告每种误差源的相对重要程度，使用经典测验理论就有困难了。

概化理论允许在单一分析中同时估算每个误差源。通过表征观测到的分数如何准确地估算假设平均分数，研究者可以估算不同条件下的信度。此假设平均分数的概念是指多次重复多维度的测量过程所得分数的平均值。在概化理论中，此平均分也称为概化分数，与经典测验理论中的真实分数相似，并且包含了测量过程的所有维度。在概化理论中，测量过程的各个维度反映了测量条件的重要部分。

某个测量的概化（概括性），或称可靠性，在概化理论中的定义与经典测验理论中的定义非常相像。但是，它更精准化：它反映一个考生在一项评价中的单次分数的准确性，而其在各个测量条件下多次重复得分的平均值一致。为了更好地理解与测量"侧面"（facet）和测量条件相关概念，我们现在介绍一组根据合成的数据产生的假设性的表现性评价来展示概化理论相关概念和步骤。需要注意的是，由计算机产生的少量假设数据在此只用于教学目的。在实际中，获得稳定及有意义的、某测量流程的有效性的统计估计会需要比此例中大很多的数据。

一个假定的测量问题的例子

接下来的例子中的数据是来自一个假定的测量问题。假设一位医学教育研究者被要求报告测试版客观结构化临床考试（OSCE；更多的相关内容见第 9 章）评价数据的信度。此研究者也被要求做出关于实施更大规模的、实操版本的评价的相关推荐。为了回答这些问题，此研究者搜集了 10 位医学生在 5 个 OSCE 站点表现性评价的视频。模拟数据在表 4.1 中有所展示，它代表了 2 位专业医师评分者使用五点量表独立评价 10 位医学生的表现。

经典测验理论也许可用来指导计算某个评分者间信度或者站点间信度系数；但是，很难用它去同时估计真实分数的方差和基于各个误差源的方差。因为经典测验理论不能提供关于最优测量设计的建议所需统计值，该研究者使用了概化理论来解决此测量问题。

设计概化模型

在分析表 4.1 中的信息前，上述研究者需要首先定义概化测量模型，并在此之前提供一些正式的定义，包括测量条件、如何搜集数据，以及使用数学符号来代表模型参数。首先，我们需要定义何为"测量对象"。测量对象指测评样本中设计要测量的元素。在大多数评价应用中，测量对象是参加测评的考生，经常用符号（p）来表示。在确定了测量对象后，概化中的"侧面"（facet）默认定义为除去测量对象外的其他方差来源。一个"侧面"代表一个维度或方差源，研究者想要通过界定这些方面来概括出一些信息。

研究者通过反思此 OSCE 的测量条件，发现 2 位评分者评价了所有 10 名医学生在 5 个临床技能测评站中的表现。以此信息，研究者定义了概化理论重要的方面。首先，此测评是用来测评考生的表现，而非评分者或者 OSCE 站点的表现，研究者可下结论——考生是本研究的测量对象。在概化模型中，一般用小写英文字母"p"代表人。一旦测量对象被确定下来，研究者可以进一步断定其余的测量条件，也就是评分者和站点，他们代表了概化模型的"侧面"。在我们的例子中，有两个方面——评分者和站点。用符号表示的话，"r"代表评分者，"s"代表站点。需要指出的是，可能有其他的方面或者影响因素与表 4.1 中的分数有关；不过研究者没有相关的信息来体现它们对分数的影响。

表 4.1 OSCE 测量例子的数据

学习者	评分者 1					评分者 2				
	测评站 1	测评站 2	测评站 3	测评站 4	测评站 5	测评站 1	测评站 2	测评站 3	测评站 4	测评站 5
1	5	4	4	4	4	4	3	3	3	3
2	4	3	3	3	3	3	2	2	3	2
3	4	3	4	2	2	3	2	4	3	3
4	4	3	3	3	2	4	2	3	3	4
5	5	4	4	5	4	4	4	3	4	4
6	3	3	4	4	4	2	2	3	4	3
7	4	3	5	3	4	3	3	5	4	4
8	3	4	3	4	3	1	2	2	3	3
9	3	1	1	3	4	3	2	2	3	3
10	3	2	3	4	3	3	1	2	4	3

其次，考虑下我们的例子，每个考生（p）经过了每个测评站（s）并且被 2 位同样的评分者（r）评分。在概化理论术语中，一种简单的表达方法是说所有的测量条件是完全交叉的。我们用符号"×"表达交叉。用这些简单的惯用符号，我们可以把概化模型用符号表达为 $[p×s×r]$。所以，此概化模型是考生与站点交叉并与评分者交叉的设计。不是所有的概化模型都是全交叉的设计。例如，有可能实施一项与之前例子相似的 OSCE 考试，只不过每个站点使用一对不同的评分者。在概化理论术语中，这被称为嵌套式设计并用符号"："来表示。例如，对于每个站点使用一对不同的评分者得到的评分，我们可以用概化模型 $[p×(r:s)]$ 来表达其设计。在概化理论术语中，此为考生与"评分者内嵌于站点"交叉的设计。本章会有更多关于不同设计的讨论。

所有的概化模型必须定义其模型中的"侧面"是随机的还是固定的。当概化模型中某一个"侧面"的观测值可以被认为是从更大的整体中抽样出的一个样本，那么该"侧面"可以被视为具有随机特性。在概化理论中，我们认为"更大的整体"可以被视为可接受的观测全域，而样本的观测值被认为是可替换的。这样的话，使用概化理论的术语，可以定义示例中的概化模型为随机模型。我们认为站点是随机的是因为我们的兴趣不是单单聚焦于所观察的 5 个站点。相反，测量过程的目的是想要从 5 个站点观测到的考生表现来推广到全域（全体考生）的表现，而这 5 个站点代表了与全域相似的一个样本。类似地，我们可以把它推广到评分者。在本例中，两位专家医师评分者可以被看作一个样本，此样本是从潜在的、可以给出可接受的评价的专家医师评分者总体中抽样出来的。比如，如果没有提供给这些专家医师专门的评分训练，那么可接受的评分者总体可以是美国任意一所医学院的医师。但是，如果在本研究中两位医师评分者接受了评分训练，那么我们需要更正关于评分者全域的定义，把它定义为接受了评分训练的医师们。"固定的"方面，是指某概化研究中的某一"侧面"的所有条件都包括在观测数据中，或者研究者不需要推广到超出这一"侧面"的层面去。有关固定的"侧面"的例子会在本章后续内容中提供。

获得概化研究结果

既然已经展示了概化研究的模型，下一步就是获得研究结果。方差分量（variance components，VCs）代表了概化研究分析中的主要结果。方差分量代表的是概化模型中每个"侧面"的变异的大小。本例有三个主效应：测量对象——考生（p），还有两个"侧面"——站点（s）和评分者（r）。并且与方差分析（ANOVA）类似，还有交互效应。所以，除了 p、s 和 r 外，还有四种交互效应：ps、pr、sr 和 psr/e（e 会在下节中讨论）。因此，示例中的概化研究会估计 7 种效应（p, s, r, ps, pr, sr, psr/e）。在附录 4.1 中，我们展示了估计方差分量的统计程序。

表 4.2 中列出了从表 4.1 概化研究分析中得到的结果。在表 4.2 中，方差分量可以使用 GENOVA 软件来计算（Crick & Brennan, 1982），该软件是专为概化研究和决断（decision，D）研究设计的。类似的方差分量结果也可以从 SPSS 或 SAS 软件中获得（附录 4.3 中包括了相应程序代码）；不过，这些程序提供的信息要比 GENOVA 少。对于 R 软件用户来说，他们可以使用 VarComp 程序包。在 Stata 中，"xtmixed"命令或者以 ado 文件定义的"gstudy"软件包（从用户组的文库中获得）也可以用来分析方差分量。

表 4.2　示例中概化研究的结果 [$p \times s \times r$]

效应	自由度（df）	方差分量	方差分量百分比（%）
p	9	0.137	15.6
s	4	0.053	6.0
r	1	0.057	6.5
ps	36	0.267	30.5
pr	9	0.118	13.4
sr	4	0.034	3.9
psr/e	36	0.211	24.1

注：p = 考生；s = 站点；r = 评分者

解释概化研究的结果

表 4.2 的第一列列出了概化研究中所有被估计的效应，包括主效应（p，s，r）和交互效应（ps，pr，sr，psr/e）。第二列显示了自由度。第三列展示了 7 组作用中每一组作用的方差分量估值。第四列展示了每个方差分量值所占百分比。

在表 4.2 的表身第一行中，我们观察到在某一 OSCE 站点被某个评分者评分的单个考生的分数中有 15.6% 的方差是归因于考生间差异。此为测量对象的方差，也就像是经典测验理论中的真实分数方差。在式（4.4）中，因为信度被定义为比例分数，所以来自考生的方差分量所占比例越大，信度也就越高。表 4.2 中的表身第二行显示了可归为站点的系统性方差以及站点的自由度。站点的效应只占全部方差分数的 6%，这预示了在此样本中，不同站点间的难度具有小到中度的差异。表身第三行代表了评分者相关的系统性效应，而且它反映了评分者在不同站点和不同考生中评分的总平均值的差异。在示例中，与评分者相关的效应百分比（6.5%）说明评分者间的分数差异不算大；换言之，任意两名评分者评分的严格程度相似。

表 4.2 的表身第 4 ～ 7 行显示了交互效应。第四行是考生与站点的交互。此效应显示了不同站点间考生分数排名的不同程度。此效应有最大的方差分量（30.5%），它反映了考生在不同站点测评的排名会有相当程度的变化，这种变化取决于站点的抽样情况。考生在不同站点的表现差异通常被理解为代表了"案例特殊性"。案例特殊性有可能是考生个体间对于某个站点（考试）的知识水平或技能差异造成的。考生与评分者交互效应占了 13.4% 的总方差，它显示了在给定的站点，评分者间评定的考生的分数有中等程度的一致性。站点与评分者交互效应占据最小比例的总方差（3.9%），其显示了无论评分者被分在评价的哪个站点，都很少影响该站点测评的难度。残差（psr/e）包括来自于考生、站点及评分者三者交互效应以及不包含在 [$p \times s \times r$] 设计中被估算的误差；此残差占了很大一部分方差（24.1%）。表4.3 给出了各个方差分量效应的文字描述。

出于教学目的，我们考虑下很多 OSCE 考试中会遇到的概化模型的嵌套式设计 [$p \times (r:s)$]。与交叉式设计相同，嵌套式设计可以让我们估计三个主效应：p、s 和 $r:s$。虽然目前评分者效应是评分者嵌套在站点中的效应，但是它的解释与在交叉式设计中一样。对于交互效应，只有两种交互可以估计：ps 以及 $pr:s$。方差分量 ps 与在交叉式设计中的解释的方式一样。

表 **4.3** 示例中关于方差来源的描述

效应	描述
考生（p）	考生的"真实分数"方差
站点（s）	站点难度变化的系统性效应
评分者（r）	评分者宽容/严苛带来的系统性效应
考生-站点（ps）	考生表现从某一站点到下一站点的不连贯性
考生-评分者（pr）	评分者评价某一考生技能的不连贯性
站点-评分者（sr）	站点难度在评分者中的不连贯性
残差（psr/e）	考生、站点和评分者的交互作用，也包括不在该模型中的误差（e）

但是，方差分量 $pr{:}s$ 与交叉式设计中的 pr 不同。交互效应 $pr{:}s$ 是最高秩序的交互，它包含了残差，所以与交叉式设计中对方差分量 pr 的解释不同。另外，值得提醒的是，$[p\times(r{:}s)]$ 设计中，评分者只参与了一个站点。这意味着评分者与站点的交互效应是不能独立估计的，所以它被包含在了 $[p\times(r{:}s)]$ 的残差部分。

开展决断研究

在我们描述的示例中，值得一提的是研究者被要求不仅要获得试测项目的分数的信度，而且要对如何设计正式测评提供建议。决断研究不仅可以提供从实际的概化研究中获得的信度的估值，而且对其他不同设计和样本量来说，也可以对可供选择的评价项目的信度做出估计。所以，决断研究可以用来解决有关最优测评设计的相关问题。

概化研究的结构决定了决断研究中可以包括哪些设计。完全交叉式设计可用来估算最大数目的方差分量效应，而且可以给出概化研究最多的可能性设计。这是因为决断研究要求用概化研究中的方差分量来计算不同设计中信度系数。在示例中，决断研究不仅可以估算可观测到的测量条件（具有双评分者和 5 个站点的全交叉随机模型）下的评价的信度，而且可以估算其他使用任何数目的评分者、站点和二者结合的 OSCE 设计。例如，从全交叉随机模型得出的估值可以用在对局部嵌套的设计中信度的估计。在示例中，如果每个站点均由一组不同的评分者来评分，那么该设计就属于考生与评分者交叉，同时评分者嵌套在站点内 $[(p\times r{:}s)]$。这种设计在实际中是一种常见的重复测量过程，例如用于 OSCE 或者迷你多站式面试（MMI），因为我们常常不能满足让相同评分者去评价所有的站点。使用一系列决断研究来检验不同的设计，此举可帮助研究者决定一项评价的实操阶段的最佳架构。

在进一步介绍前，先介绍决断研究的常用符号会有所帮助。在之前示例中的概化研究中，我们使用了小写英文字母来代表不同的"侧面"。小写英文字母代表了概化研究中估计的效应来自单一站点的单一评价。但在决断研究中，我们感兴趣的是代表了一系列条件样本的平均评价分数，所以我们用大写英文字母来表示。出于此目的，在决断研究使用的符号中，我们使用大写字母来代表相应的设计。例如，与之前的示例中的测量问题相似，但是使用了不同站点和不同评分者，那么决断研究可以用符号表达为 $[p\times S\times R]$。

决断研究可以产生两种信度系数：概化系数（G 或者 $E\rho^2$）和可靠性系数（Phi 或者 Φ）。概化系数对于相关误差比较敏感，可以用于表述考生排名的可重复性水平。可靠性系数通常用 Phi 指代，可以用于表述某一分数绝对的可重复性水平，其反映了当测量过程重复时，观测分数可能改变的水平。如果要全部重复之前示例中的 OSCE 测量过程（比如，采用另一组样本的 5 个站点和 2 个不同的评分者），Phi 系数可以反映此重复过程多大程度上可以重现某一考生的最终分数。另一方面，G 系数（概化系数）可以估计若重复此测量过程，在多大程度上可以保持考生排名的一致性。由于此区别，Phi 系数通常用于回答与标准参照测评相关的问题，而 G 系数通常用于常模参照测评应用问题。

$$G = (E\rho^2) = \frac{\sigma^2(p)}{\sigma^2(p) + \sigma^2(\delta)} \qquad (4.5)$$

$$Phi = (\Phi) = \frac{\sigma^2(p)}{\sigma^2(p) + \sigma^2(\Delta)} \qquad (4.6)$$

其中：

$\sigma^2(p)$ ＝与考生相关的方差；

$\sigma^2(\delta)$ ＝相对误差的方差总和；

$\sigma^2(\Delta)$ ＝绝对误差的方差总和。

绝对误差的方差（Δ）包括了除测量对象外所有的误差来源。相对误差的方差（δ）则只包括会影响考生排名的误差来源，就如示例中，分母中不包括 s、r 和 rs 的方差分量。所以，就如式（4.5）和（4.6）所示，来自站点难度（占总方差的 6%）的方差分量、评分者严格度（占总方差的 6.5%）的方差分量和评分者与站点的交叉效应的方差分量，决定了 G 系数与 Phi 系数间的差异。

这也就预示了在所有的决断研究中，绝对误差肯定要大于或者等于相对误差。所以 Phi（Φ）总要小于或等于 G（$E\rho^2$）。附录 4.2 提供了那些包括在绝对和相对误差计算中的方差分量以及误差来源的更多细节。

解释决断研究

表 4.4 展示了关于我们的 OSCE 评价数据的例子的决断研究，此决断研究包含了在不同评分者和站点条件下的 G 和 Phi 系数。在决断研究中，常用图表来展示结果，正如图 4.1 所示。当表 4.4 中的概化系数按照两个主效应的"侧面"（评分者和站点）制成图表时，有几个重要的结果显而易见。首先，当使用多于 2 个评分者时，我们观测到了信度有中等程度的增加。另外，信度随着站点数的增加而增加。比如，当有 2 个评分者时，将站点数从 1 增加到 5，相应的概化系数增加了 0.266。而且，本决断研究显示当超过 5 个站点后，信度估计值还会有实际意义上的增长。表 4.4 最后一列中的 Phi 系数显示了评分者和站点数的变化对决断性分数的影响。虽然 Phi 系数没有在图 4.1 中显示，但是在我们的例子中，Phi 系数与概化系数的变化类型是一样的。尽管如此，Phi 系数比概化系数要小，这是因为概化系数计算中的分母包括了额外的误差来源（s、r 和 sr）。

表 4.4　示例中问题的决断研究结果［$p \times S \times R$］

评分者人数	站点数	概化系数	Phi 系数
1	1	0.187	0.156
1	5	0.391	0.323
1	10	0.453	0.372
2	1	0.241	0.206
2	5	0.507	0.438
2	10	0.588	0.510
3	1	0.267	0.230
3	5	0.562	0.497
3	10	0.653	0.582

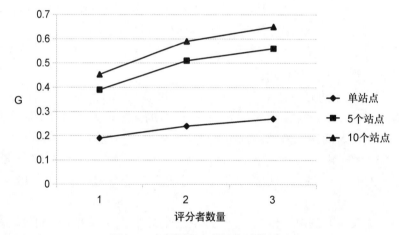

图 4.1　决断研究中的概化系数图示

所有的测量过程中都包含了不想要的误差来源。因此，某个个体的分数永远不会是该个体特质、技能或知识的"真正"反映。在概化系数或者 Phi 系数（决断系数）计算中所使用的误差术语，反映了多大程度上对来自各种误差源的相对误差或绝对误差的估算。我们可以通过误差估计来计算测量的标准误，此标准误反映了当重复测量过程时观测分数会有多少变化。相对于概化系数或者 Phi 系数，标准误与数据量表处在同一尺度，因此反映出当依赖于重复测量过程时所得的分数结果的期望标准差。如同在经典测验理论中，测量的标准误可被用作计算所得分数的置信区间（见第 3 章）。

在依托标准化病人建立的客观结构化临床考试（OSCE）和类 OSCE 入学评价中，概化研究有着广泛的应用。Van der Vleuten 和 Swanson（1990）总结了关于标准化病人文献的主要发现。他们指出，在大部分标准化病人研究中，主要的测量误差来源是考生在不同站点间表现的差异（ps 差异）。Eva、Rosenfeld、Reiter 和 Norman（2004）关于迷你多站式面试的总结报告了类似的结论，也就是候选人-站点之间的交互作用（ps）的变异要远高于其他误差源产生的变异。此 ps 变异通常被称为"具体内容"或"具体案例"的变异（即考生或候选人在某一情境下的表现常常不是预测另一个情境下表现的好的指标）。

概化研究与决断研究模型的变型

为了获得有意义的结果，研究者准确地表述概化研究和决断研究的模型变得非常重要。此节简要讨论了另两个测量的例子，并考虑了常见概化研究和决断研究模型的变型。我们关于 OSCE 问题的例子展示了两个主效应 $[p×s×r]$ 随机模型的设计。尽管如此，很多常见模型只使用一个主效应。例如，某一多选题类型的考试可以被看成一个考生（p）－交互（$×$）－题目（i）单主效应随机模型 $[p×i]$。一个 $[p×i]$ 的概化研究设计可以对三个效应进行估计：p、i 和 pi；对于此设计概化系数，可以按如下公式计算：

$$G = (E\rho^2) = \frac{\sigma^2(p)}{\sigma^2(p) + \sigma^2(pi)/n_i} \tag{4.7}$$

$$Phi = (\Phi) = \frac{\sigma^2(p)}{\sigma^2(p) + \sigma^2(i)/n_i + \sigma^2(pi)/n_i} \tag{4.8}$$

其中，n_i 等于题目数。当 n_i 等于在概化研究中的题目数时，概化系数就等同于该研究的观测分数的克伦巴赫 α 系数（或 KR20 系数）。对于多选题测评例子中 Phi 系数的计算请见式（4.8）。

为了展示在嵌套概化研究中的某个固定"侧面"，考虑如下一门笔试，此笔试包括了两种题型——多选题和判断题。从逻辑上讲，某一题目不能同时兼具两种试题形式，读者们应首先意识到对包含两种题型的考试，题目必须嵌套在题型之中（$i:f$）。其次，两种题型不代表从一个无限大题型总体中的抽样；因此，多选题和判断题只能是本研究感兴趣的两种题型。因为题型（主效应）下两种观测到的水平仅是（研究者）感兴趣的两种题型，在此例子中题型（f）应视为固定而非随机的"侧面"，也即此模型属于固定模型，因为它同时包含了随机效应（题目）和固定"侧面"（题型）。所以，此概化研究设计应为考生（p）－交叉（$×$）－题目（i）－嵌套－题型（f）的固定模型设计 $[p×(i:f)]$。

在临床表现评价使用的数据中，研究者经常遇到混合设计的问题。当某一"侧面"的某一水平与另一"侧面"合并时，该设计就属于混合设计。为了展示交叉、嵌套及混合设计，图 4.2 分别展示了交叉、嵌套及混合类型的数据搜集设计。需要指出的是，图中混合设计的例子展示了单一评分者仅评价某单一站点的个案。因为每个站点只有一个评分者，在此数据结构下的概化研究不能让研究者去估计评分者和站点的独立效应，它只能提供评分者与站点间合并的效应的误差估计。

非平衡设计

非平衡设计是另一种在真实临床评价中的常见的测量类型。比如，常见类型是对于每个考生有不同的评分者或临床考核观测次数。在下节讨论中，当嵌套"侧面"中有不同的观测水平时，也会出现非平衡设计。如果有可用的大规模的评价数据，一种可能的数据分析方式是可以选择分层抽样的数据来达到平衡设计，这样每个考生都有相同数量的观测值。但是，

设计	主效应				
交叉	评分者	A		B	
	站点	1	2	1	2
嵌套	评分者	A & B		C & D	
	站点	1	2	3	4
混合	评分者	A	B	C	D
	站点	1	2	3	4

图 4.2　交叉、嵌套及混合设计示例

这种方法会损失数据。相反，还有一些其他的统计方法可以分析非平衡设计的方差分量；但是，对于选择哪种方法，这其中并没有清楚的逻辑基础，并且每种方法会产生稍许不同的估计。当概化研究包含固定"侧面"的非平衡数据时，多元概化理论成为直观有效的分析方法。下一节我们将介绍在非平衡设计下的多元概化研究取向。

综上，此小节简单介绍了四种概化研究设计的模型概念（$[p \times i]$，$[p \times (i{:}f)]$，$[p \times s \times r]$，$[p \times (r{:}s)]$）。虽然不同概化研究的变型还在快速增加，以此来应对更复杂的"侧面"、嵌套和混合模型，但是以上四种模型给读者提供了基本架构和核心概念，让读者理解在医学教育研究中最普遍的关于概化研究的应用。提供一份完整的概化模型的列表超出了本章的目标，但是我们鼓励读者阅读本章参考书目，一些书目提供了更广阔的关于模型和设计的考虑视角（Brennan，2001；Shavelson & Webb，1991；Norman，2003）。

多元概化理论

至此，我们之前的内容关注了单变量概化理论。我们探讨了概化理论如何估计方差分量，并可以以此计算类信度系数，此系数适用于在测量过程中为每个考生产生一个总分数。在此节中，我们扩大了概化理论的应用范围，包括了多元概化理论（multivariate generalizability，MVG）的程序，该程序可在测量过程中为每个考生产生多个总分数。通常来讲，在一项评价中有多个测量指标反映考生表现的显著不同的多个方面，此时可以应用 MVG。例如，一个标准化病人模式下的 OSCE 在每个站点中都使用了沟通和临床推理两方面的评价题目，这就自然地可以为这两个表现维度产生对应的总分数。又或者比如在下例中（本节），当在某医学教育项目中的学生收到 2 个或以上不同阶段的评分时，也可以应用 MVG。当某教师得到课程不同阶段的不同分数，他可能觉得使用对每个类型的教育结果（分数）产生加权平均分（GPA）会很有帮助。之前的单变量概化理论只关注方差分量本身，但多元概化理论还可以产生反映多种测量间关系的协变量和效应间相关分数。

我们用一项 Kreiter 和 Ferguson（2016）发表的研究来作为 MVG 教学的例子，该研究分析了课堂和临床教学获得的评价分数。在该研究中，医学院的学生在前两年接受课堂教学，第三年学习临床课程。课堂或者临床中的每门课都有相应的成绩。研究者们感兴趣的是，理解经由两种类型（t）课程（课堂与临床）计算出的 GPA 的测量属性。研究者们首先使用了

单变量混合概化研究，将课程成绩（g）嵌套在固定"侧面"类型中（t）（$p \times g : t$）。（注：为了保持连贯，此处某些符号与所引用的论文中不同。）表 4.5 中展示了针对 1101 名学生的 20 门课程（14 门基于课堂的和 6 门基于临床）成绩所做的单变量概化研究。虽然此单变量概化研究提供了重要的信息，但基于此分析的成绩数据并没有提供对于每种类型的课程所产生的个体 GPA 的信度的方差估计。最重要的是，它没有提供有关两种课程类型成绩的关系的充分信息。另外，需要注意的是，这些数据是非平衡设计，也就是在每种课程类型中嵌套的课程数目是不同的（14 门基于课堂和 6 门基于临床）。在单变量概化模型中，解决此数据不平衡问题往往需要研究者在几种统计方法中比较主观地选择一种。不过，MVG 提供了另一种解决策略来应对这种非平衡设计，并且获得关于此数据的更全面的视角。接下来我们探讨了 MVG 框架下的数据分析。

在展示 MVG 如何分析该成绩数据前，有必要介绍一些关于多元概化理论概念和注释的背景信息。如例子中所示，MVG 设计包含了单变量概化研究混合效应的成分（混合模型）。为便于教学，从使用单变量概化模型开始可以帮助理解和展示 MVG 的设计。在单一成绩混合模型的例子中，教学类型（t）有两个类别（课堂和临床），显示了用 MVG 分析每个学生会有两个总成绩。特别值得注意的是，如何在 MVG 模型中显示每个考生（p）会有两组不同的成绩（g）。为了表达每个考生（p）有针对每种课程类型（t）的分数，我们使用符号"·"来代表。这个与模型的某一"侧面"相联系的实心点（·）指代了对多元变量（固定的"侧面"）每个水平都有其观测值，并用符号"$p^{\cdot}$"代表。另一方面，在我们的例子中，成绩（g）嵌套在教学类型（t）中，并用符号"$\circ$"表示。因此，我们用（$p^{\cdot} \times g^{\circ}$）来完整地表达此研究中使用的 MVG 模型。

需要着重指出的是，因为例子中的单变量模型部分在固定"侧面"下有两个水平（类型；t），所以我们的 MVG 模型会在以上每个水平下包含一个单变量（$p \times g$）的设计。在此例中，每个水平的 $p \times g$ 设计都被联系起来，因为每个学生（p）都得到了两种类型课程的成绩。关于此数据的 MVG 的结果在表 4.6 中有所展示。

有关 MVG 结果的解释不同于单变量的情境，因为 MVG 结果包含了普遍分数的相关性与协变量。表 4.6 以矩阵形式展示了 MVG 的关于成绩的研究结果。在每一个效应中的对角线上，我们报告了方差分量，那些方差分量与两个独立的单变量 $p \times g$ 概化研究的解释方式是相同的。在此分析中，可以归因于学生（p）的方差比例在课堂授课方式下（43%）显然要比临床方式（25%）要高。在 p 矩阵对角线的下方报告了两种课程类型间的协变量 cov ＝ 0.16625。这是有关课堂授课和临床教育分数的关系的测量。但是，为了解释方便，在 p 矩

表 4.5　单变量概化研究：混合模型 $[p \times (g : t)]$

效应	df（自由度）	方差分量（VC）	总百分比（%）
p	1100	0.19150	30
t	1	0.00001	0
$g : t$	18	0.00450	1
pt	1100	0.05604	8
$pg : t$	19 800	0.39228	61

注：p ＝考生；t ＝教学类型；g ＝成绩

表 4.6   两个水平（课堂和临床）的 MVG 研究（$p^\cdot \times g^\circ$）

效应	课堂的方差分量和协变量	临床的普遍分数相关性和方差分量
p	0.28671 ［43%］	0.79815*
	0.16625[†]	0.15132 ［25%］
g	0.00337 ［1%］	
		0.00741 ［1%］
pg	0.37419 ［56%］	
		0.43930 ［74%］

* 普遍分数相关性；[†] 协变量

阵对角线上方的概化分数的相关性更容易解释。概化分数的相关值类似于经典测验理论中"真实分数"的相关性，我们会在第 5 章遇到相关概念。此相关系数的数值（$r = 0.798$）显示了课堂类型分数所测的潜变量与临床类型分数所测的潜变量之间有强正相关。因为个体分数并没有贯穿整个多元变量（课程类型）的各个水平，所以表 4.6 下面的两个矩阵（g，pg）就没有包括协变量信息。在 g 矩阵和 pg 矩阵中，方差分量的解释与单变量（$p \times g$）概化分析是相同的。在表 4.6 中，2×2 的矩阵反映出了本例中的固定效应（多元变量）有两个水平。MVG 矩阵的大小永远等于从测量对象（p）获得的分数的数量（也就是固定效应的水平）。

表 4.6 所示的 MVG 输出结果可在医学教育评价中发挥多种有用的功能。在 D 研究（dependability studies，可靠性研究）中，VCs 可用来估计在各种测量条件下子分数的信度。它们还可以为研究人员提供有关在给定任何数量的题目、评分或权重的情况下综合分数的可靠性估计，并有助于确定哪些综合分数将产生可接受的普适性。在更高级的应用中，MVG 分析的结果可以揭示全域分数与误差方差之间的关系，从而提供关键的效度证据。

额外的考虑

因为本章是简介性质，所以我们不能提供全方位的关于概化理论的解读。我们会简单概括出一些延伸的主题和问题，这些主题和问题是使用概化理论的研究者应该考虑的。

概化理论非常灵活，但这取决于一些关键假设。首先，你的数据应该是间隔型或至少是序数型。此假设允许对于方差分量的清楚解释。其次，在概化研究模型中所有的效应假设是不相关的。但是此假设在处理对某固定任务或评价实践的重复观测的情况下，有时不能成立，尤其是短时间内完成的测量。最后，概化理论主要有两种统计方法的支撑——方差分析（ANOVA）和最大似然估计（maximum likelihood，ML）。方差分析不强调关于数据分布的假设，而最大似然估计假设分数效应服从正态分布。

当应用概化理论并解释其分析结果时，尤其需要注意以下几点。首先，方差分量受样本数变化的影响，所以，研究者需要考虑方差分量估计中的准确度和稳定度与样本数和其变化之间的关系。实际上，我们经常观察到并非真正随机选取的、很少数量的关于某测量"侧面"的样本。概化理论一般要求不少于 30 人次（p）的观测量来获得相对稳定的估计。因为估计方差分量的可信度受样本影响，所以样本应该精确反映所要针对的领域（即总体的参数）。

其次，虽然理论上讲负值的误差分量是不会出现的，但是在实际中这种情况还是会发生。负值的估计一般是由抽样误差（比如从某大的领域得到的小样本）或模型使用错误（比如没有包含重要的研究"侧面"）所导致。负值的误差分量通常设置为 0（Shavelson & Webb，1991）。不过，最大似然估计优于方差分析的一点是它可以提供非负值的方差分量（Shavelson & Webb，1991）。

再次，对于误差来源的错误理解可能导致错误的诠释。值得注意的是，在现实世界中，很多研究包含了隐藏的测量"侧面"，在概化研究中，这种情况会在某测量"侧面"仅有一种抽样水平时发生（Brennan，2001）。例如，当所有的客观结构化临床考试（OSCE）结果均出自某一位评分者，那么"评分者"就可能是一个隐藏的测量"侧面"。这是因为与评分者有关的方差会与 OSCE 站点的方差相混淆。研究者通常会忽视隐藏的测量"侧面"，但结果是他们会产生错误的解释。

最后，本章有意考虑了个体作为测量对象的例子，但同时概化理论也适用于分析基于个体的平均值（比如班级平均值），并把（p）考虑为一个"侧面"（facet）。

小 结

概化理论为检验一系列简单以及复杂的测量提供了一种方法。通过仔细考虑概化研究和决断研究的结果，我们可以更好地了解测量过程和如何改进。概化理论给社会科学家提供了一个强有力的研究工具，此工具可增强对研究效度和信度的深度了解。我们鼓励读者们探索更高阶的关于此理论的解释，并欣赏概化理论在医学教育以及效度领域中的众多应用。

附录 4.1

概化研究的统计基础

为了理解方差分量（VC）的推导，有必要简要回顾一下方差分析（ANOVA）中使用的方法。在方差分析中，平方和（SS）表征分数围绕平均值的分布。例如，在下面示例问题中的总 SS 可以计算为：

$$\sum_p \sum_s \sum_r (X_{psr} - \overline{X})^2 \tag{4.9}$$

其中，

　　Σ 是求和运算符；

　　X_{psr} 是由单个评分者对一个站点中的单个考生进行的评分；

　　$\overline{X}$ 是所有评分者、站点和考生的总平均值。

　　因此，示例问题中的总 SS 就是每个方面的均值减去总均值的平方差之和。在式（4.9）中的三个求和运算符（Σ）代表从所有考生（p）、站点（s）和评分者（r）得来的分数的总和。接着，可以使用式（4.10）计算站点的 SS。

$$SS_{(s)} = n_p n_r \sum_s (\overline{X}_s - \overline{X})^2 \tag{4.10}$$

　　该式仅包含一个求和运算符，表明此总和是关于站点的。因此，式（4.10）表明站点的 SS 等于每个站点的平均值与总平均值之间的平方差的和，乘以考生人数（n_p）和评估者人数（n_r）。对每个方面的 SS 的推导，遵循与 SS 推导类似的符号和方法。提供所有 SS 的完整推导超出了本章的学习范围。然而，在 Kirk 的"实验设计"一文（Kirk，1982）中提供了一个深入的方差分析估算方法的处理方式。

　　表 4.7 显示了表 4.1 中数据集的方差分析结果。第一列是方差的来源，第二列显示该来源的自由度（df）的方差。将 SS（第 3 列，总平方）除以自由度即可得出均方（MS）。均方显示在表 4.7 的第四列中。表 4.7 的第五列用方差分量（σ^2）、评估者数量（n_r）、站点数量（n_s）和抽样人数（n_p）来表示期望均方（EMS）。EMS 描述了 MS 均方的组成，或者哪

表 4.7　ANOVA 表 $[p \times s \times r]$

效应	自由度	总平方	均方	期望均方
p	9	24.36	2.71	$\sigma^2(psr) + n_s\sigma^2(pr) + n_r\sigma^2(ps) + n_s n_r\sigma^2(p)$
s	4	8.56	2.14	$\sigma^2(psr) + n_p\sigma^2(sr) + n_r\sigma^2(ps) + n_p n_r\sigma^2(s)$
r	1	4.00	4.00	$\sigma^2(psr) + n_p\sigma^2(sr) + n_s\sigma^2(pr) + n_p n_s\sigma^2(r)$
ps	36	26.84	0.75	$\sigma^2(psr) + n_r\sigma^2(ps)$
pr	9	7.20	0.80	$\sigma^2(psr) + n_s\sigma^2(pr)$
sr	4	2.20	0.55	$\sigma^2(psr) + n_p\sigma^2(sr)$
psr	36	7.60	0.21	$\sigma^2(psr)$

些方差元素构成了某样本的 MS。表 4.7 中的 MS 值适用于表 4.1 中的样本数据。需要注意的是，由于 MS 是在样本基础上计算的，因此仅在 *psr* 相互作用的情况下，样本 MS 用来充当总体方差 VC（$\hat{\sigma}^2$）的估计量（在 σ^2 上的 "^" 符号表示它是总体方差的估计）。表 4.7 中如第五栏所示，对于从样品计算的 MS 值，MS 包括感兴趣的效应以及其他交互效应。对总体 VC 的估计，是通过使用观察到的样本 MS 对每个 VC 进行反向运算而代数求导出的。例如，如表 4.7 最后一行所示，对于三重交互作用效应（*psr*），直接用来自样本的 MS 估计 *psr* 效应的总体 VC。因此，双相互作用（*ps*、*pr* 和 *sr*）的 *psr*［$\hat{\sigma}^2(psr)$］方差估计中可以同样使用 MS（*psr*）来估计，简单的代数运算允许分离出针对每个双重相互作用的总体估计 VCs（$\hat{\sigma}^2$）［例如，$\hat{\sigma}^2(sr) = (0.55 - 0.21)/10 = 0.034$］。推导出三个主效应［$\sigma^2(p)$、$\sigma^2(s)$、$\sigma^2(r)$］的总体估计 VCs（$\hat{\sigma}^2$）会略微复杂一些。例如，考生的 VC 可以通过将表 4.7 中的 MS 代入式（4.11）来估计。类似的公式也可用于通过观察到的样本 MS 值来估计每个群体的 VC。在 Brennan（2001）的著作中提供了从样本 MS 来估算总体 VC 的完整的规则和方法。幸运的是，如附录 4.3 所示的专业的统计软件（GENOVA、SAS 和 SPSS）能够为用户计算估计的 VC，并且在实践中，研究人员并不需要手动得出 VC 估计值。

$$\hat{\sigma}^2_{(p)} = \frac{MS_{(p)} - MS_{(ps)} - MS_{(pr)} + MS_{(psr)}}{n_s n_r} \tag{4.11}$$

附录 4.2

D 研究（决断研究）的统计基础

本附录介绍了用于计算 G 和 Phi 系数的比率的相关逻辑和技术背景。同样采用示例问题中使用的设计，让我们考虑使用不同数量的评分者和站点时 G 系数的比率是多少。式（4.12）将 D 研究中的 G 系数表达为 VC 的比率。式（4.13）反映了 D 研究中的 Phi 如何等同于 VC 的比率。在式（4.12）和（4.13）中，估算的 VC 可用于提供 D 研究的可靠性系数的估算。我们鼓励读者使用包含适当样本的式（4.12）和（4.13）和来自表 4.2 的 VC 估计值，来验证表 4.4 中报告的结果。应该注意的是，Phi 系数的分母［式（4.13）］包含所有误差源，而 G 系数的分母［式（4.12）］仅包含影响考生排名的误差源。另外，读者还应该认识到式（4.12）和（4.13）分别是式（4.5）和（4.6）的更详细版本。

$$G = E\rho^2 = \frac{\sigma^2(p)}{\sigma^2(p) + \sigma^2(ps)/n_s + \sigma^2(pr)/n_r + \sigma^2(psr)/n_s n_r} \quad (4.12)$$

$$Phi = \Phi = \frac{\sigma^2(p)}{\begin{array}{c}\sigma^2(p) + \sigma^2(s)/n_s + \sigma^2(r)/n_r + \sigma^2(ps)/n_s \\ + \sigma^2(pr)/n_r + \sigma^2(sr)/n_s n_r + \sigma^2(psr)/n_s n_r\end{array}} \quad (4.13)$$

对于每个 D 研究设计，都有一对关联的 G 和 Phi 系数公式，类似于式（4.12）和（4.13），但又是 D 研究设计独有的。通过为 n_r、n_s、评分者和站点选取适当的值，式（4.12）和（4.13）可以适用于所有［$p \times S \times R$］的设计，包括任意数量的站点和评分者。然而，如果研究人员选择考查其他设计，例如［$p \times (R:S)$］设计，则可能需要使用另外不同的 D 研究公式。这些公式的相关更详细内容可以在 G 理论（即概化理论）相关的教科书中寻找（Brennan，2001；Shavelson & Webb，1991）。G 理论的主要优势之一，就是可以根据已知概化研究的结果，计算不同设计情形下 G 和 Phi 系数的结果。

附录 4.3

用来对表 4.1 中数据进行方差分析的统计软件语法

用来对表 4.1 中数据进行方差分析的 SPSS 语法

```
VARCOMP
Score BY Examinee_id Rater_id Station_id
/RANDOM = Examinee_id Rater_id Station_id
/METHOD = SSTYPE(3)
/DESIGN = Examinee_id Rater_id Station_id
Examinee_id*Station_id Examinee_id*Rater_id
Rater_id*Station_id
/INTERCEPT = INCLUDE.
```

用来对表 4.1 中数据进行方差分析的 SAS 语法

```
PROC MIXED data=gdata method=REML;
CLASS Examinee_id Rater_id Station_id;
MODEL score =;
random Examinee_id Rater_id Station_id
Examinee_id*Station_id Examinee_id*Rater_id
Rater_id*Station_id;
run;
```

用来对表 4.1 中数据进行方差分析的 GENOVA 语法

```
GSTUDY (p x r x s)—random model
OPTIONS RECORDS 2
EFFECT * P 10 0
EFFECT + R 2 0
EFFECT + S 5 0
FORMAT (10F2.0)
PROCESS
5 4 4 4 4 4 3 3 3 3
4 3 3 3 3 3 2 2 3 2
:
:
FINISH
COMMENT
DSTUDY
DEFFECT $ P
DEFFECT R 2
DEFFECT S 5
ENDDSTUDY
FINISH
```

参考文献

Brennan, R.L. (2001). *Generalizability theory*. New York: Springer-Verlag.

Crick, J.E., & Brennan, R.L. (1982). *GENOVA*⁺—*A generalized analysis of variance software system* (Version 3.1). [Computer software]. Iowa City, IA: University of Iowa. Retrieved from www.education.uiowa.edu/casma/GenovaPrograms.htm.

Eva, K.W., Rosenfeld, J. Reiter, H.I., & Norman, G.R. (2004). An admissions OSCE: The multiple mini-interview. *Medical Education, 38*(3), 314–326.

Kirk, R.E. (1982). *Experimental design: Procedures for the behavioral sciences* (2nd ed.) Brooks: Cole Publishing.

Kreiter, C.D., & Ferguson, K.J. (2016). An investigation of the generalizability of medical school grades. *Teaching and Learning in Medicine, 28*(3), 279–285.

Norman, G.R. (2003). Generalizability theory. In D.L. Streiner & G.R. Norman (Eds.), *Health measurement scales: A practical guide to their development and use* (3rd ed., pp. 153–171). New York: Oxford University Press.

Shavelson, R.J., & Webb, N.M. (1991). *Generalizability theory: A primer*. Newbury Park, CA: Sage.

van der Vleuten, C.P.M., & Swanson, D.B. (1990). Assessment of clinical skills with standardized patients: State of the art. *Teaching and Learning in Medicine, 2*(2), 58–76.

第 5 章

统计学检验

Steven M. Downing，Dorthea Juul，and Yoon Soo Park

潘晓平　译

导　言

本章讨论测评中常用的统计学检验。由于本书主要关注定量数据的统计学检验和测量数据类型，一些统计学检验是不可避免的。医学教育中评估测评及其措施的许多工具需要应用一些基本的量化方法或统计学方法。

就像其他章节所述，在测评中进行统计处理是常规和适用的，避免了统计学证明和理论解释与推导。本章讨论的所有统计都基于经典测验理论（CTT；见第 3 章和第 4 章）。另一种测量理论主要是项目反应理论（IRT），在大规模测评中被广泛使用，但不在本章讨论（有关项目反应理论的介绍请参阅第 19 章）。这一章的目的是为读者提供一些常用统计技术、目的和原理的概述，以及它们的计算和使用的示例。

使用测评分数

医学教育评价通常会产生定量数据。因此，考虑这类数据的一些基本用途，包括分数的类型、分数量表的特性、相关性及其在评价中的一些特殊应用，都是非常重要的。在本章中，我们将介绍用于医学专业教育中的基本统计公式。

基本分数类型

测评或评价的数据可以表示为多种不同类型的分数或在多种不同类型的分数量表。每种分数或分数量表都有它的优点和缺点，而且每种分数都有某些必须了解的属性，以便正确和合理地解释分数。本节介绍了医学教育中常用的各种分数和分数量表的一些基本信息。表5.1 总结了评价中使用的各种分数类型及其特点。

表 **5.1**　分数类型

分数	定义	优点	局限性
原始分数	计算正确数量；原始评分	直接；易于计算、理解、解释	没有相对意义，需要知道题目、提示和分数的总数
正确率	正确原始数据的百分比	计算简单；被广泛使用和理解	不能用于所有统计计算；可能有误导性
标准分数	以 SD 为单位的线性变换分数	易于计算和解释的相对分数；线性变换；在所有统计中都有用	并非所有使用者都熟悉
百分位数	分数在分布中的等级	常用和报告；易于计算；传统分数	容易被误解、误用；在统计计算中无用；区间不相等；经常被曲解
等效分数	对分数进行统计调整，以保持分数意义、分数等级的恒定性	不同测试形式、不同施测的分数具有互换性	统计计算复杂；假设复杂

正确得分数或原始分数

对于所有正确或错误两分类数据评价，如笔试测评，最基本的分数是正确得分的数量。正确得分数或原始分数仅是考生正确回答测评题目数量的计数。正确得分数或原始分数对于几乎所有类型的统计分析、向考生报告分数和研究分析都很有用。原始分数是最基本的，因此它对几乎所有的测评应用都很有用。

百分比校正分数

在医学教育中，原始分数经常被转换为百分比校正分数。百分比校正分数是使用式（5.1）将原始分数或正确得分数简单线性转换为百分比：

$$百分比校正分数 =（原始分 / 题目数）\times 100 \tag{5.1}$$

百分比校正分数是一个线性变换，这意味着原始分数和百分比校正分数一一对应，其基础分布的基本形状不变。通常，如果报告并使用了百分比或百分比校正分数，则还应报告百分比校正分数所依据的原始分数（百分比分数可能被误用，在某些应用中可能会产生误导，尤其是当它们作为唯一数据呈现时）。此外，百分比校正分数与所有常用于评估测评的统计公式［如用于评估量表可信度的 Kuder-Richardson 公式 21（KR 21）］不匹配，因此在大多数统计计算中，通常最好使用原始分数或线性标准分数。

衍生分数或标准分数

评价应用中使用了几种类型的衍生或线性标准分数。线性标准分数度量用原始分数分布的标准差（SD）分数单位表示。基本线性标准分数即 z 分数的固定平均值为 0，标准差为 1，并通过式（5.2）计算：

$$z 分数 =（x - mean）/SD \tag{5.2}$$

其中：

　　x ＝原始分数；

　　mean ＝原始分数的平均值；

　　SD ＝原始分数的标准差。

　　表 5.2 给出了 10 个原始分数及其转换为 z 分数，并进一步转换为 T 分数的示例，其定义为具有固定平均值 50 和标准差 10。一些研究人员更喜欢 T 分数，因为它消除了负值，避免平均分为 0 的情况，这是 z 分数转换产生的（例如，一些学习者可能不愿意接受负值）。

$$T 分数 = 10 \times z 分数 + 50 \qquad (5.3)$$

　　如式（5.3）所示，T 分数的公式为 10 乘以 z 分加 50，但可以用任意平均值和标准差创建标准分数。只需简单地将 z 分数乘以 SD，并将平均分与该数值相加 [SD $\times$（z 分数）＋平均分]。

　　这些类型的衍生或标准分数的主要优点是，它们将分数以原始分标准差进行度量，并保持原始分数分布的精确形状。例如，如果原始分数右偏峰（这意味着更多学生得分在平均分的高侧，而不是低侧），标准分数将与原始分数的分布形状完全相同。对于在评价中计算的大多数分数来说，这是一个理想的特征。标准分数（如 z 和 T 分数）的其他优点是，它们可以用于所有其他统计计算，如相关性分析、t 检验和方差分析。此外，它们还可以提供易于解释的绝对和相对得分信息。

正态化标准分数

　　可以进行另一类型的分数转换，即将分数标准化或强制转换为正态分布或遵循正态曲线。这些标准分数有时被大型测评机构用于研究目的，但它们很少用在医学教育课堂或在当地大学水平上报告，因为将这些普通应用的分数标准化没有什么好处。标准分数，如 z 分数

表 5.2　原始分、z 分数和 T 分数

原始分	z 分数	T 分数
41.00	− 0.30921	46.91
45.00	− 0.07584	49.24
50.00	0.21587	52.16
55.00	0.50758	55.08
60.00	0.79929	57.99
74.00	1.61608	66.16
18.00	− 1.65108	33.49
20.00	− 1.53440	34.66
55.00	0.50758	55.08
45.00	− 0.07584	49.24
均数 = 46.3（标准差 = 17.1）	均数 = 0；标准差 = 1	均数 = 50；标准差 = 10

和 T 分数，不是标准化分数，因为此类衍生分数保持基础原始分数分布的准确形状。因此，单纯的 z 分数和 T 分数不应被称为标准化分数。

百分位数

百分位数或百分位等级是医学教育中最受欢迎的标准分数类型。百分位数有几个略有不同的定义，但一般情况下，百分位数指的是在某个分数分布中，该百分比的考生低于这个分数。百分位数本质上是相对分数，有一些好处，也有很多限制。百分位数的优点是常被报告，很容易计算。大多数人认为他们理解百分位数或百分位等级的正确解释，然而其经常被误解或曲解。

百分位数通常具有不太相等的间隔，如第 50 和第 55 百分位数之间的 5 个分区间隔很可能与第 90 和第 95 百分位数之间的 5 个分区间隔不同。例如，学生要想将考试分数从第 90 百分位数提升到第 95 百分位数，一般需要答对比第 50 百分位数移到第 55 百分位数更多的题目内容。另外，如果百分位数所依据的基础原始分数服从正态分布，则百分位数排名可以使用熟知的标准分数类型进行解释，如"84% 的分数低于平均分＋1SD"等。如果基础分数分布像大部分课堂考试分数一样非正态分布或有偏态，这种解释则可能不正确。

此外，百分位数在其他统计计算中用处有限。例如，百分位数很难用于计算相关系数或在推断统计学中使用，如 t 检验或方差分析。百分位数仅用于报告考生使用任何参考组计算的百分位数排名。百分位数可能会被误解为简单的百分比校正分数，这是一种不正确的解读。

由于所有这些限制，在使用和报告百分位数或百分位等级时需要谨慎。首选线性标准分数，如 z 分数或 T 分数或其变型，因为这些类型的分数限制较少，并且可能较少存在错误解读、错误使用或错误理解的可能性。标准分数可以用于几乎所有的统计计算，包括相关性、推断性统计等。此外，标准分数以基础分布标准差单位来表示其相对状态。一般来说，衍生分数（如 z 或 T 分数）被认为具有等间隔性质，使得对这些得分的绝对（而非相对）解释更加直观。

校正猜测（公式分数）

教育测量中的一个持续争议涉及所谓的"校正猜测"或"公式分数"（例如，Downing，2003a 和第 7 章）。这些公式分数试图通过奖励测评中的非猜测行为或惩罚猜测行为，来校正对选择回答测评题目（如多项选择题）的随机猜测。一般来说，这两种方法都不是很好，实际上可能有些害处。由于猜测选择题的倾向是一种心理特征，在一组受试者中各不相同，因此任何控制或校正假定猜测的尝试都可能在测量中产生一些误差。事实上，由于猜测倾向是某些大胆考生可能表现出的心理特质，即使他们被指示不要猜测并受到分数损失的威胁，所谓的"校正猜测"也可能会将构念无关变量（CIV）添加到分数中。如第 2 章所述，CIV 是对评价所要测量构念之外的一些构念的测量。

一般不建议用公式评分或对猜测进行校正。简单的原始分数或衍生分数或标准分数，再加上百分比校正分数，通常就足够了。在选择回答的测评题目中，防范随机猜测的最佳办法就是拿出足够多的好题，以减少随机猜测对某些考生的不良影响。

等值分数

大多数高利害的大型测评项目使用并报告一个等值的标准分数。该分数看起来可能类似于标准分数，如 z 分数或 z 分数的某变型，但这些等值分数的解释不同于线性标准分数，并且比简单的线性标准分数复杂得多。等值分数在统计学上略微上下调整测评分数的平均难度，以便保持测量量表在时间和各种测评管理过程中的确切含义不变。如果这一统计调整执行得当，等值分数在时间和考试形式上保持相同，并且可以在不同考试管理方式和考试管理时间段之间进行合理比较和解释。用统计学术语来说，如果考试分数成功等值，考生参加哪种考试形式（在哪种考试管理方式）就变得无关紧要了，因为结果分数是相同的（Kolen & Brennan，2014）。考试分数的等值超出了本章的范围（关于项目反应理论的一些概念性解释，请参阅第 19 章）。这里需注意主要考虑的因素是等值分数，如美国医学考试委员会、加拿大医学管理委员会和美国教育考试服务中心等大型测评机构报告的分数，允许对分数进行比这里所讨论的单纯的 z 分数和 T 分数更复杂的解释。相反，只有当被测各组能力水平大致相同时，单纯的 z 分数或 T 分数才可以被解释为平均难度不变，等值分数也是如此，但这在实践中很少发生。

综合得分

术语综合得分是指反映多个组成部分得分的汇总分数。通常，综合分数是总分数（或等级），它是通过将课程学习期间生成的多个分数相加而形成的。例如，可以通过将一个班级或一次实习的各个单项测评或评价分数相加（并且可能有差别地加权）来形成总的综合分数。综合分数的一个简单例子是总分，它是在一学期课程中，对几种不同测评所收集的个人测评分数进行加权平均而形成的。教师决定每个单项考试分数的权重（并告知学生这些权重），然后在求和之前将这些策略权重应用于考试分数，以形成一个综合分数，根据该分数确定最终成绩。

为了确保单一组成分数权重的准确，最好在乘以分配的策略权重之前，使用该分数的平均值和标准差将每一组成分数转换为线性标准分数。如果分数未标准化，则有效权重可能与用于原始分数的权重有很大不同，因为测评分数标准差较大的将比标准差较小的对最终综合分数的权重贡献更大。

对于更复杂情形的综合分数，如实习或其他表现性情境中的其他成绩，分数往往显示出差异很大，方差很大，因此在加权求和综合分数之前，标准化各部分分数尤为重要。单一部分分数应首先转换为标准分数，然后乘以期望权重（由某种理性、判断或经验过程确定），然后求和或平均为最终的综合分数（为方便起见，可转换为其他指标）。之前在医学教育方面的研究中（例如，Corcoran，Downing，Tekian & DaRosa，2009；Nassar，Park & Tekian，2017；Park et al.，2016；Park et al.，2017）提供了在医学教育领域中使用综合分数的好例子〔参见第 3 章附录，用 Kane 方法计算综合分数的全面回顾（Kane & Case，2004）〕。

综合分数信度的确定是信度研究中的一个主题。为准确估计综合得分的信度，有必要考虑单一部分得分的信度和分配给该部分的权重。有几种方法，如分层 α 系数，可用于正确估计综合分数的信度。如果不考虑不同的策略权重，综合分数的信度将被低估。

相关与校正相关

相关系数是评价研究中许多统计分析的核心。例如，相关分析是用于效度和信度以及测评题目分析的主要统计方法。测评分析和研究中使用了各种特定类型的相关系数，但都以Pearson 积矩相关性为基础。所有相关性都可追溯到两变量间的相互关系，显示两者关系的强度和方向。相关系数取值范围从 −1.0 到 +1.0，两个极端都表明变量之间存在完美的关联关系。完全负相关和完全正相关一样是一个很强的预测因子。当然，在负相关情况下，变量值朝着完全相反的方向移动，比如一个变量值增加时，另一个变量值减小。在一些使用相关系数的测评分析，例如题目分析中使用题目区分指数，题目得分（0，1）与测评总分的相关性达到 ±1.0 的情况相当罕见。

测量误差会减弱或降低相关系数。例如，对同一考生进行两次不同考试，其成绩之间的相关性经常被用作考试成绩有效性证据的一个来源。然而，我们知道观察到的相关性低于"真正的"相关性，因为不可靠的测量减少（削弱）或掩盖了变量之间的潜在关系。如果我们可以从一个或两个测评中知道完全可靠的分数（真实分数），我们就可以关联这些所谓的真实分数，并了解测量两个测评基本特征之间的真实关系。

经典测验理论支持我们估计这种真实分数的相关系数，或者通常称为校正相关系数。校正相关系数的计算公式在本章附录中有更详细的介绍。这个简单的公式即观察到的相关关系除以每个测评信度乘积的平方根。如两个测评中只有一个信度已知，那么通常使用 1.0 来表示未知的信度值，因为这是最简单或最保守的假设。显然，测量的信度越低，在校正相关系数中观察到的校正就越多。

校正相关系数是研究中经常报道的一种有用的理论工具，因为它有助于阐明测评或评价分数和标准分数之间的潜在或真实的关系。需要强调的是，在实际操作中，测量误差，如预测测评分数不可靠性和（或）某些标准测量不可靠性，应该包含在效度系数中，因为这代表了在真实世界环境中自然状态和实际或观察到的两个变量间的相关性。应这样明确标记校正相关系数，并始终与它们所基于的观察相关系数一起报告。

试题分析

试题分析是测评的质量控制工具，它提供了试题层面的定量数据以及整个测评的一些重要汇总统计数据。试题分析应广泛用于多项选择应答测评，例如多选题测评，但也可以（也应该）用于观察性等级量表数据、表现评估模拟中使用的评级等。仔细审查试题分析数据有助于提高信度，从而提高使用工具评分的效度。

在最终评分之前，试题分析数据常被用于完成关键验证（Paniagua & Swygert，2016；Lane，Raymond，Haladyna，& Downing，2016；另见第 7 章）。录入错误的试题可重新录入，表现不佳的试题可从最终评分中删除。一些评分程序可能没有该选项，尽管这可能会导致测评信度估计略低，但在这种情况下，所有答案也可能都被选作正确答案。

代表试题过去表现历史的分析数据应该存储在试题库或其他安全文件中，用于开发未来的测评题目。再次测评这些数据时，可提高测评题目和其他类型量表评级的质量和清晰度。

　　在其最基本的形式中，试题分析表示的是考生对多选题目选项应答的计数（和百分比）。为了评估试题或等级量表的性能，通常根据高分考生和低分考生分组评估计数，并计算各种统计数据，以汇总试题区分度（测评题目对高分和低分学生的区分程度）。

测评题目的试题分析报告

　　表 5.3 给出了单个典型测评题目分析数据的详细注释示例。表格顶部给出了多项选择题的文本，中间部分展示了题目分析数据，底部是每项试题分析数据的描述说明。试题分析软

表 5.3　题目分析示例

如果这是一个绝对关乎我们国家福祉的问题，我们决不能考虑正义或不公正、仁慈或残忍、赞扬或耻辱，但抛开其他一切，我们必须采取任何能够拯救其生存和维护其自由的道路。

这句话最有可能出自以下哪一位？

A. Niccolo Machiavelli
B. Attila the Hun
C. King Henry Ⅷ
D. Vlad the Impaler
E. Napoleon Bonaparte

题目统计			选项统计				
答对比例 [1]	区分指数 [2]	点列区分指数 [3]	选项 [4]	合计 [5]	低分组 [6]	高分组 [7]	点列区分指数 [8]
0.70	**0.30**	**0.27**	A*[9]	0.70	0.55	0.85	0.27
			B	0.05	0.08	0.01	-0.14
			C	0.02	0.03	0.02	-0.01
			D	0.13	0.18	0.07	-0.13
			E	0.10	0.16	0.04	-0.15
			其他	0.00	0.00	0.00	0.00

题目分析统计指南注释

1. 答对比例（p）：考生答对题的总比例（百分比）。在本例中，p 值或题目难度为 0.70，表示 70% 的考生回答正确。

2. 区分指数（D）：该区分指数是高分组考生和低分组考生答对比例之间的差值。在本例中，$D = (0.85 - 0.55) = 0.30$。

3. 点列相关 / 区分指数（R_{pbis}）：题目得分（0，1）与考试总分之间的相关系数。

4. 选项：题目选项（1～5 或 A～E）。其他是指缺少数据或空白。

5. 合计：表示勾选每个选项或备选答案的总比例（百分比）。

6. 低分（组）：在总分最低的考生组中，每个选项或备选答案所占的比例。在这种情况下，这组考生得分是总成绩分布中最低的 27%。

7. 高分（组）：在总分最高的考生组中，每个选项或备选答案所占的比例。在这种情况下，考生群体中得分最高的占总成绩分布的 27%。

8. 点列区分指数：这是该题目每个选项的 R_{pbis}，包括正确选项。注意，对于正确选项，R_{pbis} 与注释 3 中所注明的相同。

9. * 标答：输入的正确答案。

件在风格、格式和某些特定统计算法上有所不同，但都与表 5.3 中显示的相似。大多数试题分析的常见数据项包括测评题目编号或其他标识符、题目难度指数和题目区分指数、通常按考生能力分组的选项表现，以及测评题目中每个选项的区分指数。

查看表 5.3 中"选项统计"标题下的详细信息，注意考生对每个多选题选项的应答。多选题选项以 A～E 的形式列出，"其他"是指遗漏或未能回答此项的。"合计"列是选择每个选项所占的比例。标示了正确选项或答案，其总数用于计算该测评题目的"答对比例"。低分组和高分组是指在总测评中得分最低的 27% 和得分最高的 27% 考生，列中数字表示每组中选择每个选项的考生比例。（使用最低和最高的 27% 考生是最大化这两个极端分数组之间可靠差异所需的最小群体规模，因为我们相当肯定，在较高和较低 27% 水平分组之间，群体成员没有重叠。）

题目难度

题目难度是指考生答对一道题目的比例（也称为正确率或 p；不应与统计假设检验中的 p 混淆），是评估一个测评题目性能最基本的必要信息。该指数通常以比例或百分比表示，例如 0.60，这意味着 60% 的应试者正确回答了该题目（这个指数可能更准确地被称为题目容易指数，因为它反映答对的比例，但它通常被称为题目难度指数）。

题目区分度

有效的测评项目将高能力考生与低能力考生区分开来（在这种情况下，能力意味着成绩水平）。这是所有教育测量的一个基本原则，也是基本效度的原则。例如，头颈解剖学的成绩测评旨在以统一的方式测量这种成绩结构。理论上认为那些对内容最精通的学生应该比不太精通或对测评内容了解较少的学生得分更高。对于这种特殊的构念，可用的最佳标准变量可能是头颈解剖测评的总分。因此，在个别测评题目上，高水平学生应该比低水平或不太熟练的学生取得更好的成绩。该逻辑描述了题目区分度的基本概念框架。

题目区分度是评价测评题目性能的最重要信息，因为题目区分度反映了题目对测评目标的贡献程度。

区分指数

几个不同的统计指标被用作测评的区分指标。最基本的区分指标是高分组考生题目答对比例与低分组考生答对比例之差。这个指数（D）很容易计算，并且可以像所有其他区分指数一样进行解释。高正值是最好的，而非常低的正值、0 或负值总是不可取的。D 的示例参见表 5.3 中的注释 2。

举个例子，如果高分组中 77% 的考生答对了一道题，但低分组中只有 34% 的考生答对了该题，那么简单算得区分指数（D）等于 77%－34% ＝ 43%。D 值为 43%（通常表示为 D＝0.43）表明该测评题目具有很强的正向区分能力，且特别明显地区分了高、低成绩者。应像所有其他题目区分指数一样解释 D 指数，其最小可接受的值约为 ＋0.20。虽然 D 指数对题目区分提供了有用的解释，但它已不再被广泛使用。在接下来内容中提到的点列相关系数现在已成为题目区分的新标准。

点列相关系数作为区分度指标

特殊类型的相关系数也被用作测评中题目分析的区分度指数。区分度的点列相关系数（R_{pbis}）是学生在该题目上（即答对或答错题目，其中，1 ＝答对，0 ＝答错）和整个测评卷上表现之间的相关性。与所有相关系数一样，区分度的点列相关系数的（理论）值可以从 －1.0 到 ＋1.0，表示统计关联的强度（相关分析中，因一个变量是二分类，其相关性的上下限通常不是 ±1.0）。从实用角度，通常认为 0.45 ～ 0.65 的点列相关系数是非常高的。示例见表 5.3 中的注释 3。

表 5.4 给出了单一测评题目区分度计算的简单定量说明。这个例子展示了 10 个学生在一个测评题目上的得分；中间一列是这 10 个学生在这个特定测评题目上的得分情况，1 表示该学生答对题目，0 表示答错题目；第三列是这次测评的总分。在这个例子中，学生 1 答对了这道题，其总分为 41 分。该题目的区分度指数（r_{iT}）为 ＋0.14。这说明该题得分（1，0）与该组考生的考试总分有相关性，也说明该题正向区分了高分考生和低分考生。

什么是好的题目区分度？

高的正区分度总是比低的或负的区分度要好，但是多高才是高呢？通常，大规模标准化测评开发人员希望有效试题的点列区分指数至少为 ＋0.30 或更高，但对于当地开发的班级测评，区分指数预计在中到高 ＋0.20 之间。对于最低限度，所有区分度指数都应该是正数，特别是评价中若涉及利害关系（负区分度的测评题目不会增加测评工作量，但可能会削弱整体测评的一些重要心理测量学特征，并降低测评分数的有效性）。

关于题目难度和区分度的通用建议

表 5.5 概述了大多数课堂成绩测评中理想题目难度和区分度的某些通用建议。所有这些

表 5.4 测评题目和整个测评总分的相关性

学生	题目得分（正确或错误）	测评总分
1	1	41
2	0	45
3	0	50
4	1	55
5	0	60
6	1	74
7	1	18
8	0	20
9	1	55
10	0	45

注：题目得分（1 ＝正确，0 ＝错误）和总测评得分之间的相关性为 r_{iT} ＝ ＋0.14
该题目与总分的相关性较低，表明该测评题目的区分度较低（但为正）

表 5.5　不同难度和区分度题目的分类指南

题目分类	难度	区分度（点列相关系数）	描述
Ⅰ级	0.45～0.75	+0.20 或更高	最好的题目统计量；尽可能使用该范围内的大多数题目
Ⅱ级	0.76～0.91	+0.15 或更高	容易；少用
Ⅲ级	0.25～0.44	+0.20 或更高	困难；非常谨慎地使用，只在内容必不可少的情况下才用；如可能，请重新编制题目
Ⅳ级	＜0.24 或＞0.91	任意区分度	极难或极易；除非内容必要，否则不用

资料来源：改编自 Haladyna（2004）

建议值都应根据考试目的、教学情况类型、与考试相关的利害关系等进行解释。这些推荐的题目难度和区分度代表了理想状况。对于大多数课堂环境，尤其是那些有着更"多元化"教学理念的课堂情境，这些建议将过于严苛，可能需要实际地向下调整。

这些根据理论的建议，表明信息量最大的测评题目是那些具有高区分度且中等难度的测评题。对大多数成绩测评，我们希望大部分题目有高区分力，平均题目难度都处于中间范围，这些就是表 5.5 中提到的Ⅰ级题目。第二个统计特征较好的是Ⅱ级题目，比Ⅰ级题目稍微容易一些，但具有合适的区分度。Ⅲ级和Ⅳ级题目要么很容易，要么很难，区分度很低。从心理测量学的角度来看，这些题目有效性最低，但肯定意味着测评了重要内容，因此应该用来（如果绝对必要）提高考试分数的内容相关效度。

在解释表 5.5 中的建议时，应该同时考虑题目难度和区分度，尽管题目区分度可能比难度更重要（如你必须在两个参数之间做出选择的话）。需要注意的是，题目难度和区分度并不是完全独立的。由于具有较大的期望方差，中等难度的题目有更好的区分机会，但非常容易和非常难的题目有时具有高区分指数，这是其极困难情况下的产物。由于很少有考生处在非常难或非常容易题目的类别中，所以少数考生的变化可以极大地改变区分度指数，但这可能是有能力组少数考生的人为现象。

题目选项

理想的题目是每个干扰项（错误选项）都由至少被一些不知道题目所测评内容的学生选择。不能吸引任何考生的错误选项，是一种无用干扰，对题目或测评（在心理测量学上）没有任何帮助。正确或最佳答案选项应具有正区分度指数（越高越好）；当然，这是该题目的区分度指数。不正确选项（错误答案）应有负区分度指数，因为能力较弱的考生选择不正确答案的频率要高于能力较强的考生。

试题分析所需考生人数

如对少于 100 名考生的考试进行统计，则应谨慎对待任何题目难度或区分度指数。大约需要 200 名考生才有稳定的试题分析统计结果。然而，即使对于小样本（$n \leqslant 30$），结果仍然可以为题目改进提供一些有用的指导。通常，有一些信息比没有信息能更好地改进考试，意识到基于小样本的统计数据是不稳定的，可能会在下次考试时发生改变（从统计学的角度来说，试题分析所依据的样本量越小，样本统计量的抽样误差越大，样本统计量的标准误也越大）。

请注意，所有基于经典测验理论的试题分析数据都取决于样本：所有题目的难度和区分度统计都与特定样本考生的能力或熟练程度不可分割。如果考生的样本量很大，而且每次考试的学生能力范围都相当一致，那么题目难度和区分度值就有可能随着时间推移而保持稳定。

测评的汇总统计

表 5.6 说明了作为完整试题分析的一部分而进行汇总统计的例子。这些统计数据是针对表中最后一列中定义的所有术语的总测评。

这些统计量描述了考试的整体性能，并为解释考试分数提供了效度证据。它们提供了使用分数来判断考生的指导，还提供了有关考试表现的有用信息。该汇总表（表 5.6）显示了考生总数、测评项目总数、平均原始分数（例数校正分）及其标准差和方差（SD^2），以及原始分的最小值、最大值和中位数。这些数据概述了分数分布的形状，并大致描述了大多数考生得分的分布情况。题目平均难度、两个平均区分度指数为我们提供了试题平均难易程度以及区分程度的额外信息。信度系数是 Kuder-Richardson 公式 20（KR 20 或 Cronbach α 系数），这是衡量测评的内部一致性的指标，表明测量的精度。根据信度系数计算测量值的标准误，显示了在原始评分尺度上的测量精度。

表 5.6　整个测评的题目汇总统计示例

术语英文		术语定义
N of items	35	试题数量
N of examinees	52	考生人数
mean raw score	26.56	例数校正原始分的平均数
SD	2.89	例数校正原始分的标准差
variance	8.36	例数校正原始分的方差（＝ SD^2）
minimum	21.00	例数校正原始分的最小值
maximum	32.00	例数校正原始分的最大值
median	27.00	例数校正原始分的中位数
reliability	0.35	内部一致性信度：KR 20 或 α 系数
SEM	2.33	测量值的标准误
mean difficulty	0.76	校正平均难度或百分比
mean r_{pbis} discrimination	0.08	题目点列区分度平均值
mean biserial	0.13	二列区分度的平均值

常用公式

附录给出了一些有用的公式以及使用假定数据的示例。这些公式可以在任何教育测量基础教科书中找到，如 Crocker 和 Algina（2008）以及 Thissen 和 Wainer（2001）的著作。这四个公式在评价中经常使用，可以使用现成的数据手工计算。如果没有计算机软件，这些公式可以提供评价的一些有用信息，并帮助医学教育工作者对评价数据进行评估和规划未来的评价。

仅在已知测验成绩均值、方差（SD^2）和测验题目总数的情况下，给出了一个估计测验内部一致性信度的公式。通常，Kuder-Richardson 公式 21（KR 21）略低估了更精确的 Kuder-Richardson 公式 20（KR 20），但它可通过有限的可用数据手工计算出来。KR 20 通常由计算机软件（在试题分析软件内）生成，因为它计算起来很复杂，并使用题目层面数据来估算所使用的方差。

测量标准误（SEM）是一个重要的统计量，它由信度系数和得分标准差计算而来。大多数试题分析软件应用程序计算 SEM，如果软件不可用，它很容易通过手工计算出来。可以根据测评分数，使用 SEM 来计算置信区间，展示分数的测量精度、分数中的测量误差量和测量标准误。

Spearman-Brown（S-B）预测公式用于估计增加或减少测评题目量而导致测评信度的增减。S-B 公式假设，增删的测评题目在内容、难度和区分度方面与原来的题目基本相同。

附录也提供了校正相关系数的公式或对相关系数的校正，并在上文中进行了讨论。考虑到上面提到的所有使用注意事项，校正相关系数估计了真实分数的相关性（在经典测验理论中），并回答了其理论问题："如果分数或评级是完全可靠的，那么这两个变量（通常是考试分数或评估评级）之间的估计相关性是什么？"校正相关系数只应与观测到的或实际的相关系数一起报告，并应始终清楚地标记为校正相关系数。

项目反应理论

本章介绍的分析测评数据方法基于经典测验理论（CTT）。项目反应理论（item response theory，IRT）是处理在 CTT 中考生能力和题目难度混杂问题的另一种测量模式，其中，对考生能力的估计取决于所遇到的具体题目的难易度，而难度取决于考生能力（或缺乏能力）。IRT 提供了独立评价能力和难度的统计方法。然而，IRT 的假设可能使其难以在课堂或学校情境中应用，主要障碍是样本量至少为 100 的要求。由于这一限制，CTT 方法通常用于本地测评，而 IRT 方法通常与 CTT 方法结合使用，用于需要为大量考生构建多个测评形式并支持计算机自适应的测评。

有关 IRT 方法的扩展概述，请参见第 19 章。Downing（2003b）和 De Champlain（2010）也为 IRT 提供了有用的介绍，并与经典测验理论进行了比较。Tavakol 和 Dennick（2013）提供了使用 Rasch 模型来分析基于知识的考试数据指南。

小　结

　　本章总结了用于评价的一些基本统计量。讨论了原始分数，即通常作为基础评分单位的基本例数校正分。标准分数是以原始分尺度的标准差度量来表示的评价分数，通常认为比百分位数更有用。讨论了经典试题分析和测评分数汇总分析的基本原理，并建议将试题分析作为改进评价的基本工具，应用于医学教育的所有评价。最后，介绍了对评价进行评估常用的几个统计公式，以便读者轻松地计算多种基本评价检验统计量。

附　录
一些有用的公式和计算实例

用公式 KR 21 估计信度

应用：如果只知道测评题目总数、平均分和标准差（SD），则可估计内部一致性信度。注意：这些计算应该使用原始分数，而不是百分比校正分数。

请注意，KR 21 通常会略微低估更精确的 KR 20 的可信度，但 KR 20 需要用计算机软件进行计算。

$$KR\,21 = \frac{K}{K-1}\left[1 - \frac{M(K-M)}{K(Var)}\right]$$

其中：K 为测评题目数（原始题目数量）

M 为原始分均数

Var 为原始分方差（SD^2）

例：一基础学科测评有 50 道测评题，平均分为 36.5 分，标准差为 10 分。这项测评的 KR 21 信度估计值是多少？

$$\begin{aligned}
KR\,21 &= \frac{50}{50-1}\left[1 - \frac{36.5(50-36.5)}{50(10^2)}\right]\\
&= \frac{50}{49}\left[1 - \frac{36.5(13.5)}{5000}\right]\\
&= 1.0204\left[1 - \frac{492.75}{5000}\right]\\
&= (1.0204) \times (1 - 0.09855)\\
&= (1.0204) \times (0.90145)\\
&= 0.92
\end{aligned}$$

测量的标准误（SEM）

应用：已知其概率，根据观察到的分数确定置信区间（CIs），表示"真实分数"所在范围。

$$SEM = SD \times \sqrt{1 - 信度}$$

其中：SD 为测评标准差

信度为测评信度估计值

例：测评有 100 道题，其平均分为 73 分，标准差为 12 分，KR 20 信度为 0.89。其测量的标准误是多少？

$$SEM = 12 \times \sqrt{1 - 0.89}$$
$$= 12 \times \sqrt{0.11}$$
$$= 12 \times 0.33$$
$$= 3.96$$

如果一个学生测评的原始分为 25 分，那么其真实分数的 95% 置信区间是多少？

$$95\%CI = X \pm 1.96\,(SEM)$$
$$= 25 \pm 1.96\,(3.96)$$
$$= 25 \pm 7.76$$
$$= 17.24 \leqslant 真实分数 \leqslant 32.76$$

Spearman-Brown 预测公式

应用：估计比某已知信度的测评更长（或更短）的测评的信度。

$$更长测试的\ SB\ 信度 = \frac{Kr}{1 + (K-1)r}$$

其中：K 为比原测评更长（更短）的题目数的倍数

r 为原测评的信度

例：30 道测评题目的信度为 0.35，如果测评题目数增加到 90，预测信度是多少？

$$SB\ 信度 = \frac{3\,(0.35)}{1 + (3-1)\,0.35}$$
$$= \frac{1.05}{1 + 0.70}$$
$$= \frac{1.05}{1.70}$$
$$= 0.62$$

校正相关：注意校正

应用：估计两个变量间"真实分数"的相关性；如一个或两个变量完全可信，则估计两个变量之间的（理论）相关性。校正相关系数（理论上）消除了随机测量误差或不可信对相关系数的影响。

校正相关系数 $= R_{tt} = R_{xy}/\sqrt{(R_{xx} \times R_{yy})}$

其中：R_{tt} 为估计的校正相关系数

R_{xy} 为变量 X 和 Y 的相关系数

R_{xx} 为变量 X（测评）的信度

R_{yy} 为变量 Y（测评）的信度

例：测评 A 和测评 B 的相关系数为 0.48，测评 A 的信度为 0.70，测评 B 的信度为 0.51，那么测评 A 和测评 B 间的校正相关系数是多少？

$$R_n = 0.48/\sqrt{(0.70 \times 0.51)}$$
$$= 0.48/\sqrt{0.357}$$
$$= 0.48/0.597$$
$$= 0.80$$

如果测评 A 和 B 都完全可信，预期真实得分相关系数是 0.80。校正相关系数应仅与观测的相关性和这两种测量的信度估计值一起报告。

请注意，如果两个测量值中只有一个信度已知，则在本次计算中，将未知信度设置为 1.0。

参考文献

Corcoran, J., Downing, S.M., Tekian, A., & DaRosa, D.A. (2009). Composite score validity in clerkship grading. *Academic Medicine, 84*, S120–S123.

Crocker, L., & Algina, J. (2008). *Introduction to classical and modern test theory*. Mason, OH: Cengage Learning.

De Champlain, A.F. (2010). A primer on classical test theory and item response theory for assessments in medical education. *Medical Education, 44*, 109–117.

Downing, S.M. (2003a). Guessing on selected-response examinations. *Medical Education, 37*, 670–671.

Downing, S.M. (2003b). Item response theory: Applications of modern test theory in medical education. *Medical Education, 37*, 739–745.

Haladyna, T.M. (2004). *Developing and validating multiple-choice test items* (3rd ed.). Mahwah, NJ: Lawrence Erlbaum Associates.

Kane, M., & Case, S.M. (2004). The reliability and validity of weighted composite scores. *Applied Measurement in Education, 17*(3), 221–240.

Kolen, M.J., & Brennan, R.L. (2014). *Test equating, scaling, and linking: Methods and practices* (3rd ed.). New York: Springer-Verlag.

Lane, S., Raymond, M.R., Haladyna, T.M., & Downing, S.M. (2016). Test development process. In S. Lane, M.R. Raymond, & T.M. Haladyna (Eds.), *Handbook of test development* (2nd ed., pp. 3–18). New York: Routledge.

Nassar, H.M., Park, Y.S., & Tekian, A. (2017). Comparison of weighted and composite scores for pre-clinical dental learners. *European Journal of Dental Education, 22*(3), 143–208.

Paniagua, M.A., & Swygert, K.A. (Eds.). (2016). *Constructing written test questions for the basic and clinical sciences*. Philadelphia: National Board of Medical Examiners.

Park, Y.S., Hyderi, A., Heine, N., May, W., Nevins, A., Lee, M., Bordage, G., & Yudkowsky, R. (2017). Validity evidence and scoring guidelines for standardized patient encounters and patient notes from a multisite study of clinical performance examinations in seven medical schools. *Academic Medicine, 92*, S12–S20.

Park, Y.S., Lineberry, M., Hyderi, A., Bordage, G., Xing, K., & Yudkowsky, R. (2016). Differential weighting for sub-component measures of integrated clinical encounter scores based on the USMLE Step 2 CS Examination: Effects on composite score reliability and pass-fail decisions. *Academic Medicine, 91*, S24–S30.

Tavakol, H., & Dennick, R. (2013). Psychometric evaluation of a knowledge based examination using Rasch analysis: An illustrative guide: AMEE Guide No. 72. *Medical Teacher, 35*, e838–e848.

Thissen, D., & Wainer, H. (Eds.). (2001). *Test scoring*. Mahwah, NJ: Lawrence Erlbaum Associates.

第6章

标准设定

Rachel Yudkowsky，Steven M. Downing，Ara Tekian

王县成　译

导　言

标准决定了给出的分数或表现是否满足特定的目的（Norcini & Guille，2002）。术语"标准设定"是指用于在不同类别之间建立边界的过程，例如通过/未通过、优秀/熟练/需要补习。标准设定是"对测评结果赋予意义的核心任务，因此其位于效度论证的核心地位"（Dylan，1996）。在医学教育考试中建立可信、合理且可接受的合格分数或及格分数是具有挑战性的（Norcini & Shea，1997；Norcini & Guille，2002；Friedman，2000；Chapman，2014；Karam，Park，Tekian，& Youssef，2018）。关于标准设定的文献有很多，其中大部分关注合格分数的实证研究，以及对各种适用于 K-12 教育环境中的选择题测验或表现测验的标准设定方法的比较（Cizek，Bunch，& Koons，2004；Cizek，2006，2012；Norcini，2003；Livingston & Zieky，1982）。本章将讨论有关标准设定的关键问题和决策制订，确定标准设定质量和结果的评估方法，并解决一些特殊情况下的问题，例如跨子测评合并标准、为表现测评设定标准以及多类别的及格分数。在本章的最后，我们对七种医学领域中常用的标准设定方法进行了详细说明，这七种方法包括：Angoff 法、Ebel 法、Hofstee 法、边界组法、对照组法、整体考核法和患者安全法。

及格分数是政策和价值观的可操作性体现。所有的标准设定方法都需要被判定；标准设定练习的目的是收集专家评分者的意见，以便告知决策者为了达到目的，"多少分就够了"。为考试设定标准并没有唯一正确的或者最佳的方法，也不需要必须找到一个唯一正确或"真正"的及格分。在某种程度上，所有标准都是主观的。因此，最好将标准设定视为"正当程序"——一个为了确保及格分数不反复波动、合理、有依据且公平而要遵循的过程。

标准可以分为相对的（基于常模）或绝对的（基于标准）。相对标准是根据一组明确定义的群体的表现，来确定合格和不合格的考生；而及格分或标准设定则取决于所测评的特定组的表现，例如，某个班级水平最低的5%，或得分低于首次应试者平均水平2个以上标准差的人。当需要对学习者进行排名以分配有限的资源时，相对标准最合适。例如，将外科见习中排名前10%的学生划分为"优秀"，选择得分最高的申请者进入牙科学校，或药剂学学生在进入下一阶段的培训之前确定最需要补习辅导的学生。及格分数的设定取决于可用的资源。

　　绝对标准或标准参照都以某个预先确定的能力水平为基础，不依赖于群体的表现，例如 70% 能力水平的分数。绝对标准反映了期望的掌握水平；无论所有学生及格还是不及格，标准都保持不变。在医学教育中，大部分考试的目的是确认对知识或技能的掌握程度，因此在过去的几十年中，美国大多数专业学校已开始使用绝对标准。

标准设定的 8 个步骤

　　Hambleton 和 Pitoniak（2006）将设定绝对标准或基于标准的过程分为 6 个关键步骤：选择一种方法，准备表现分类描述，组建标准设定小组，培训小组成员，向小组成员提供反馈，以及评估和记录该过程的有效性。在本章中，我们对这一方案进行了修改，稍微细化为 8 个步骤（框 6.1）。我们将依次讨论每个步骤中涉及的关键问题。

第 1 步：选择一种标准设定方法

　　合格分数没有"金标准"。没有完美的合格分数在"那里"等待被发现。相反，合格分数是一组内容专家通过判断获得的分数，判断的过程是系统的、可重复的、确凿的且公正的。获得合理的、可接受的标准的关键是采用慎重、系统的方法来收集专家的判断，该方法最好以研究证据为基础。不同的标准设定方法会产生不同的合格分数。对同一评价，即使按照完全相同的程序，不同的评分组也可能会得到不同的合格分数。不过，只有当人们希望找到完美合格分数或"金标准"合格分数时，这样的事实才会带来困扰。只要想到所有的合格分数最终都用于决策，而这些决策本质上都是主观的，就会明白标准设定过程才是关键所在（Ebel，1972；Norcini，2003）。

　　标准设定的方法可以广义地描述为基于考试的或基于考生的。在本章最后所述的基于考试的方法，如 Angoff 法（Angoff，1971）和 Ebel 法（Ebel，1972）中，评分者阅读测评试题或提示语，来预估边界考生的预期表现水平（即在某项任务上表现位于两个类别之间的边缘的考生）。患者安全法（Yudkowsky, Tumuluru, Casey, Herlich, & Ledonne, 2014）同样要阅读表现测评的试题（例如核查表条目），以确定那些必须正确操作才能保障患者安全

框 6.1　标准设定的 8 个步骤

第 1 步：选择一种标准设定方法
第 2 步：选择评分者
第 3 步：准备（测评）表现等级的描述
第 4 步：培训评分者
第 5 步：收集评分或判断
第 6 步：提供反馈和促进讨论
第 7 步：评估标准设定程序
第 8 步：为最终决策者提供结果、推论成绩和效度证据

来源：改编自 Hambleton 和 Pitoniak（2006）

或达到其他关键目标的测评条目。在基于考生的方法中，以边界组法（Livingston，1982）、对照组法（Livingston & Zieky，1982；Burrows，Bingham，& Brailovsky，1999；Clauser & Clyman，1994）和整体考核法（Kingston & Tiemann，2012）为代表，评分者通过直接观察、查阅其表现指标（比如表现核查表）或考生成果（比如与标准化病人交流后做的记录）来评判每个考生的表现。这些方法使用了不同表现类别的考生分数来生成最终的及格分数。最后，如 Hofstee 法（Hofstee，1983）的折衷方法结合了绝对标准和相对标准的特点，要求评分者估计可接受的及格分数和可接受的不通过率。

在本章的最后，我们对这七种方法（Angoff 法、Ebel 法、Hofstee 法、边界组法、对照组法、整体考核法和患者安全法）进行了描述，在医学考试中，所有这些方法对于建立合理的实用标准都很有用。选择何种方法取决于评价的目的、对不同表现类别考生的预期推断、评价数据的类型、评价的可行性、可用的资源以及当地决策者的偏好。

第 2 步：选择评分者

对于本章中讨论的绝对方法，内容专家评分者的选择至关重要。只有评分者和系统方法都可靠时，确定的合格分数线才可信（Norcini & Shea，1997；Norcini，2003）。内容专长是选定参加标准设定工作的评分者最重要的考虑因素。评分者还必须要很好地了解目标群体，既了解自己作为评分者的任务，也了解表现测评中使用的内容材料，做到公正、开明，能够听从指挥，尽可能不带偏见，愿意并能够全身心地投入到工作任务中。在某些情况下，可能必须在族裔、性别、地域和亚学科等方面平衡评分小组的人员。对于大多数方法和情况，每个组最少要有 5 ~ 6 个独立评分者，最多可以有 10 ~ 12 个评分者。在评分者甄选、评分者人数、标准设定工作的场所以及执行程序的确切方式等方面，必须时常考虑实际因素。

第 3 步：准备（测评）表现等级的描述

标准设定会产生一个或多个及格分数，将分数分布划分为两个或多个表现类别或级别，如"通过""未通过"或"一般""熟练""高水平"。评分者必须清楚地了解每个类别的预期表现。准备要接受住院医师培训的应届医学生有哪些行为特征？在儿科轮转中，"高水平的"护理学生如何与"熟练的"学生区分开来？表现分类是对能够纳入特定类别中所需的最低可接受行为的叙述性描述。切分点（及格分数）表示的是这些表现分类之间考试分数分布的边界。表现分类描述可以由设置切分点的相同评分者制定，也可以由熟悉课程和考生的另外一些人来制定。

第 4 步：培训评分者

每一位设定标准的评分者都必须充分理解合格分数和通过率之间的关系。合格分数是通过表现测评所需的分数，通常表示为正确百分比分数。通过率是指通过考试合格分数的学生的百分比（有时表示为未通过率）。合格分数越高，通过率越低。如果设定标准的评分者混淆了这两个统计数据，他们的判断就会混淆合格分数，并影响标准的效度。

大多数绝对标准设定方法的核心是了解边界组或最低能力学生或考生的想法。这一概念起源于 Angoff 关于绝对合格分数的著作（Angoff，1971）。将通过者与不通过者区分开的切分点，就相当于那个能够准确区别以下两种人的点，即那些知道（或会做）的事物刚好足以通过的人与那些知道（或会做）的事物不足以通过的人。因此，边界考生是正好处于两个表现类别之间的边界上的考生（图6.1）。

边界组考生的定义很简单，但实施起来却具有挑战性。要求评分者描述他们所了解的边界学生，以及边界学生如何与明显及格或明显不及格的学生（或边界两边的其他类别）区分开来，使人清楚地理解"边界"的含义，并在开始标准设定工作之前促进小组达成共识。

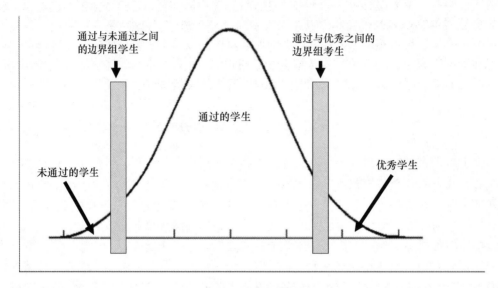

图6.1　边界组学生

第5步：收集评分或判断

因要求不同，标准设定方法不同，收集评分或判断的方式也不同。请参阅本章末尾提供的每种方法的详细说明。质量控制和收集过程的文件记载能够提供"应答过程"类型的证据，对于证明所产生标准的效度至关重要。本章描述的流程仅仅举例介绍了每个方法的某一种使用方式。每种情境都是独特的，在某些情境中，可能需要对这些标准设定程序进行小的（或大的）修改。

第6步：提供反馈和促进讨论

许多基于测评的标准设定方法都会有迭代的过程，在此过程中，要讨论和解释异常值评级，提供表现数据，并揭示结果（基于该阶段判断的未通过率）。然后重复试题评分过程，评分者可以选择修改评分，但不是必须要修改。该循环可以重复一次或两次。迭代过程往往会使评分者之间达成更多的共识，但不一定会实质性地改变产生的及格分数（Stern, Friedman Ben-David, Norcini, Wojtczak, & Schwarz, 2006）。一些教育工作者放弃了对低到中等利害的地方性考试的讨论和迭代。

一些评分小组希望在整个过程中时不时地了解他们在这一过程中最新确定的及格分数和（或）通过率。同样，这是一个专业性判断的问题，一般来说，我们的观点是，对于所有判断，数据多总比数据少好。一些在标准设定中更有纯粹主义倾向的测评专家不同意在过程中向评分者提供反馈。

第 7 步：评估标准设定程序

无论选择哪种标准设定方法，都应对形成的标准做一定的评估。利益相关者能否接受提供的及格线？如果不接受，是因为考试结构不合理，或者课程设置没有让学生为考试做好准备，还是因为标准设定者没有（或没有使用）关于学生实际表现的信息？

评分者可以提供信息来说明他们在标准设定程序上是否受过充分的训练，他们是否有能力做出所要求的判断，以及他们是否对最终确定的及格分数有信心。如果这些因其内容专长而入选的评分者对这些问题的回答都是肯定的，那么这将为标准提供更大的效度。可以在两个时点对评分者进行调查：一是培训结束后，二是整个流程完成后。抽样调查见表 6.1。

采用正式方法对标准进行心理测量学评价有助于评估标准设定结果。概化系数可以为判断的可靠性提供量度，决断研究（D 研究）可以建议达到可靠标准所需的评分者人数。平均及格分数的标准误（SE 平均值）是所有评分者判断及格分数的标准差（SD）除以评分者人数（n）的平方根，如式（6.1）所示：

$$平均及格分数标准误＝（及格分数标准差）/ \sqrt{n} \qquad (6.1)$$

计算平均值的下限和上限允许我们围绕及格分数（及格分数 $\pm 2 \times$ SE 平均值）创建一个 95% 置信区间。求解 n 允许估计达到期望的平均值标准误所需的评分者数量。Jaeger（1991）提出，及格分数平均值的标准误不应超过考试测量标准误的四分之一。Cohen、Kane 和 Crooks（1999）认为，如果及格分数的标准误小于测评标准误的一半，则几乎没有影响，这个想法或许更现实。同样，Meskauskas（1986）建议，评分的标准差要小于考生考

表 6.1　对评分者的标准设定反馈调查问卷

培训及训练后			
1. 测评的目的和考生的特点有多明晰？	非常明晰	明晰	不明晰
2. 边界组考生的特征有多明晰？	非常明晰	明晰	不明晰
3. 划分考生表现等级的任务有多明晰？	非常明晰	明晰	不明晰
标准设定练习完成后			
4. 提供考生表现等级有多大困难？	非常困难	困难	不困难
5. 划分等级的时间充足吗？	时间太多	时间合适	时间不足
6. 讨论的时间充足吗？	时间太多	时间合适	时间不足
7. 提供的表现数据有多有用？	非常有用	有用	没用
8. 你认为最终的合格分数对考生合适吗？	分数太高	分数合适	分数太低
9. 你对及格分数的适当性有多大信心？	信心很大	有信心	没有信心
评论：			

试成绩的标准差（不超过四分之一）。这些建议可能无法在评分者人数通常较少的地方性考试中实现（Yudkowsky，Downing，& Wirth，2008）。

Kane（1994）提出了支持标准效度的三个主要证据来源。**程序性证据**，包括明确性、实用性、执行、评分者的反馈和文件记载。**内部证据**，包括估计及格分数的精确度（如上面的 SE 平均值）、评判小组内部和评判小组之间的一致性以及决策一致性。**外部证据**，包括与其他标准设定方法的比较、与其他有关标准的比较，例如类似的测验，以及在通过／不通过率方面的及格分数是否合理。

第 8 步：为最终决策者提供成绩、结果和效度证据

归根到底，标准不是由内容专家（评分者）设定的，而是由政策决策者制定的。在决定是否接受建议之前，他们必须考虑建议的合格分数、应用这个分数后的通过／不通过率以及该分数的信度证据。他们必须考虑不同类型错误的后果，特别是在像执照考试或证书考试这样的高利害考试中。假阴性决策是指合格的人被归类为"不合格"的决策；假阳性决策是指不合格的人被归类为"合格"的决策。假阳性错误许可了一些不合格的人从业，可能会带来患者安全风险；假阴性错误将导致合格的人被拒绝获得从业许可，可能导致一些患者无法获得照护。减少这些误差的一种方法是，按照误差最显著的类型，将合格分数提高或降低一个测评测量的标准误（Clauser，Margolis，& Case，2006）。在实践中，决策者有时会对合格分数进行调整，虽然这种做法是合法、实用的，但纯粹主义者可能会不喜欢这种做法。

有时，特别是在评分者没有考生表现数据的情况下，建议的标准可能高得离谱；在这种情况下，可选择的办法是：①重新召集评分小组，要求他们用考生的表现数据重复培训；②召集另外一个评分小组和（或）使用不同的方法；③调整标准使其更容易被接受。由于不同的标准设定方法可能会产生不同的分数，一些教育工作者建议使用多种方法，取其平均值，以提高最终合格分数的信度（Wayne，Barsuk，Cohen，& McGaghie，2007）。

标准设定中的特殊问题

同一考试内不同部分的组合标准：互补性标准与非互补性标准

一些评价包括几个不同的组成部分或几个考站，例如，某个笔试包括生理学、药理学和病理学等不同的部分，某个表现测评由一系列标准化病人面试组成，某项实习评分包括笔试、轮转结束教师评估和 OSCE。某一部分的良好表现能否弥补另一部分的不良表现？如果可以，总体标准可以是不同考站或不同部分的标准的平均值（互补评分）。需要的话，还可以对各部分的分数（和标准）赋予不同的权重，例如，在实习评分中，笔试可以占总评分的 50%，教师评估和 OSCE 各占 25%。在加权之前，应将各部分的分数转换为线性标准分数（参见第 3 章关于信度和第 5 章关于统计学检验的介绍）。或者使用整体考核法（如 Hofstee 法），为整个组设置一个合格分数（Schindler，Corcoran，& DaRosa，2007）。

不过在某些情况下，为确保学习者在几个关键的不同领域都达到最低能力水平，非互补性方法可能更合适。在这种情况下，必须为每个部分单独设置标准，参加测评者必须分别通

过每个部分。如果试题样本非常小，采样误差就会变大，可能导致决策错误。因此，为了确保可靠，每个部分必须有相当大的学生行为样本。设置多个需要通过的关卡，必然会加大未通过率。

在临床案例中，教师们强烈认为，无论总成绩如何，学生都必须完成几个关键题目才能通过。这些题目在考试设计的评分和标准设定阶段都应该进行讨论。

为表现测评设定标准

表现测评可以在人为或模拟的环境中直接观察考生特定的能力（参见第 9 章 表现测评）。客观结构化临床考试（OSCE）是表现测评的常见方式，考试时，考生轮流通过系列考站，每个考站都提出特定的要求。评分者观察并评价考生的表现时，可以使用基于考试的方法，如边界组法或对照组法。这些方法实施起来方便、简单；评分者很容易根据每个考生的表现做出评分，而且所有评分都是在考试过程中进行的，不需要占用评分者额外的时间。如果评分者不是在考试过程中进行评分（例如当标准化病人提供核查表评分时），可以使用判断测评条目或测评内容的方法（Angoff 法、Ebel 法、Hofstee 法）。

使用基于试题的方法（如 Angoff 法）为标准化病人案例设定标准的做法虽然非常常见，但由于案例内的试题不是相互独立的，因此具有挑战性（Ross，Clauser，Margolis，Orr，& Klass，1996；Boulet，de Champlain，& McKinley，2003）。一种解决办法是让评分者在案例层面而不是试题层面评估，估计边界组考生在案例中答对的题目总数（Norcini，2003；Stern et al.，2006）。这种方法的一个优势在于，基于案例的标准设定方法与推荐的信度估计方法是一致的。

欲了解表现测评情境下标准设定的其他讨论，请参见第 9 章。

为临床操作设定标准

用于评估操作技能（如静脉切开或腰椎穿刺）的核查表比较独特，因为其涵盖了完成操作所需的全部行为（而不是从重要条目中抽样），以及核查表是公开的。学生使用核查表来学习和练习操作，实际上包含了学习过程。核查表上的某些条目可能对患者安全至关重要。虽然通常来说，因为有评分错误的可能性，通过或不通过不应由单个条目来决定，但为了患者安全，评分者可能要求即使这些核心条目中的一个出现了错误，也要对整个过程进行重新测评。患者安全法和掌握性学习的测评方法（见第 18 章）最适合于此目的。

为口试、论述题和档案袋设定标准

可以使用将专家全体（整体）判断与分析性评分方法相结合的方法（例如，边界组法或对照组法），或者对于试题集来说使用整体测评（Hofstee 法）或整体考核法来设定口试、论述题和档案袋的标准。清晰明确的表现分类描述或评估规则可以为初始的评分目的以及以后的标准设定提供基准。

掌握性学习情境中的标准设定

掌握性学习情境中的评分标准通常参考准备充分的学生，而不是最差的学生。这里描述的大多数方法都可以用于掌握性学习的标准设定。关于掌握性学习课程的标准设定的讨论，请参见第 18 章。

多个类别的及格分数

多类别法（例如，"优秀""及格""不及格"或专家"精通""熟练""入门"）设置及格分数时，可以使用与二分法（通过 / 不通过）标准相同的方法。提供给评分者的表现类别描述必须清楚地反映每个类别的预期行为。要对通过 / 不通过标准设定过程的其他特征进行某种程度的修改，才能得到多类别结果。

区分及格分数类别（例如，通过 / 不通过、非常优秀 / 优秀、专家 / 精通 / 需要提高）的准确性与测评分数的信度以及数据的其他特征有关，例如分数分布的形状、合格分数的位置以及人群中的真实基本率（Clauser et al.，2006）。一般来说，测评分数的信度越高，标准误越低，分类准确性就越好。例如，Wainer 和 Thissen（1996）的研究表明，在 0.50 的信度下，可以认为有大约三分之一被测评者的分数会出现至少 1 个标准差（SD）的变化。即使是 0.80 这样相对较高的信度，也有大约 11% 的学生会有 1 SD 或以上的分数变化。

当使用多个合格分数时，假阳性和假阴性的分类错误将出现得更为频繁。正如预期的那样，假阴性通常随着合格分数的提高而增加，假阳性随着合格分数的提高而减少。在选择和应用标准设定规则和流程时，必须考虑消除假阳性和假阴性的成本。

跨机构设定标准

如果不同学校的教师使用相同的标准设定方法为相同的考试设定标准，很可能会得出不同的合格分数。例如，英国 5 所医学院的教师使用 Angoff 方法为相同的 6 个 OSCE 考站设置合格分数，得出了差别很大的分数；具有一定能力水平的学生可能在一所学校及格，而在另一所学校不及格（Boursicot，Roberts，& Pell，2006；另请参阅 Ward 等在 2018 年发表的澳大利亚的另一个类似的例子）。如果希望学校间有统一的标准，标准设定小组应包括各学校的成员，并酌情纳入外部专家。在开始练习之前，应鼓励小组就最低要求能力（边界）学生的特点达成共识。如果设置了几个（混合）组，则可以通过跨组取均值来获得一个合格分数。Stern 等（2006）在一项试点研究中创造性地使用了 Angoff 法，为中国的医学院制定了国际标准。研究采用了"边界学校"的概念，制定了学校级别的成绩标准。

设定表现标准的 7 种方法

Angoff 法

Angoff 法（Angoff，1971）是绝对标准方法中的首创，因此成功应用的历史最长，即使在高利害测评中也是如此。在这种方法中，评分者对每道试题都做出判断，因此产生的合格线也容易被理解。

Angoff 法标准设定流程

实施 Angoff 标准设定练习有 5 个步骤：

1. 标准设定评分者讨论边界考生的特点，并记录边界学生的具体例子。
2. 评分者考虑到这些具体的例子，就边界考生的素质达成一致意见。
3. 每个评分者针对每个表现提示、试题或评分（0%～100%）评估边界考生的表现。
4. 这些评分被记录在案（通常由非评分的记录员或秘书记录）。
5. 然后系统地组合评分（合计和平均值）以确定表现测评的合格分数。

试题评审和评级

在试题层面进行评判。试题评审从一名评分者阅读第一道试题开始。首先，读题者和小组中的其他评分者给出他们对边界考生在该试题上的估计得分；评分者按顺时针顺序为每道新试题做出评审。每个评分者的估分（判断）都记录在记录表或计算机电子表格上。对于每道试题，评分者回答以下两个等效问题其中之一：

1. 在 100 名边界考生中，有多少人能正确完成这一题？（0%～100%）
或者
2. 一个边界考生正确完成这一题的概率是多少？（0～1.0）

注意，Angoff 法中的问题要求评分者估计学生的表现将会怎样，而不是他们应该有多好的表现。需要强调"将会"和"应该"之间的区别。如果一道试题的评分差异为 20% 或更大，那些提供高分和低分的评分者可以对该试题的评分展开讨论。在整个过程中，评分者可以修改自己的评分或判断。对提示的评审和评级继续进行，直到完成整个列表。在为冗长的地方性或低利害测评设定标准时，评分者可以一起评审 5～10 道试题的子集，以创建一个边界考生表现的共享心理模型，并独立完成其余的评分。

由于缺乏关于考生实际表现的数据，内容专家评分者经常设定不切实际的过高的合格分数。考试分数或标准化病人案例分数的平均值和标准差等汇总数据，将有助于校准评分者对真实学生测评的不准确性。或者也可以提供更多的特定数据，例如每题正确的学生占总学生的比例。迭代流程的支持者通常在重复第二次之前不公开试题层面的表现数据，这是为了防止评分者程式化地以中等学生的表现为基准做出判断，这样会使他们的判断变为基于常模的判断，而不是基于标准的判断。

帮助评分者保持对试题重要性及难度关注的一种方法是，在评分者提供 Angoff 法判断之前，要求他们对每道试题的相关性评价为基本、重要、可接受或不重要。这实际上是创建了一种介于 Angoff 法和 Ebel 法（见下文的 Ebel 法）之间的方法。相关性判断还提供了额外的内容效度证据。

表 6.2 显示了由 7 名 Angoff 法评分者为 10 道表现测评题的 Angoff 评分。案例及格分数（百分比）是所有试题及格分数的简单平均值。

Angoff 法的一个变型称为扩展 Angoff 流程，可以用于评级表试题，而不是二分类试题（Hambleton & Plake，1995）。每个评分者独立评估边界组学生在每道试题的评级。例如，如果用 5 等级评分表给学生评分，边界学生可能会在题目 1 上获得"3"的评级，在题目 2 上

表 6.2 Angoff 法评分抽样和合格分数计算

试题	评分者 1	评分者 2	评分者 3	评分者 4	评分者 5	评分者 6	评分者 7	平均值
1	0.80	0.87	0.85	0.90	0.80	0.95	0.85	0.86
2	0.70	0.75	0.80	0.85	0.75	0.85	0.75	0.78
3	0.50	0.63	0.55	0.60	0.65	0.60	0.60	0.59
4	0.70	0.68	0.70	0.70	0.65	0.70	0.70	0.69
5	0.75	0.70	0.80	0.85	0.70	0.85	0.80	0.78
6	0.60	0.65	0.80	0.75	0.65	0.85	0.80	0.73
7	0.50	0.58	0.55	0.60	0.70	0.90	0.60	0.63
8	0.70	0.78	0.75	0.75	0.65	0.80	0.70	0.73
9	0.45	0.50	0.50	0.45	0.43	0.55	0.45	0.48
10	0.60	0.69	0.65	0.65	0.65	0.70	0.70	0.66
							合计 [1]	**6.93**
							合格分数 [2]	**69.30%**

注意：
[1] 原始合格分＝题目均值之和＝6.93
[2] 通过率＝（题目均值之和／题目数）×100%＝（6.93/10）×100%＝69.30%

获得 "4" 的评级。计算所有评分者对每道题目的评级均值，然后计算所有题目的均值，得到原始通过分数。

Ebel 法

Ebel 法（Ebel，1972）要求评分者同时考虑试题的难度及其相关性。这种方法为设定标准的评分者提供了更多关于测评及其单个试题的信息，但也比其他一些方法需要评分者更多的工作和时间。

Ebel 标准设定流程

实施 Ebel 法标准设定流程需要执行两项主要任务：

1. 准备一个按重要性和难度分类的试题编号矩阵。
2. 针对该矩阵每个单元格中的题目类型，估计边界考生的答对比例。

根据（有代表性的）一组考生的实际考试数据，计算每道试题的平均难度（正确百分比），从而确定试题难度。难度区间（易、中、难）是人为确定的，但是要有一定的实证数据作为合理依据。

每道试题的重要性（基本、重要、可接受）则必须从评分者那里获得（见下文第 6 条）。通常由给予最终 Ebel 法评级的同一评分者进行重要性评级，但这不是必要的。此外，由于获得重要性评级之后，需要一段时间来进行各种计算和创建评级表格，因此可能有必要将 Ebel 法标准设定工作分为两个单独的部分。如果情况需要，可以由另一组评分者进行重要性评级。

以下是完成 Ebel 法标准设定练习的步骤总结：

1. 使评分者熟悉测评内容、表现测评案例和（或）核查表或评分表。
2. 讨论所使用的重要性的具体定义："基本的、重要的可接受的"。例如，"良好的患者照护是基本的——如果未完成此项，则患者的健康处于风险之中"。
3. 让每个评分者将每道试题评定为基本、重要或可接受。
4. 计算每道试题的重要性评级的总体数据（评分者的平均值）。
5. 基于实际表现数据，计算每道试题、每个案例的提示或每个考站的平均试题难度（正确比例）。
6. 针对每种情况，准备一个按重要性和难度分类的试题矩阵（表 6.3）。
7. 带领评分者讨论边界学生的表现。
8. 对边界考生的特点达成一些共识。
9. 要求每位评分者为矩阵中单元格指定的每组试题回答以下问题："如果一名边界学生必须完成大量类似的试题或操作提示，学生会正确完成百分之多少（0% ～ 100%）？"
10. 每个评分者都会记录学生正确完成单元格中所示试题的估计百分比。
11. 计算并记录所有评分者的平均判断，如表 6.3 所示。
12. 为矩阵的每一行计算加权平均值，即单元格中的试题数乘以该单元格的平均评级，然后求和。
13. 将矩阵每一行的总和相加，得到由 Ebel 法评分者确定的原始通过分数。

表 6.3　Ebel 法评级及通过分计算举例

按难度列出的试题重要性矩阵			
试题重要性	易（0.80 ～ 0.99）	中（0.45 ～ 0.79）	难（0 ～ 0.44）	加权平均数
基本	试题 #4、5 93% 答对 [1]	试题 #1 81% 答对	试题 #3 63% 答对	（2×0.93）＋0.81＋0.63 ＝ 3.30
重要	试题 #2 89% 答对	试题 #10 76% 答对	试题 #9 59% 答对	0.89＋0.76＋0.59 ＝ 2.24
可接受	N/A	试题 #7 62% 答对	试题 #6、#8 42% 答对	0.62＋（2×0.42）＝ 1.46

原始及格分＝加权平均值之和＝ 3.30＋2.24＋1.46 ＝ 7.0 原始分
通过率＝ 100%×（试题平均值之和 / 试题数）＝ 100%×（7.0/10）＝ 70%
[1] 在本例中，对于评定为"基本"和"易"的试题，93% 的正确率代表所有 Ebel 法评分者的平均判断

霍夫斯蒂（Hofstee）法

Hofstee 法有时被称为"相对-绝对折衷法"，因为它结合了相对和绝对标准设定的特点（Hofstee，1983；De Gruijter，1985）。评分者要给出最低和最高可接受的及格分数和未通过率。考试分数的累积频率曲线通过包围矩形时的中点即确定为标准（图 6.2）。由于它将评价视为一个整体，因此可以方便地用于由多个不同元素组成的复杂评价（例如，由笔试、教师评价和 OSCE 组成的实习评分）。和 Ebel 法一样，Hofstee 法需要在收集判断之前分析和总

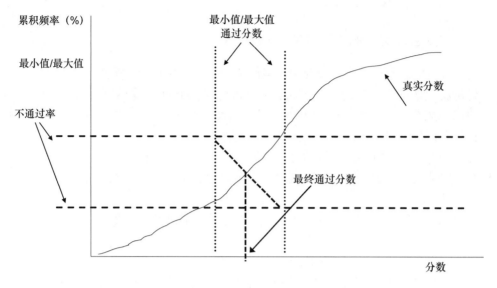

累积频率（%）

最小值/最大值
通过分数

最小值/最大值

真实分数

不通过率

最终通过分数

分数

图 6.2　Hofstee 法

结表现数据。另一种方法是，可以通过一组有代表性的考生得到表现数据，或者从先前组织的考试中获得。如果评分者没有仔细考虑实际表现数据，那么累积频率分布曲线可能无法落在他们确定的分数边界内。Hofstee 图表（参见流程第 6 步 / 备选方法）避免了此问题，通过标准设定练习，确保得出的判断适用于参加考试的特定组。

考虑到其常模，Hofstee 法不适合用于掌握性学习情境或有患者安全问题的临床环境（Yudkowsky，Park，Lineberry，Knox，& Ritter，2015）。一些研究人员不鼓励将 Hofstee 法用于高利害考试，可能觉得这种方法不太可信，因为判断是整体性的，而不是基于单个试题（Norcini，2003）。

Hofstee 法标准设定流程

在 Hofstee 法中，将一群熟悉的学生和拟进行的考试表现的内容专家评分者召集在一起，并接受培训。

练习前

1. 根据实际表现数据，计算测评的平均值、标准差以及有助于描述学生在测评中整体表现的任何其他统计数据（如四分位数时的平均分数）。
2. 考虑用图形数据显示分数的总体分布。
3. 选择性地计算并呈现其他考试数据，例如学生在一段时间内相同或类似考试中表现的任何历史数据。
4. 计算并绘制每种情况下总体表现测评分数的累积频率分布（作为累积百分比）。（如 SPSS 统计软件可用于绘制累积频率百分比。）

练习期间

1. 向标准设定者展示并与其讨论上述数据。
2. 回顾考试案例和试题、评分方法和其他相关细节。

3. 与评分小组讨论边界考生，就刚好及格或刚好不及格考生的特征达成共识。

4. 提出并讨论 4 个 Hofstee 法问题，确保每位评分者完全理解每个问题（见下文第 6 条）及其应用。

5. 考虑进行练习，以确保评分者完全理解 Hofstee 法流程。

6. 让每位评分者回答以下 4 个问题，来评定可接受的及格分数和未通过率：

   a. 学生考试不及格的最低可接受百分比是：_____%（最小不通过率）。

   b. 学生考试不及格的最高可接受百分比为：_____%（最大不通过率）。

   c. 边界学生考试合格的最低可接受的正确率分数为：_____%（最低通过分数）。

   d. 边界学生通过考试所需的最高可接受的正确率分数为：_____%（最低通过分数）。

7. 备选方法：Hofstee 图形。另一种方法是，让评分者直接在累积分数图上画线，标出最高和最低可接受及格分数和不通过率，这样可以指导评分者，确保累积分数线落在所确定的矩形之内。让评分者确定并记录他们所画线条代表的确切数值。注意：这种方法要求评分者与其设定的标准所带来的后果持续博弈，并且要在高标准的相对重要性与可接受的未通过率之间做出权衡。如果要将这一判断留给管理决策者去解决，请使用标准方法。

练习结束后

1. 计算所有评分者对 4 个问题答案的平均百分比。

2. 在累积频率分布图上画出 4 个数据点的平均值（最小和最大可接受不通过率和合格分数）。这 4 条线应为一个包含累积频率线的矩形。

3. 在矩形中画一条对角线，与频率线相交。从该交点向 X 轴做垂直线，找到及格分数。

工作示例见表 6.4 和图 6.3。

使用传统方法的话，如果累积频率分布曲线不在评分者指定的分数边界内，且无法召回评分者再次进行评分，则标准可以默认为评分者确定的最小可接受及格分数或最大可接受未通过率。使用图形 Hofstee 法（上文的第 6 条 / 备选方法）将有助于防止这一问题，因为评分者可以立即看到他们的判断结果，以及累积分数线是否落在设定的边界内。

边界组法

边界组法（Livingston & Zieky, 1982）是一种以考生为中心而不是以试题为中心的方法：判断是针对个别考生，而不是测评试题或内容。

表 6.4　Hofstee 法评级和通过分计算示例

	评分者 1	评分者 2	评分者 3	评分者 4	平均值
最低通过分数	65	70	60	60	64
最高通过分数	75	75	65	65	71
最低不通过率（%）	5	0	10	10	6
最高不通过率（%）	20	25	30	30	26

注：通过在累计百分比图上画线，使用评分者均数，获得及格分数，见图 6.3

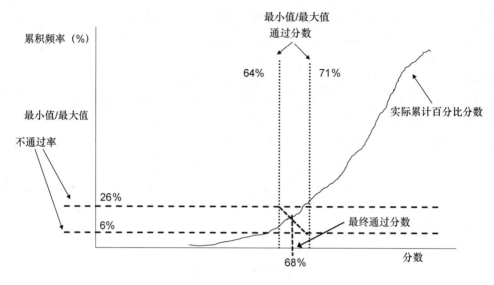

图 6.3　Hofstee 法样例

如果内容专家能够担任标准设定者（例如教师），其作为评分者对考生有直接的认知，或者他们可以直接观察表现测评时，则可以使用该方法。（经过适当培训的标准化病人可被视为沟通和人际交往技能方面的内容专家。）评分者的总体评级用于确定核查表分数，作为通过标准。该方法用于表现测评的一个优点在于，它给熟悉学生表现的临床观察员授权评估任务；可以在表现测评过程中获得所有必要的信息，从而消除了召开单独的标准设定会议的需要。这种方法的缺点是，对于小规模的考试，边界组的学生可能很少，可能会使结果出现偏差。在相关的边界回归方法中，（核查表）分数根据整体评级进行回归，这种方法的优势在于使用了所有评级，而不是仅使用边界组的评级（Kramer et al.，2003）。

边界组法标准设定流程

1. 使评分者熟悉测评、考站或案例，以及核查表或其他评级工具。
2. 评分者可以事先了解考生的课堂或临床情况，或者他们可以直接观察每个考生的考试表现。每个评分者应该观察同一考站的多个考生，而不是跟随一个考生跨越几个考站。通过适当的培训，观察到的测评表现就会与表现结果一致，比如个人核查表条目分数或接诊后笔记（在这种情况下，该方法类似于整体考核法）。
3. 评分者对每位考生（的总体表现）进行三分制评分：不及格、边界、及格。
4. 使用多条目核查表或评分表，（由评分者或其他评分员）对表现进行评分。
5. "边界"考生的核查表得分均值或中位数则是该测评的及格分数（图 6.4）。另一种方法是，将核查表分数根据整体评级进行回归，从公式结果中得到合格分数。

对照组法

对照组法（Livingston & Zieky，1982；Burrows et al.，1999；Clauser & Clyman，1994）是另一种以考试为中心的标准设定方法，它需要使用外部标准或其他方法将考生分为两组：高水平 *vs.* 新手；通过者 *vs.* 未通过者；或者有能力者 *vs.* 能力不足者。标准就是最能区分两

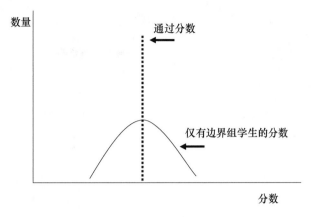

图 6.4　边界组法

组的分数。这种方法的优点之一是可以方便地调整标准，从而使在任一方向上的误差最小化。因此，如果最令人关注的失误是错误地将本应不及格的考生归类为"及格"（例如，在认证考试中），则可以将标准右移（图 6.5 和图 6.6）。

对照组标准设定流程

1. 考生的表现由评分者或其他评分员使用多条目核查表或评分表进行评分。
2. 根据外部标准或通过专家观察员提供学生总体表现的通过 / 不通过评级，将考生分为高水平组和非高水平组。
3. 绘制两组核查表的得分分布图。
4. 如果假阳性和假阴性误差的权重相等，则通过分数就设置在两个分布的交点处，也可以向右或向左移动，使得更受关注的误差最小化。

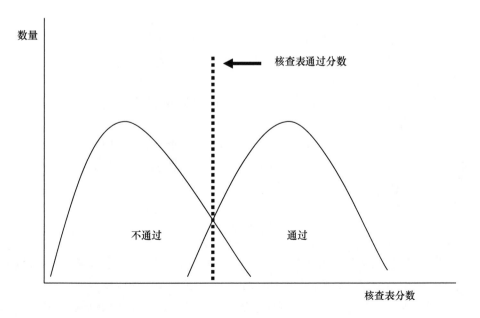

图 6.5　对照组法

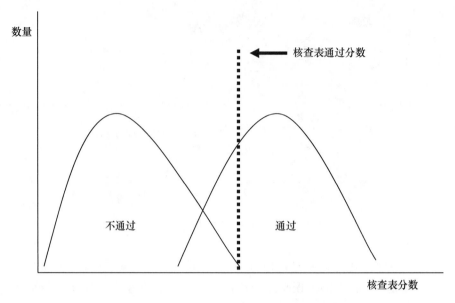

图 6.6　对照组法：尽量减小误差。提高了通过分数，以避免让本应不及格的考生通过

整体考核法

与 Hofstee 法类似，整体考核法（Kingston & Tiemann，2012）可用于为由多个不同部分组成的评价设定标准。通用方法与对照组法类似，但判断的内容是考生长期工作的抽样样本（如论文、图表的笔记或档案袋），而不是对考生以及直接观察到的表现进行判断。在标准设定工作进行之前，通常由评分者或其他人对工作样本进行评分。

整体考核法标准设定流程

1. 工作样本由评分者或其他评分员使用多条目核查表或评分表进行评分。
2. 使评分者熟悉考试、考生和相关分类的定义，做好准备。
3. 向评分者提供大量真实的、完整的考生工作样本，覆盖评分范围。
4. 评分者将每个样本分为要求的类别（通过 / 不通过，基础 / 熟练 / 精通，等等）。第一轮寻找评分范围的工作会确定一个"边界区域"，在这个区域中，两个类别考生的分数是重叠的。
5. 在第二轮定位中，只对分数在边界区域内的考生进行其他工作样本分类。
6. 最终的合格分数可以从边界区域内的均值或中位数分数、相邻分布的交点，或通过逻辑回归方程得到。

患者安全法

上述所有方法最初都是在 K-12 中为笔试开发的，这些方法需要对考试中的试题采取互补性的方法：考生必须完成某个设定比例的试题，而无需考虑哪些试题已经完成、哪些没有完成。在一些表现测评中，不正确的表现或遗漏某些特定的关键条目可能会造成严重的患者安全后果。患者安全法（Yudkowsky et al.，2014；Barsuk, Cohen, Wayne, McGaghie, &

Yudkowsky，2018）就是为了给这些表现测评设定标准。例如对于基本的操作技能，如静脉切开术，没有保持无菌可能导致感染，确保无菌就是一个关键条目。如果允许非关键条目补偿关键条目，就可能导致通过考试的人不能安全地执行操作。

患者安全法中的一个关键步骤是确定关键条目的标准，例如，影响患者或医疗提供者的安全、患者舒适度和（或）操作结果的条目。然后为这些关键和非关键条目分别和联合地设定标准。通常，我们希望关键条目 100% 地通过，即必须全部完成才能通过。

患者安全法尤其适用于基本操作技能和掌握性学习情境（参见第 18 章）。这种方法也可以用于其他基于临床的表现测评，如基于人体模型和标准化病人的模拟测评（第 9 章和第 14 章）。操作技能清单通常全部由关键条目组成，但对于更复杂的模拟测评或任务，可能只有较小比例的真正的关键动作。与其他掌握性评价一样，此方法的目标表现类别通常是"准备充分"的学习者，而不是"能力最差"的学习者。首次参考的考生在测评前的表现通常不重要，因为学习者有机会重新测评，直到达到掌握标准。

患者安全法标准设定流程

1. 评分者或其他利益相关者确定关键条目的标准。
2. 评分者独自应用以上标准来确定关键和非关键条目，可能需要重复讨论。在评分者间进行平衡，以确定最终分类。
3. 评分者分别确定关键条目和非关键条目的合格分数。这一步可以逐个条目进行（"一个准备充分的学习者能完成这个条目吗？"），也可以针对一组条目进行（"一个准备充分的学习者能完成百分之多少的关键条目？百分之多少的非关键条目？"）。可能会重复讨论。
4. 对各评分者的结果进行平均，确定关键和非关键条目的最终合格分数。
5. 结合应用标准：考生必须完成 $x\%$ 的关键条目和 $y\%$ 的非关键条目才能通过。

小　结

本章介绍了 7 种标准设定的方法。你的考试应该选择哪种方法？这一选择将取决于测评的目的和实际情况。7 种方法在几个重要维度上的比较见表 6.5。

表 6.5　标准设定方法的比较

	判断重点	判断是否需要考试数据？	是否需要表现测评专家观察员？	判断时间
Angoff 法	测试项目	否	否	考试前
Ebel 法	测试项目	是	否	考试结束后
霍夫斯蒂（Hofstee）法	整体测试	是	否	考试结束后
边界组法	考生表现	否	是	考试期间
对照组法	考试表现	否	是	考试期间
整体考核法	考生产品	否	是	考试结束后
患者安全法	测试项目	否	否	考试前

不同的标准设定方法和不同的评分小组将产生不同的及格分数；没有"金标准"。合理标准的关键在于选择可信的评分者，并采用系统的方法收集他们的评分。因此，记录收集所有信息必须作为标准设定流程的一部分。最终，所有标准都属于政策决定，反映了该领域专家的集体主观意见。

致　谢

本章是 2006 年发表在 *Teaching and Learning in Medicine* 上的一篇论文的更新和扩展版：

Downing，S.，Tekian，A.，& Yudkowsky，R.（2006）. Procedures for Establishing Defensible Absolute Passing Scores on Performance Examinations in Health Professions Education. Teaching and Learning in Medicine，18（1），50-57.

经 Taylor 和 Francis 有限公司许可转载，www.tandfonline.com。

参考文献

Angoff, W.H. (1971). Scales, norms, and equivalent scores. In R.L. Thorndike (Ed.), *Educational measurement* (2nd ed., pp. 508–600). Washington, DC: American Council on Education.

Barsuk, J.H., Cohen, E.R., Wayne, D.B., McGaghie, W.C., & Yudkowsky, R. (2018). A comparison of approaches for mastery learning standard setting. *Academic Medicine*, 93, 1079–1084.

Boulet, J.R., de Champlain, A.F., & McKinley, D.W. (2003). Setting defensible performance standards on OSCEs and standardized patient examinations. *Medical Teacher*, 25(3), 245–249.

Boursicot, K.A.M., Roberts, T.E., & Pell, G. (2006). Standard setting for clinical competence at graduation from medical school: A comparison of passing scores across five medical schools. *Advances in Health Sciences Education*, 11, 173–183.

Burrows, P.J., Bingham, L., & Brailovsky, C.A. (1999). A modified contrasting groups method used for setting the passmark in a small scale standardized patient examination. *Advances in Health Sciences Education*, 4(2), 145–154.

Chapman, B. (2014). Angovian methods for standard setting in medical education: Can they ever be criterion referenced? *International Journal of Learning, Teaching and Educational Research*, 4(1), 1–26.

Cizek, G.J. (2006). Standard setting. In S.M. Downing & T.M. Haladyna (Eds.), *Handbook of test development* (pp. 225–258). Mahwah, NJ: Lawrence Erlbaum Associates.

Cizek, G.J. (2012). *Setting performance standards: Foundations, methods and innovations* (2nd edition). New York, NY: Routledge.

Cizek, G.J., Bunch, M.B., & Koons, H. (2004). Setting performance standards: Contemporary methods. *Educational Measurement: Issues and Practice*, Winter, 31–50.

Clauser, B.E., & Clyman, S.G. (1994). A contrasting-groups approach to standard setting for performance assessments of clinical skills. *Academic Medicine*, 69(10), S42–S44.

Clauser, B.E., Margolis, M.J., & Case, S.M. (2006). Testing for licensure and certification in the professions. In R.L. Brennan (Ed.), *Educational measurement* (4th ed.). American Council on Education. Westport, CT: Praeger Publishers.

Cohen, A., Kane, M., & Crooks, T. (1999). A generalized examinee-centered method for setting standards on achievement tests. *Applied Measurement in Education*, 14, 343–366.

De Gruijter, D.N. (1985). Compromise models for establishing examination standards. *Journal of Educational Measurement*, 22, 263–269.

Downing, S., Tekian, A., & Yudkowsky, R. (2006). Procedures for establishing defensible absolute passing scores on performance examinations in health professions education. *Teaching and Learning in Medicine*, 18(1), 50–57.

Dylan, W. (1996). Meaning and consequences in standard setting. *Assessment in Education: Principles, Policy and Practice*, 3(3), 287–308.

Ebel, R.L. (1972). *Essentials of educational measurement* (2nd ed.). Englewood Cliffs, NJ: Prentice-Hall.

Friedman, M. (2000). AMEE Guide No. 18: Standard setting in student assessment. *Medical Teacher, 22*(2), 120–130.

Hambleton, R.M., & Pitoniak, M.J. (2006). Setting performance standards. In R.L. Brennan (Ed.), *Educational measurement* (4th ed.). American Council on Education. Westport, CT: Praeger Publishers.

Hambleton, R.M., & Plake, B.S. (1995). Using an extended Angoff procedure to set standards on complex performance assessments. *Applied Measurement in Education, 8*, 41–56.

Hofstee, W.K.B. (1983). The case for compromise in educational selection and grading. In S.B. Anderson & J.S. Helmick (Eds.), *On educational testing* (pp. 107–127). Washington, DC: Jossey-Bass.

Jaeger, R.M. (1991). Selection of judges for standard setting. *Educational Measurement: Issues and Practice, 10*(2), 3–10.

Kane, M. (1994). Validating the performance standards associated with passing scores. *Review of Educational Research, 64*, 425–461.

Karam, V.Y., Park, Y.S., Tekian, A., & Youssef, N. (2018). Evaluating the validity evidence of an OSCE: Results from a new medical school. *BMC Medical Education, 18*, 313.

Kingston, N.M., & Tiemann, G.C. (2012). Setting performance standards on complex assessments: The body of work method. In G.J. Cizek (Ed.), *Setting performance standards: Foundations, methods and innovations* (2nd ed., pp. 201–224). New York: Routledge.

Kramer, A., Muitjens, A., Jansen, K., Dusman, H., Tan, L., & van der Vleuten, C. (2003). Comparison of a rational and an empirical standard setting procedure for an OSCE. *Medical Education, 37*, 132–139.

Livingston, S.A., & Zieky, M.J. (1982). *Passing scores: A manual for setting standards of performance on educational and occupational tests*. Princeton, NJ: Educational Testing Service.

Meskauskas, J.A. (1986). Setting standards. *Evaluation & the Health Professions, 9*, 188–203.

Norcini, J., & Guille, R. (2002). Combining tests and setting standards. In G.R. Norman, C.P.M. van der Vleuten, & D.I. Newble (Eds.), *International handbook of research in medical education* (pp. 811–834). Dordrecht, The Netherlands: Kluwer Academic Publishers.

Norcini, J.J. (2003). Setting standards on educational tests. *Medical Education, 37*, 464–469.

Norcini, J.J., & Shea, J.A. (1997). The credibility and comparability of standards. *Applied Measurement in Education, 10*(1), 39–59.

Ross, L.P., Clauser, B.E., Margolis, M.J., Orr, N.A., & Klass, D.J. (1996). An expert-judgment approach to setting standards for a standardized-patient examination. *Academic Medicine, 71*, S4–S6.

Schindler, N., Corcoran, J., & DaRosa, D. (2007). Description and impact of using a standard-setting method for determining pass/fail scores in a surgery clerkship. *American Journal of Surgery, 193*, 252–257.

Stern, D.T., Friedman Ben-David, M., Norcini, J., Wojtczak, A., & Schwarz, M.R. (2006). Setting school-level outcome standards. *Medical Education, 40*, 166–172.

Wainer, H., & Thissen, D. (1996). How is reliability related to the quality of test scores? What is the effect of local dependence on reliability? *Educational Measurement: Issues and Practice, 15*(1), 22–29.

Ward, H., Chiavaroli, N., Fraser, J., Mansfield, K., Starmer, D., Surmon, L., Veysey, M., & O'Mara, D. (2018). Standard setting in Australian medical Schools. *BMC Medical Education, 18*(1), 80.

Wayne, D.B., Barsuk, J.H., Cohen, E., & McGaghie, W.C. (2007). Do baseline data influence standard setting for a clinical skills examination? *Academic Medicine, 82*(10 Supplement), S105–S108.

Yudkowsky, R., Downing, S.M., & Wirth, S. (2008). Simpler standards for local performance examinations: The yes/no Angoff and whole-test Ebel. *Teaching and Learning in Medicine, 20*(3), 212–217.

Yudkowsky, R., Park, Y.S., Lineberry, M., Knox, A., Ritter, E.M. (2015). Setting mastery learning standards. *Academic Medicine, 90*, 1495–1500.

Yudkowsky, R., Tumuluru, S., Casey, P., Herlich, N., & Ledonne, C. (2014). A patient safety approach to setting pass/fail standards for basic procedural skills checklists. *Simulation in Healthcare, 9*(5), 277–282.

第 2 篇

评价方法

第 7 章

笔试：命制高质量的构念反应性和选择反应性试题

Miguel Paniagua，Kimberly A. Swygert，Steven M. Downing

李海潮　译

导　言

本章对两种常用的笔试命题形式进行了概述，这两种试题形式在医学教育评价中至关重要，即构念反应性（constructed-response，CR）试题和选择反应性（selected-response，SR）试题，其中最常用的题型是多项选择题（multiple-choice question，MCQ）。这两种试题类型可用于评价在基础医学和临床医学框架内的多种层次的认知性知识和技能。本章还重点介绍了一些支持这些类型试题开发和使用的关键概念、准则和相关研究。本章并不是一个完整的试题命制指南，也不是关于这些试题类型的全面文献综述。相反，本章的总体目标是为评价在医学教育项目中学员的表现，提供开发和有效使用 CR 和 SR 类型试题的实用信息，以及对这些类型试题合理使用的建议和未来研究领域的讨论。

通过笔试进行评价

创建评价的一个主要目的是传达你作为老师和命题人所认为重要的内容。考试有着强大的推动力，考生或学员会努力学习他们相信你（和你的课程）认为有价值的教育理念。这与医学教育评价方案设计近期的变化相一致，在某种程度上已经从对学习结果的评价更多地转向为了学习而评价（第 17 章），强调形成性反馈和综合评价（Lockyer et al.，2017）。试题是任何类型评价的基石，无论是终结性评价还是形成性评价，所以开发与教育目标和专业目标相一致的试题和考试都非常重要。本章着重于笔试对知识和技能的测量（在 21 世纪，"笔试"的概念包括基于计算机的评价和传统的纸笔考试）。

确定任何试题或考试形式是否恰当的主要因素包括得分的目标和其预期的解读、测量假设的概念，以及测评的最终结果。通常，这些因素在测评效度的表述中总结为从考试成绩中得出的推论，以及这些推论在目标领域是否具有普适性［参见第 2 章，以及美国教育研究协会（AERA）、美国心理学协会（APA）和全国教育测量委员会（NCME）联合委员会于 2014 年修订的《教育和心理测评标准》]。推论在此处的定义为通过一组特定试题将相关的决策、判断和结论泛化或延伸到该组试题所来源的更大的领域。一套试题的考试表现成为估计在更广泛目标领域成就的基础。试题类型的特征应当与评价的效度需求相匹配。

笔试试题非常适合评价在医疗卫生专业学习过程中所获得的认知性知识，并可用于评价知识获取、推理能力和对基本原理的理解。虽然这些类型的技能往往属于米勒金字塔的"知道"和"理解"的部分（图 7.1），但可以说，它们所构成的一套基本技能，使学生在口试、模拟病人、多源反馈和直接观察评估之前，就会在教育过程中遇到（Miller，1990；Nyquist，2014）。将笔试试题扩展到对高阶知识技能表现的评估具有挑战性。例如，如果目标是测评与患者有效沟通原则相关的基本认知性知识——"知道"和"理解"，那么笔试试题题目可能可以满足这些特定类型的效度证据的要求，以支持分数推论。然而，如果目标是测量学生与患者沟通或体格检查技能的使用情况——"实践"，那么模拟、标准化口试或在真实情境中对学生与患者沟通的结构化观察等表现测试可能更为合适（Swygert & Williamson，2015）。一些创新的笔试类型，如情境判断测试（situational judgment test，SJT）已经被开发出来，以弥合这一差距，并为解释社交线索等任务提供更高效、更低花费的测量方法。在本章中，我们将只关注对认知性知识或表现的评估，而这正是 CR 和 SR 题目所能解决的最佳问题。有兴趣了解更多有关 SJT 和其他最适合非认知评估的表现题目的读者，可参阅 Reiter 和 Roberts 合著的第 15 章，或 Kyllonen 在《测验开发手册》（*Handbook of Test Development*）（2015，pp.190-211）中有关该主题的章节。有关 SJT 在提高医学院招生质量方面的潜力的最新讨论，请参阅 Fitzpatrick 和 Dunleavy（2016）的论著以及第 15 章。

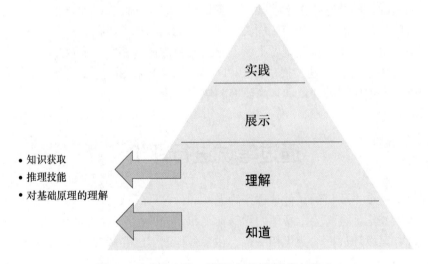

图 7.1　米勒金字塔：用笔试考试评价认知能力

构念反应性试题和选择反应性试题：定义

构念反应性（CR）试题在这里被定义为无线索的、开放式问题，要求考生提供书面回答或答案。CR 试题由具备必要内容专门知识和培训的考官阅卷并评分（几乎都是人来判卷，但有越来越多的基于计算机的自动化系统参与）。本章将重点讨论两个主要的 CR 样题，都是笔试试题，如简答题（有时称为开放性试题）和长答案题或论述题。这些 CR 类型允许命题者在命题时，在保留试题的许多评价优势的同时，具有一定的灵活性和创造性。CR 试题任务要求考生提供没有提示的书面答案，所以猜测的成分会降低，对选择答案的影响很小，或没有影响。在对一小组学员进行考试时，这种形式对命题人来讲更高效，因为出几道简答题所需要的时间要远远少于命制一整套有效的 SR 试题。

CR 试题允许评分者对考生解答时的具体步骤，或是对他们在推理或解决问题的每一步所展示的逻辑进行评分，这有助于部分性评分。因为学习者通常需要"展示他们的工作"，所以教师不仅会对学习者的认知性知识有清晰的观察，还会对他们的推理和逻辑能力有深入的了解；可以通过设计评分细则来达到这一点。CR 试题并非没有局限性，本章中将进一步讨论，包括制定评分细则和培训评分者所需要的时间，以及为充分覆盖考试内容需要增加的考试时间。需要指出的是，本章中使用的 CR 试题的狭义定义并不是轻视医学教育中表现评价常用的其他类型 CR 试题，如客观结构化临床考试（OSCEs）的书面交流部分（例如患者记录）。

为了清晰和简洁，本章只关注简答题和长答案试题；有关 OSCE 的构念反应性任务的更多信息，请参见第 9 章。

另一方面，SR 试题——尤其是其中最典型的 MCQ——长期以来被认为是为大教室考生所开发的最有效和最具成本 / 效益比的客观评分考试（Downing，2002a；Downing & Haladyna，1997；Haladyna，Downing，& Rodriguez，2002）。MCQs 可以有效地测评认知性知识，不仅是简单的记忆，也用于更高阶的推理。这种试题类型可有效地应用于大规模考试，因为即使是对知识领域进行大范围的考试，这些试题仍然可以很容易和很客观地评分。后者在高利害考试和终结性评价中至关重要；覆盖面广可确保考试是对整体考试内容领域的代表性样本，从而增加内容相关效度的证据，使得考试成绩可以更好地和更普遍性地反映对整个考核知识领域的掌握情况。与 CR 类型试题相比，MCQ 更有可能具有高区分度，从而使得那些对总体知识掌握良好的人与掌握不理想的人之间的区分更加明显（关于试题统计分析的讨论，如难度和区分度，请见第 5 章）。

有价值的 MCQ 试卷分析可以向学习者提供其优势和短板的反馈——可以很容易地通过计算机及时和高效、低成本地生成，从而可能改善学习者的学习环境。SR 试题最明显的缺点是其形式所固有的：由于答案选项给了提示，与 CR 试题相比，一个不知道答案的考生更有机会正确地猜出答案。虽然 SR 试题可以快速和客观地评分，但是要命制许多高质量的 SR 试题所需要的时间也并不是微不足道的，一道完美、具有相关性的 SR 试题可能需要 30 ～ 60 分钟才能完成（Rush，Rankin，& White，2016）。表 7.1 说明了 CR 试题和 SR 试题的一些具体优点和局限性，表 7.2 列出了典型 CR 试题和 SR 试题类型的示例。

构念反应性试题：简答题 *vs.* 论述题

命制 CR 试题的第一步是确定要考核的技能或认知表现，并确定哪种 CR 试题能最好地评价这些技能（Lane & Iwatani，2015）。这种选择称为题型细则（format specification），是由评价的目的、定义的结构和所需内容的效度证据以及测评平台所决定的（American

表 7.1　CR 试题和 SR 试题的优点和局限性

	CR 试题	SR 试题
优点	• 试题与考核内容构念之间的联系非常清晰 • 避免暗示反应 • 可以对知识,如逻辑、推理和解决问题的步骤进行更深入的评价 • 允许进行部分性评分	• 考卷可以广泛和有代表性地反映测评内容 • 提供明确和合理的评价 • 允许快速和直接的计算,以进行准确、客观和可重复的评分与反馈 • 减少评价所需的时间和费用,同时可扩大待考核领域的范围 • 由于不便记忆,为题库建立和试题重复使用提供了更多机会
局限性	• 需要大量的考试时间,可导致考试内容的广度有限,并对评分的普适性产生负面影响 • 需要大量时间来制定评分细则、质量控制措施和得分反馈 • 由于人为的主观评分和已知的评分者偏倚,产生构念无关变量(construct-irrelevant variance)	• 需要大量时间和培训以命制好题,并避免已知的试题缺陷 • 因为考生可以猜测正确回答,故产生构念无关变量

Educational Research Association et al.,2014)。如上所述,考试环境中,无线索写作技巧可以用来展示知识的掌握和熟练程度,是理想的 CR 命题形式,命题人所做的第一个决定是使用简答题还是长答案题目(通常是论述题)。这两种 CR 类型通常都需要较长的考试时间,这意味着在合理的考试时间内可以安排的考试题目相对较少。因此,将考试内容扩展到更大领域的程度是有限的,它的意义是用来指导命题类型的选择。

简答题允许对考试内容进行更广泛的取样,因为平均每小时的考试时间可以问更多的问题,从而提高考试成绩的信度。然而,如果考试的目的是对一个有深度的较窄的知识领域进行抽样,长答案的论述题可能是最恰当的题型。论述题要求考生给出非常详细的答案,以探究其在一个主题或内容领域内知识的深度。选择简答题/短答案试题时要充分理解并权衡,即使长答案论述题命制得很好、评分准确,但是因为在规定的考试时间内题目数量的减少,也可导致更窄的构念抽样,这反过来又可以对更广泛教育领域内分数的适用性(generalizability)造成实质性的负面影响。

构念反应性试题:评分

评分可能是 CR 试题的主要挑战,无论是评分方法的可操作性,还是得出并提供最终的分数,以为支持预期的推论提供必要的反馈都不简单。对于 CR 题型的导语,无论是论述题还是简答题,评分程序都需要仔细注意,以减少人工评分时主观评分的常见负面影响。评分程序的选择、评分者的培训和评分方法必须适合特定的 CR 任务和任务所代表的领域(第 2 章;Lane & Stone,2006;Messick,1994)。在这里,我们讨论评分程序(又称细则)和评分尺度的常见类型,以及培训 CR 试题评分员的重要作用,以增加评分的准确性和 CR 任务分数解释的有效性。我们还简要讨论了基于计算机的评分方法,这可能会减少评分时间和持续评分工作的需要,但仍然严重依赖于专家。

表 7.2　构念反应性和选择反应性试题样题

构念反应性试题—简答题（最多三句话）

说出并描述人内耳各骨的功能。

构念反应性试题—论述题（最多五页）

讨论人的内耳，详细描述内耳结构与听力的关系。

选择反应性试题—传统的多项选择题（MCQ）

一位 63 岁的妇女因疲劳、不适、恶心、呕吐和食欲下降 2 周就诊；这些症状在过去的 1 周里有加重。3 个月前她被诊断为肺结核，并开始进行多种药物联合治疗。她的体温是 37.1℃（98.8 ℉）。体格检查显示巩膜黄染，右上腹压痛，无肝大。血清学检查示总胆红素 6.5 mg/dl，AST 580 U/L，ALT 650 U/L。下列哪种药物最可能引起上述现象？

A. 乙胺丁醇

B. 异烟肼

C. 左氧氟沙星

D. 链霉素

E. 维生素 B_6（吡哆辛）

选择反应性试题—判断题（T/F）

下列哪个（些）情况属于 X 连锁隐性遗传？

A. 囊性纤维化

B. Duchenne's 肌营养不良

C. 甲型血友病（典型血友病）

D. 泰−萨病（Tay-Sachs 病）

选择反应性试题—试题组或情境题组

一个 2 岁的小女孩被她的妈妈带到诊室检查发热情况。从她出生起你就是她的医生。在诊室时，女孩开始四肢僵硬，然后四肢出现双侧对称的颤动，此后出现轻度发绀。发作持续约 45 秒，之后她松弛下来，似乎是睡着了。此时生命体征为：T 40.0℃（104.0 ℉），P 120 次／分钟，R 40 次／分。查体：面色粉红，面颊红润。软弱无力，昏睡，对强刺激会发出一声尖叫。双侧鼓膜发炎，鼻部少量稀薄分泌物，咽喉轻度充血。肺部听诊清晰，不可闻及上气道呼吸音。心动过速，胸骨左缘 1/6 级收缩期杂音。对患儿进行了全项血细胞计数、血培养、腰穿和导尿标本的送检。对乙酰氨基酚通过直肠栓剂给药。30 分钟后患儿苏醒，她面带微笑。还在发热。补充病史显示，足月出生，新生儿期无异常，生长发育正常，疫苗按时接种。以前从未有过类似经历。初步实验室检查显示：血 WBC 10 400/mm^3，中性粒细胞 25%，杆状核细胞 5%，淋巴细胞 65%，单核细胞 5%。脑脊液未见红细胞，尿常规正常。其他结果待汇报。

1. 除了治疗中耳炎的氨苄西林和对乙酰氨基酚，该患儿还应接受以下哪种药物治疗？
   A. 口服乙琥胺
   B. 口服苯巴比妥
   C. 口服苯妥英钠
   D. 直肠应用地西泮
   E. 无需其他药物

2. 2 周后患儿被带到诊室随访。她母亲说她情况很好，症状没有复发。耳部检查发现中耳炎缓解。以下哪项是此时最重要的诊断步骤？
   A. 听力测评
   B. 认知测评
   C. 头部 CT 扫描
   D. 脑电活动
   E. 无需其他测评

评分细则

　　评分细则是一个详细的指南，向评分者显示如何对 CR 任务的响应赋分，旨在使评分标准化和减少评分者所固有的主观性。评分细则可以采取多种形式为特定的评分任务提供锚点和具体细节，但绝大多数简答题或论述题任务的细则都采用等级量表的形式（和流行的评价真正表现任务的核查表不同）。一个书面 CR 试题的恰当量表将允许回答质量存在很大的差异，并将允许评分者采用专家或经过训练者的判断，根据需要提供更细致入微的等级评分。该量表使得一个 CR 任务响应中产生单个或多个评分（Kobrin & Kimmel，2006；Welch，2006）。等级量表可用于生成一个单一的整体得分，以评价回答问题的整体表现，或是进行多个维度的分析性评分。当目标是评价一道 CR 试题回答的整体质量时，可采用整体评分，其等级水平反映出回答质量的高低。与此相反，如果采用分析法，会对 CR 试题回答情况的几种特征进行分级评分。例如，一个分析性评分标准可以让评分者从一道论述题答案的准确性、具体性、书面语言组织以及其他写作质量（如拼写或语法）等维度分别进行评分。

　　两种比较常见的评分量表是 Likert 型量表和行为锚定等级量表（在第 9 章行为评估中有详细讨论）。Likert 型量表是对回答整体印象的单一评分（例如，胜任力测量时经典的"通过−不通过"分级）。行为锚定等级量表更可能在对 CR 试题书面回答进行评分时被采用，虽然也需要对每个特征进行整体评分，但是量表给出了多个不同等级的描述性行为特征。另一个需要考虑的因素是对量表分级术语（例如，"大多数""有时""许多""少数"）含义提供进一步的相对量化指导。一个用于论述题分析性评分的简化的包含多个元素的行为锚定量表示例见表 7.3。

　　评价量表和评分方法的最佳评分组合是什么？代表专家对表现水平整体判断的整体评价在医学教育工作中有着悠久的历史，包括执照考试和资格考试（Holmboe & Hawkins，2008；Yudkowsky，Downing，& Sandlow，2006）。最终，对 CR 试题分级数据的预期应用应该是决定采用分析性还是整体性评分的主要因素。如果使用整体表现判断，则无法对考生进行详细的反馈。与整体表现评分相比，分析性评分方法可以给考生提供更具体的反馈，但是，分

表 7.3　以行为锚定评分量表为例，对一道打算考核内耳解剖学的论述题进行分析性评分

等级	等级点描述	事实的准确性	结构相关性	写作
5	非常好	所有事实（100%）全部准确表述	所有结构的相关性都准确	语言组织非常好、清晰，语法准确
4	很好	大部分事实（＞75%）准确	绝大部分结构的相关性正确	语言组织很好、比较清晰，语法较准确
3	好	多数事实（＞50%）准确，有些错误	大部分结构的相关性正确	语言组织和清晰程度中等，有些语法错误
2	边缘	少数事实（＜50%）准确	少数结构的相关性正确	语言组织和清晰程度差，语法错误多
1	不满意	没有准确的事实	所有结构的相关性都不正确	语言缺乏组织、混乱，有许多严重的语法错误

析性评分中的许多独立特征之间可能存在高度相关性，因此削弱了分析性评分方法这种设想中的优势。分析性评分通常需要比整体性评分花费更多的时间，因此在选择时还需要考虑可行性和实用性。分析性评分可以在部分性评分中显示权重或差异性表现，其比整体评分可能更容易或更符合逻辑。对于一道论述题中存在的多个特征的等级评分，不同特征所分配到的总分会有所差别，例如，关于内容和结构的答案部分可能会比写作质量或语言组织的权重更高。

　　无论使用何种评分方法，测评开发者都应该首先为每个需要评分的论述题给出一个标准答案，并且在标准答案中应该列出答案的所有必要组成部分，作为评分标准的起点（Lane & Iwatani，2015）。标准答案类似于简答题中的得分点，因此应该由内容专家审查其准确性和完整性。标准答案在评分标准中应该有足够的客观性及标准化，以尽量减少评分者的主观性。例如，如果要使用行为锚定评分量表，标准答案就可以作为量表上每个点的示例。分级评分的长度和对分级上每一点的描述对于准确的表现测量也极其重要。应该有一个详细的描述以指导评分者，应该有足够的评分点以确定有意义的表现差别，而不是由于评分点过多导致评分者做出没有意义的区分（Lane & Stone，2006；Shumate，Surles，Johnson，& Penny，2007）。每个分级点的示例答案显示了每个点所应有的表现水平，并且与每个得分相关，包括该答案的清晰赋分以及在两个分数之间应如何评分。

CR 考题的人工评分

　　CR 考题评分的质量和此类考题提供了多少信息在很大程度上取决于评分者在评分时所基于的专业知识和判断。然而，如前所述，人工评分可能在评分时存在主观性和与考核的构念无关的"噪声"。评分量表的类型和评分标准的清晰度在减少主观性方面发挥了重要作用，认真招募并培训 CR 考题评分者也是如此。培训评分者的最佳实践包括确保：①根据要考核的专业知识招募合适的评分者；②评分者资格必须与当前的考题明确挂钩；③制订明确的培训流程（Educational Testing Service，2009）。培训过程应包括向评分员介绍考生将会看到的确切任务，充分解释评分方法，提供足够的时间熟悉评分量表，通过应用质量控制对评分者的准确性提供反馈，并讨论出乎意料的真实考生的答案（特别是那些评分表中找不到的内容）。每个教室中进行的 CR 测评都需由一个老师进行评分，由于评分规则和任务的不同，此时通用的评分标准并不一定适用，但某些原则性的指导依旧可被参考。

　　无论是一名教师还是一组训练有素的评分者对 CR 考题进行评分，潜在的评分者偏倚始终存在，狭义的偏倚定义为部分评分者倾向于采用与评分细则和考核构念不同的方式系统地进行评分（Feldman，Lazzara，Vanderbilt，& Diaz Granados，2012）。尽管经过了仔细的培训，对全部答案进行评分时，几个众所周知的评分者偏倚仍然会存在，需要教育评分者非常关注对这些偏倚的认识和纠正。

　　正式的书面标准答案旨在减少评分的主观性，就像使用书面评分规则一样，但教师应该记住，培训后评分者的偏倚仍然可能会持续存在。最常见的偏倚是晕轮效应、宽容/严厉偏倚、集中倾向/范围限定偏倚和首因效应（Iramaneerat & Yudkowsky，2007）。晕轮效应是指评分者根据考生的个性特征而非目标能力或特征进行评分。例如，评分者可能会给回答论述题时字迹漂亮或语法出色的考生更高的分数，即使这些不在评分标准中。严厉或宽容偏倚是指评分者倾向于"鹰派"或"鸽派"，为了防止出现极端评分，应该对评分者进行训练，以便其能对严厉程度（或宽容程度）达成共识。范围限定或集中倾向偏倚是指评分者在评分时对所有表现集中的评分分级都集中在中间部分的可能性（例如，每个考生都得"5"），而不考虑评分表两端的分数也可给出。最后，首因效应鼓励评分者假设下一个考生的表现将与他们刚才看到的表现相似，导致他们将个人与整个群体进行比较，而不是与评分标准进行比较。如果一个评分者看几个优秀的答题，然后再给一篇根据评分标准属于程度中等的答题，评分者往往会给一个相对低的分数，因为评分者是将回答水平中等的考生与他们的同伴相比，而不是根据评分标准评分。

因为这些偏倚如此普遍，建议对评分者的表现进行追踪，并经常性地就他们的评分表现与他们的同行对照，在答题的质量控制检测和对真正答题的评分表现方面进行反馈，以帮助减轻这些影响。另一种选择是利用多个独立评分者对每个 CR 答题进行评分，然后取平均值。如果评分者存在不同的偏倚，这样可能会减少一些评分者偏倚的不良影响。例如，一个评分者倾向于"鹰派"或"严厉"，而其他评分者倾向"鸽派"或"宽容"，他们的平均分将抵消严厉和宽容偏倚。其他建议包括训练评分者了解具体提示，以使评分者阅读所有考生对某一道试题的答案，而不是阅读一个考生对所有试题的答案。让评分者对所有已知样本进行回顾和评分对于质量控制也有帮助，只要评分者在对已知样本评分时采用盲法。评分者在评分时应保证时间充足，以防止疲劳。

CR 试题的计算机评分

一些大型考试会使用 CR 试题，如留学研究生入学考试（graduate record exam，GRE）和大学预科课程（advanced placement，AP）考试，基于计算机的 CR 考题评分模型和软件已经按照需求开发出来，以适应需要增加评分工作量的情况。第一个推出的大型考试电子评分系统是美国教育考试服务中心（ETS）的电子评分系统，该系统同时受到了热情欢迎和质疑（Powers，Burstein，Chodorow，Fowles，& Kukich，2001），电子评分的准确性与最佳应用一直持续到今天。Haberman（2007）对多个论述题电子评分系统进行了简要介绍，并重点说明了具体的研究结果，尽管评分速度很快，这些电子评分方法评出的结果也能与人工评分旗鼓相当。考虑使用电子评分系统的教育工作者要注意以下几点。首先，有多种电子评分方法，这些方法在易于解释和学习、论述题类型的适用性和预期提高效率的贡献方面各不相同。其次，在引入计算机评分系统后，有多种人为干预措施，可以有效地提高评分的效度和信度，包括加强评分者培训，将 CR 试题评分更精细地分配给评分者，并对评分者效应进行调整。最后，也许最重要的是记住，电子 CR 考题评分系统并不是一副灵丹妙药。

论述题计算机评分的魔力既没有消除对构建 CR 任务提示和制订评分标准时细致的努力工作的需求，也没有阻止学习者尝试建立一个旨在提升人工进行 CR 考题评分时的表现的系统。引入计算机评分对这些工作的需求更高，因为它不像人类评分者，在评分结果出来后将无法再做出调整以抵消在评分工作中的任何缺陷。

构念反应性试题：对分数效度的不利之处

本章已经谈到了两个主要影响 CR 考试分数推论的结构效度证据。第一，由于减少评价点数量可能出现的对考核内容的构念代表性不足（construct underrepresentation，CU）。即使是一套完美的论述题，也减少了总分的结构效度证据，如果考题数量有限，就无法满足将考试成绩推论到整个考核领域的要求。第二，引入构念无关变量（CIV），CIV 被定义为系统性的测量和得分的差异，与考核内容的构念无关。CR 考题中 CIV 最明显的来源是评分客观性的欠缺；评分量表的主观性和采用人工评分（或是依赖于人判断的计算机评分系统）有可能对得分的适用性产生负面影响（Downing，2002b；Downing & Haladyna，2004；Haladyna & Downing，2004；Messick，1989）。

除了已经列出的建议外，CR 考题开发人员还应该对考试场景和考生组进行评估以获取 CIV 的其他来源。这些可能包括从容的、善于应付考试的行为，如虚张声势，或考生无意的与回答方式相关的行为。考生虚张声势表现在：复述问题以占用卷面上的答题空间；以复述问题的方式，似乎是在回答另一个不同的问题；把正确答案写在不同的问题下面（考官手册中没有提示）；书写答案以造成评分者的偏倚，等等（例如，Linn & Miller，2005）。如果考生的虚张声势成功了，则引入了 CIV，并可能人为地提高考试成绩，因为分数是由评分特征偏倚得出的，而不是按照 CR 考题的提示得出的。考生的答题风格包括字迹，以及语法、拼写和标点符号等书写技巧，这些本来和考核内容无关，但是可以造成人工评分的部分正面或负面偏倚。

尽管存在这些问题，CR 考题在医学教育领域依然是一种有用且可接受的形式。作为教育工作者，应该准备好提供证据证明 CR 考题可用于那些不容易用 SR 试题进行技能考核的情形；CR 提示与相关内容有明确的关系；评分标准全面而有出处；并适当注意潜在的评分者偏倚。

选择反应性考题

SR 考题最经典的例子就是多选题，或者称为 MCQ。MCQ 的结构看似简单：最基本的格式由一个词干或引导句组成，其中包含回答直接问题或隐含问题所需的所有必要信息，然后列出可能的答案或选项。最常见的格式是单一最佳答案，即其中的一个选项是对该试题最正确或最合适的。这种简单性带来了很多的灵活性，也容易让粗心的 SR 试题编写者造成一些试题缺陷。其他 SR 形式通常用作教育（形成性评价）测验，如判断题（TF）、简单回忆题、匹配题；近年来这些试题在常见的高利害考试如招生和执照考试中，比过去几年有所减少，其价值更多地体现在低利害考试和课堂测验中。本章主要关注 MCQ 试题类型，也在适当的情况下介绍了其他题型。在本节中，我们将介绍一些命制有效 MCQs 的基本原则，如何检查和去除已知的 MCQ 缺陷，以及应用 SR 试题时影响信度和效度的证据。

SR 试题形式：命制 MCQs 的通用指南

经过多年的发展、研究和广泛使用，已经出现了编写有效的和可接受的 SR 试题形式的多种原则（Haladyna & Downing，1989a，1989b；Haladyna et al.，2002）。已经有了一些用户友好型的详细命题编写指南，如《命制高阶思维的考题》（Haladyna，1997）。有专门针对医学教育者的指南，包括最近更新的《构建基础与临床科学笔试问题》（Paniagua & Swygert，2017）。从这些文献中总结出来的一些原则作为编写有效 MCQs 的最佳实践和原则汇总于表 7.4。

编写 SR 试题时，第一个也是最重要的目标是确保试题的内容对考试目的而言是相关的、重要的和恰当的。问题考核的认知水平与教学目标之间匹配性良好。从本质上说，如果考生掌握了既定的内容，则很少需要思考或无需有意识的思考就能回忆起答案，而其他人则可能需要从基本原则推导出答案。回答一个问题所涉及的认知过程是学习者所特有的，这使得分类方法（taxonomic approach）难以使用。一种建议的做法是将 SR 试题分为两类：知识应用型和事实回忆型（更多信息见表 7.5）。

如果一道试题要求考生得出一个结论，做出一个预测，或选择一种行动方案，它可以被归类为知识应用型问题；而如果一道试题只评价需要死记硬背的事实（不要求其应用），则被列为事实回忆型问题。在医学教育项目中，强烈推荐使用临床情境作为 SR 试题的一部分来评估知识的应用（Paniagua & Swygert，2017）。临床情境的定义为信息的集合，通常是一个虚构的患者，考生必须对其进行评估。我们建议对任何高阶思维能力的评价均采用临床情境，将事实与临床推理及其他高阶的知识和技能整合在一起。临床情境对分步提问的试题类

表 7.4　编制高质量 MCQs 指南

概述

考虑使用合适的临床或实验场景对高阶思维能力进行考核，而不是简单回忆孤立的事实

避免在考题中提供与考试本身无关的信息；理想情况下，考题的内容是考生回答问题时所必需的

避免教学陈述（包括题干中的中心思想，而不是选项）

在整个试题中使用平行卷的结构和语言

使用正确的语法、标点、大写和拼写（仔细校对每道试题）

题干 / 引导句

使用正面引导语（使用"下列哪一项是正确的？"而不是"下面哪一项是不正确的？"），以避免给考生造成混乱

避免在题干和选项中出现重复词汇，以免提示正确答案

不使用语气绝对的引导句（避免使用"下面哪一个从来不这样？"）以避免误解

使用聚焦的、封闭性的引导语（使用以问号结尾的引导句）以避免语法提示

选项

设立尽可能多的似是而非的干扰选项（错误的答案）；每道 MCQs 试题目标为 3 ～ 5 个选项

确定只有一个正确答案（最佳答案试题）

选项不重叠，并且选项的长度和语法风格相似（所有选项都是诊断，或者所有选项都是复数）

选项在长度、结构和风格上尽可能一致（避免正确答案为最长或最复杂的选项）

将"以上都不是"或"以上都是"选项换成具体行动（"不需干预"或"只需保证"）

尽可能使用单一正确选项，以避免给考生造成混乱

表 7.5 形成性评价和终结性评价中事实回忆型试题与知识应用型试题的比较

试题类型	形成性评价	终结性评价
事实回忆型题（题干短，无情境）	● 有助于评估课堂教学效果 ● 允许"抢答"（rapid fire）以刺激学习 ● 有助于考生将精力集中于学习事实	● 利于增加试题数量（快速书写并作答） ● 适合单步问题和单个概念／事实
知识应用型题（有临床或实验情境）	● 教育考生尽快熟悉患者情况 ● 可以更好地评估基于问题的学习 ● 可以更好地评估基于团队的学习 ● 在教学时可以更好地和临床或实验场景发生关联	● 可以评估高阶思维技能 ● 可能更接近真实世界的实践 ● 可以整合和区分 ● 适合多步问题形式

型也很有用（一个临床情境后跟着多个 SR 考题），并且经常被考生和其他分数使用者视为更真实或更具代表性的现实医疗卫生专业实践。媒体资料，如图像、照片、X 线片等在不增加阅读负荷的情况下，也是增加真实性和信息的一种有用的方法。

一旦确定了 MCQ 的内容，就可以对试题的类型和形式进行评估。形式有问题的 MCQ 会导致在考试分数中产生 CIV，即使试题的内容是相关的。MCQ 的措辞要非常清楚，这样在语言上就不会含糊不清。不应为故意给知识渊博的考生制造陷阱而给出不正确的答案。题干应足够清晰和完整，以便考生能够在看到选项之前就给出正确答案。选项应该保持同质，所有可能的答案都属于相同的一大类，并且每个选项都有一定的合理之处，以避免给考生提示正确答案。题干中所提的问题，有且只有一个选项为正确（最佳）选项。理想情况下，MCQ 的命制者应该是考试内容方面的专家，除了保证试题内容的相关性外，还要有足够的时间检查试题并去除任何技术缺陷，这些缺陷将在下一节中详细介绍。

SR 题干格式：避免已知的 MCQ 缺陷

有缺陷的考题有可能在多个方面对考试成绩造成偏倚；一些缺陷使得考生即使不知道答案，也很容易猜对，而其他缺陷可能使考生对内容产生迷惑，甚至那些掌握知识的人也会选择一个错误选项。作为一名教育者，你不能假定你的 MCQs 没有缺陷，也不能坚定任何因缺陷导致的 CIV 只会在一个方面影响分数。

缺陷的存在有可能会对分数的效度证据产生巨大的负面影响，任何仔细的质量检查过程都会包括对 MCQs 潜在缺陷的细致检查（Baranowski，2006）。最常见的 MCQ 缺陷分为三个方面：内容缺陷，形式缺陷，格式缺陷。内容缺陷，如前所述，可能是灾难性的；粗制滥造或有缺陷的 MCQ 试题内容琐碎，在认知领域水平不够，其适用性将会比较局限，可能无法向试题开发人提供考生表现的重要信息。在内容方面具备专业知识的命题人可能难以将自己置于考生的思维模式中，因此会错误地估计考生可能知道哪些内容，而不是他们应该知道什么内容（或者如果他们自己就是专家级别的，可能会知道）。使用 MCQ 的优点之一是许多内容都可以安排在相对短的考试时间内，可以考核更宽泛的内容，但是每道内容琐碎或者没有抓住重点的 MCQ 都意味着错过了一次评价机会。在开始任何试题命制之前，试题开发者都应该仔细了解考试设计方案，以确保 MCQs 准确地反映了需要考核的内容，给出期望的试题数量，并列出准确的考点，以评估每道试题。

　　试题形式缺陷和格式缺陷相对容易发现和纠正，但如果未被发现，可能会有大问题。常见的形式缺陷和格式缺陷包括没有重点或没有结尾的词干（句子不完整），即问题的重点不清楚或者模棱两可，使考生对到底问的是什么感到困惑。即便是强调了否定词，含有否定词的题干（"下列哪项不正确？"）也很可能会被考生误读。题干可能会在不经意间提示正确答案，这样"聪明的"考生可以在不懂试题内容的情况下选对正确答案，或者因为问题模棱两可，以至于掌握了内容的考生却选择了错误答案。在编写 MCQ 时最好避免选项的形式和长度不同；常见的一种情况是正确答案最长（由于命题人最关注这个选项），这可以提示聪明的考生选择最长或是最复杂的选项。如果整体选项的干扰性不强（从情境看选项不真实），会帮助考生排除一些选项，从而更容易猜测答案。有关形式和格式缺陷更全面的描述，请参看 Downing（2002a，2002b，2005）、Rodriguez（2015）、Paniagua 和 Swygert（2017）的文献。

　　试题缺陷比教育者认识到的更为普遍，可能造成一定的负面影响。在一项研究中，有缺陷的试题人为地增加了医学生作答的难度，与内容相同的无缺陷 MCQ 相比，未通过率增加了 14%（Downing，2005）。一项含有 33 道考题的一年期研究发现，1/3 的考题有缺陷，如果纠正了这些缺陷，考试的通过率将增加 20% 以上（Downing，2002b）。另一项针对一所新医学院的研究发现，尽管老师们了解并关注了试题缺陷，但由教师们所开发出的试题工具所命制的大多数 MCQs 都只考核了简单记忆，而且几乎一半的 MCQs 都有其他形式和格式缺陷，如浮夸的干扰选项或未关注题干（Baig，Ali，Ali，& Huda，2014）。这个结果与其他研究的结论一致，对一个课堂试题库的一般性审查发现，1/4 ～ 3/4 的 MCQs 试题有缺陷（Ellsworth，Dunnel，& Duell，1990；Tarrant，Knierim，Hayes，& Ware，2006；Khan，Danish，Awan，& Anwar，2013）。

　　幸运的是，有研究表明，采取措施消除试题缺陷可以产生实质性的积极影响。Downing（2005）的一项研究表明，只要消除 MCQs 中的五个常见缺陷——重点不突出的题干，否定型引导句（stem），"以上都是"和"以上都不是"选项，以及所谓的部分 K 型题——就可以大大减少因为命题粗糙所带来的负面影响。一项基于课堂 MCQs 的试题研究表明，去除无功能的干扰选项（无论如何，常常难以想象）虽然会更困难，但往往区分度更高，从而提高测量的质量（Tarrant，Ware，& Mohammed，2009）。另一项对多所医学院题库进行的汇总研究发现：受过专门命题培训的教师与未受培训的教师相比，出现试题缺陷的情况要少得多（Jozefowicz et al.，2002）。虽然专门培训似乎花费多又耗时，但有证据表明，只要一天的试题命题者培训就可以对试题质量产生显著的积极影响（AlFaris et al.，2015）。

　　关于 MCQs 缺陷的文献表明有几个结论值得注意。首先，即使是在考核内容已经明确的情况下，MCQs 也会出现多种类型的缺陷。其次，在医疗卫生专业的课堂效果测评，有时甚至是高利害考试，都可能包含多个有缺陷的试题，这些缺陷可能对学习者的成绩测量产生负面影响，并对是否通过的决定产生偏倚。最后，即使时间和资源有限，专门命题培训也会帮助预防缺陷并提高试题编写质量。最终的结果是，命制有效的 MCQs 本身就是兼具艺术性和科学性，最终试题的质量受多种变量的影响，如高质量的命题人培训、培训材料、实践、反馈、激励，甚至写作能力。对内容很专业是一位有效命题者的最重要的单一特征，但仅仅具备这点是不够的，进行命题培训或外部支持的审核和消除缺陷的试题编辑，对于资深的相关领域专家仍然会有益。命题是一项专门技能，和所有技能一样，必须通过有指导的练习和表现反馈来掌握。

SR 试题格式：MCQ 的选项数量

MCQs 传统上会有 4 个或 5 个选项，但考虑到编制合理的干扰选项很具挑战性，理想的 MCQs 的选项数量问题，以及第四个或第五个选项是否真的需要，仍然是一个开放性的研究问题。Rodriguez（2005）关于最佳选项数量的荟萃分析表明，对大多数 MCQs 而言，使用 3 个选项加 1 个正确答案是最好的。此前的研究表明，四选一或五选一的 MCQs 倾向于只有 3 个选项是有功能的干扰选项，定义为选择者超过 5%，而且也有区分度为负值的情况（Haladyna & Downing，1993）。命题的一般原则是建议"尽可能多地编写有效的干扰选项，但研究表明 3 个选项就足够了"（Haladyna，Downing，& Rodriguez，2002，p. 312）。使用 3 个以上的选项一般不会对考试造成太大的伤害，但会降低命题人和考生的效率，会增加阅读时间和作答时间，因此每小时需要完成的 MCQs 总数会更少（Schneid，Armour，Park，Yudkowsky，& Bordage，2014）。

诚然，选项越少，单凭猜测获得 MCQs 好成绩的概率就越高——5 个选项的概率为 0.20，而 3 个选项的概率会增加到 0.33。如果试题中存在的缺陷能让聪明的考生想办法去猜测，那么概率会进一步增加。另外，减少选项数量有可能会稍微减小该试题的区分度，反过来又会影响考试分数的适用性（Rodriguez，2005）。对一套命制精良的难度适中、试题量足够的 MCQs 试卷，猜测的成功率和试题的区分度不太可能对分数有多大影响，但这仍然是非常需要研究的领域。在干扰选项较少的考试中（如 2016 年 3 月实施的新 SAT 考试，所有 MCQs 的选项都从 5 个减少到 4 个）观察信度有无变化，会很有意思。需要新命题专家传递的合理指导意见是，如果能保证选项和情境内容有一定的关联，那么这些选项往往都是合理的。

SR 试题格式：MCQ 的评分方法

SR 试题，尤其是 MCQs 主要的优势之一就是评分方法的清晰性和客观性、容易定义、可以直接向考生解释和回复。SR 考试有两种基本的评分方法：计算答对试题的总数（又称回答正确数得分）或是为了推定的猜测采用公式来"校正"正确回答数得分（又称公式得分）。特别是在课堂教学中，简单计算回答正确数通常就是最好的分数。如果需要，这种类型的原始分数可以转换为其他测量指标数值，如百分正确数、派生分数、标准分数，以及回答正确数的任何其他线性转换（见第 5 章）。

所有的校正猜测公式分数都是在试图消除或减少随机猜测对 SR 考题的不良影响。这些公式通过以下两种机制发挥作用：奖励抵制猜测诱惑的考生，或积极惩罚猜测的考生（Downing，2003）。然而，不管本意是如何校正猜测，文献表明采用两种方法的考生排名顺序是相同的，虽然绝对分数可能有所不同。此外，无论考生是被要求回答所有问题，还是只回答那些他们肯定知道的问题（例如，猜还是不猜），更"聪明"的考生知道考试应试图回答所有的问题，以最大限度地提高分数，无论考试的一般方向如何，或是用什么公式来推导分数。最终，对猜测的校正可能会使分数出现偏倚（如，Muijtjens，van Mameren，Hoogenboom，Evers，& van der Vleuten，1999），并通过将 CIV 添加到分数中以减少分数存在的效度争议。

另一个 MCQs 得分经常出现的问题是基于内容的差异性权重——每道 MCQ 得分是否超过 1 分需根据试题的主题，确保这样的得分设置可以产生更好的信效度。对基于 MCQ 的考试，有时有"杀手试题"，即和关键内容有关的试题，回答错误可能会对最终得分或及格与否产生不成比例的影响。从心理测量学的角度看，不建议在课堂上使用这种评分方法。每个 MCQ 应该只有单一的评价点，基于 MCQs 的考试的许多优势来自于从整个考试设计方案中系统地抽样。如果一个或两个特定的主题领域比给定领域中的其他主题领域更重要，那么捕捉该点的最佳方法是针对那些主题领域开发更多的 MCQs，而不是保持 MCQs 数量不变但增加权重。由于考生在回答一道 MCQ 时，可能会猜对或者不小心选错了答案，差异加权只会夸大构念无关变量对考试总成绩的影响。一些项目反应理论模型（见第 19 章）在 MCQs 评分时有效地采用差异加权，但权重并不是主观的，是与每道试题的估计区分度而不是内容直接相关。无论是传统的评分方法还是项目反应理论，都建议增加重要内容的 MCQs 数量。实际上，对教育者来说，重要的是要从整体上考虑内容的平衡、测评设计方案以及 MCQs 的数量能全面地反映考试设计。

SR 试题形式：非 MCQs 类型

虽然许多教育工作者默认最佳答案 MCQs 的独立评价内容，还有其他类型的 MCQs 也可以在教室里派上用场。SR 最常见的变化形式之一是判断题（TF）。这类试题和最佳答案 MCQs 相同，有题干和多个选项，但考生必须评估每个选项，并确定每个选项为对或错（例如，Ebel & Frisbie，1991）。命制 TF 试题的困难源于这样一个事实：即选项不能像最佳答案 MCQs 那样，错误程度呈连续性变化；TF 类试题要求正确选项必须绝对正确，以及正确答案要比错误答案正确得多，而错误答案要比正确答案错误得多（Paniagua & Swygert，2017）。正因为如此，许多教育工作者认为 TF 类的试题最适合测评低阶的认知知识，如直接回忆事实，或用于形成性评价，或用作随堂测验。TF 类试题的随机猜测误差也经常被诟病。然而，如果判断题命制得当，并在考试中有足够的数量（例如 50 道或更多试题），因为盲猜所致的测量误差将会最小化。和最佳答案 MCQs 一样，TF 类试题的最好的评分为"正确或错误"，没有用于尝试纠正猜测的公式评分。

另一种变化形式是可用于任何形式 SR 试题的试题组或是依赖情境的试题集（Wainer & Lewis，1989；Haladyna，1992）。试题组是由包含两个或多个独立试题的考试材料组成，以试题组的形式呈现，其中的试题可以是最佳答案 MCQs 的任何变体、TF 及其他类型。例如，一个试题可以是一段或两段对于患者详细临床情况的描述，所提供的信息足够详细地回答几个不同的问题，都是基于相同的临床信息，如基于病例的评估。试题组中的试题一个也许是最可能的诊断，一个是实验室检查，一个是治疗，一个是并发症，最后一个是预期或最可能的结局。试题组的主要优点是它是有效的；单一考题（题干，引导句）可用于多个试题，情境或阅读段落可以较长，因为有多个问题。使用试题组时需要注意一些基本原则。所有在同一个题干下的试题必须在试题之外相互独立，这样即使一道试题回答错误，也不影响另外一道试题的回答。

　　理想情况下，试题组中由于题干或选项中所提供的信息，一道试题不应该提示另一个试题的答案。计算机考试时，可以在试题组考试中采用这样一种方式，即在后面的试题中可以提供有助于回答前面试题的新的信息，但这需要采用相关的技术措施防止考生再返回前面的试题修改答案。对于纸笔考试和一些简单的计算机考试，因为无法限制考生前后浏览试题，这是不可行的。试题组中的每个题目都可以作为独立的 MCQ，但是恰当的得分单元应该是试题组的得分，而不是试题组中每道试题的得分，尤其是在进行信度分析时（Thissen & Wainer，2001；Wainer & Thissen，1996）。如果所有这些条件都能得到满足，试题组就是测评一些类型认知性知识的很好的方式，但一定要注意不要对相关内容的知识过多命题；当几个试题是关于同一个主题时，对于试题所代表的必须考核内容的平衡是很大的挑战。

小结和结论

　　构念反应（CR）和选择反应（SR）性试题广泛应用于医学教育的认知性知识和技能评价，而且对随堂测验很重要。每种题型都有其长处和局限性，本章对此进行了总结。总的来说，SR 题型，特别是其原型形式 MCQs，最适合绝大多数医学教育的阶段考试。命题恰当时，这种题型可以非常灵活地测评高阶认知性知识，对其效度已有深入的研究基础，证明了其有效性，并且在纸笔考试和机考中都有健全的质量控制措施。另外，CR 题型，特别是简答题形式，适合考核没有提示性的书面回答，但命题人应该意识到，这类试题的评分有其固有的主观性，应该积极采用相关方法，以帮助控制或减少评分者的偏倚。选择评价方法的目标是仔细权衡每种试题类型的优缺点，并深思熟虑地制定出最适合所考核的认知性知识和技能的题型形式。

参考文献

AlFaris, E., Naeem, N., Irfan, F., Qureshi, R., Saad, H., Al Sadhan, R., Abdulghani, H.M., & van der Vleuten, C. (2015). A one-day dental faculty workshop in writing multiple-choice questions: An impact evaluation. *Journal of Dental Education, 79*(11), 1305–1313.

American Educational Research Association, American Psychological Association, National Council on Measurement in Education, Joint Committee for the Revision of the Standards for Educational, & Psychological Testing (US). (2014). *Standards for educational and psychological testing*. Washington, DC: American Educational Research Assn.

Baig, M., Ali, S.K., Ali, S., & Huda, N. (2014). Evaluation of multiple choice and short essay question items in basic medical sciences. *Pakistani Journal of Medical Sciences, 30*, 3–6.

Baranowski, R.A. (2006). Item editing and item review. In S.M. Downing & T.M. Haladyna (Eds.), *Handbook of test development* (pp. 349–357). Mahwah, NJ: Lawrence Erlbaum Associates.

Downing, S.M. (2002a). Assessment of knowledge with written test forms. In G.R. Norman, C.P.M. van der Vleuten, & D.I. Newble (Eds.), *International handbook for research in medical education* (pp. 647–672). Dordrecht, The Netherlands: Kluwer Academic Publishers.

Downing, S.M. (2002b). Construct-irrelevant variance and flawed test questions: Do multiple-choice item-writing principles make any difference? *Academic Medicine, 77*(10), s103–104.

Downing, S.M. (2003). Guessing on selected-response examinations. *Medical Education, 37*, 670–671.

Downing, S.M. (2005). The effects of violating standard item writing principles on tests and students: The consequences of using flawed test items on achievement examinations in medical education. *Advances in Health Sciences Education, 10*, 133–143.

Downing, S.M., & Haladyna, T.M. (1997). Test item development: Validity evidence from quality assurance procedures. *Applied Measurement in Education, 10*, 61–82.

Downing, S.M., & Haladyna, T.M. (2004). Validity threats: Overcoming interference with proposed interpretations of assessment data. *Medical Education, 38*, 327–333.

Educational Testing Service. (2009). *Guidelines for constructed-response and other performance assessments.* Princeton, NJ: ETS.

Ebel, R.L., & Frisbie, D.A. (1991). *Essentials of educational measurement.* Englewood Cliffs, NJ: Prentice Hall.

Ellsworth, R.A., Dunnel, P., & Duell, O.K. (1990). Multiple-choice test items: What are textbook authors telling teachers? *Journal of Educational Research, 83*(5), 289–293.

Feldman, M., Lazzara, E.H., Vanderbilt, A.A., & DiazGranados, D. (2012). Rater training to support high-stakes simulation-based assessments. *The Journal of Continuing Education in the Health Professions, 32*(4), 279–286.

Fitzpatrick, S., & Dunleavy, D. (2016). *Exploring a situational judgment test for use in medical school admissions.* Retrieved October 2017 from www.aamc.org/download/462754/data/sjtupdatefor2016pdc.pdf.

Haberman, S.J. (2007). Electronic essay grading. In C.R. Rao & S. Sinrahay (Eds.), *Handbook of statistics 26: Psychometrics* (pp. 205–233). New York: Elsevier.

Haladyna, T.M. (1992). Context-dependent item sets. *Educational Measurement: Issues and Practice, 11*, 21–25.

Haladyna, T.M. (1997). *Writing test items to evaluate higher-order thinking.* Needham Heights, MA: Allyn & Bacon.

Haladyna, T.M., & Downing, S.M. (1989a). A taxonomy of multiple-choice item-writing rules. *Applied Measurement in Education, 1*, 37–50.

Haladyna, T.M., & Downing, S.M. (1989b). Validity of a taxonomy of multiple-choice item-writing rules. *Applied Measurement in Education, 1*, 51–78.

Haladyna, T.M., & Downing, S.M. (1993). How many options is enough for a multiple-choice test item. *Educational and Psychological Measurement, 53*, 999–1010.

Haladyna, T.M., & Downing, S.M. (2004). Construct-irrelevant variance in high-stakes testing. *Educational Measurement: Issues and Practice, 23*(1), 17–27.

Haladyna, T.M., Downing, S.M., & Rodriguez, M.C. (2002). A review of multiple-choice item-writing guidelines for classroom assessment. *Applied Measurement in Education, 15*(3), 309–334.

Holmboe, E.S., & Hawkins, R.E. (2008). *Practical guide to the evaluation of clinical competence.* Philadelphia, PA: Mosby/Elsevier.

Iramaneerat, C., & Yudkowsky, R. (2007). Rater errors in a clinical skills assessment of medical students. *Evaluation in the Health Professions, 30*(3), 266–283.

Jozefowicz, R.F., Koeppen, B.M., Case, S., Galbraith, R., Swanson, D., & Glew, R.H. (2002). The quality of in-house medical school examinations. *Academic Medicine, 77*(2), 156–161.

Khan, H.F., Danish, K.F., Awan, A.S., & Anwar, M. (2013). Identification of technical item flaws leads to improvement of the quality of single best multiple choice questions. *Pakistani Journal of Medical Science, 29*(3), 715–718.

Kobrin, J.L., & Kimmel, E.W. (2006). Test development and technical information on the writing section of the SAT Reasoning Test™. *College Board Research Notes, 25.*

Kyllonen, P.C. (2015). Designing tests to measure personal attributes and noncognitive skills. In M. Raymond, S. Lane, & T. Haladyna (Eds.), *Handbook of test development* (2nd ed., pp. 190–211). New York: Routledge.

Lane, S., & Iwatani, E. (2015). Design of performance assessments in education. In M. Raymond, S. Lane, & T. Haladyna (Eds.), *Handbook of test development* (2nd ed., pp. 274–293). New York: Routledge.

Lane, S., & Stone, C.A. (2006). Performance assessment. In R.L. Brennan (Ed.), *Educational measurement* (4th ed., pp. 387–432). Westport, CT: Praeger Publishers.

Linn, R.L., & Miller, M.D. (2005). *Measurement and assessment in teaching* (9th ed.). Upper Saddle River, NJ: Pearson/Merrill Prentice Hall.

Lockyer, J., Carraccio, C., Chan, M., Hart, D., Smee, S., Touchie, C., . . . & ICBME Collaborators (2017). Core principles of assessment in competency-based medical education. *Medical Teacher, 38*(6), 609–616.

Messick, S. (1989). Validity. In R.L. Linn (Ed.), *Educational measurement* (3rd ed., pp. 13–104). New York: American Council on Education and Macmillan.

Messick, S. (1994). The interplay of evidence and consequences in the validation of performance assessments. *Educational Researcher, 23*, 13–23.

Miller, G.E. (1990). The assessment of clinical skills/competence/performance. *Academic Medicine, 65*, S63–67.

Muijtjens, A.M.M., van Mameren, H., Hoogenboom, R.J.I., Evers, J.L.H., & van der Vleuten, C.P.M. (1999). The effect of a 'don't know' option on test scores: Number-right and formula scoring compared. *Medical Education, 33*, 267–275.

Nyquist, J.G. (2014). *Techniques for assessment of learner performance in teaching and assessing the competencies* (10th ed.). Los Angeles: University of Southern California.

Paniagua, M., & Swygert, K.A. (Eds.). (2017). *Constructing written test questions for the basic and clinical sciences.* Philadelphia: National Board of Medical Examiners.

Powers, D.E., Burstein, J.C., Chodorow, M., Fowles, M.E., & Kukich, K. (2001). Stumping *e-rater:* Challenging the validity of automated essay scoring. *ETS Research Report 01–03.* Princeton, NJ: Educational Testing Service.

Rodriguez, M.C. (2005). Three options are optimal for multiple-choice items: A meta-analysis of 80 years of research. *Educational Measurement: Issues and Practice*, *24*(2), 3–13.

Rodriguez, M.C. (2015). Selected-response item development. In S. Lane., M.R. Raymond, & T.M. Haladyna (Eds.), *Handbook of test development* (2nd ed., pp. 259–273). New York: Routledge.

Rush, B.R., Rankin, D.C., & White, B.J. (2016). The impact of item-writing flaws and item complexity on examination item difficulty and discrimination value. *BMC Medical Education*, *16*, 250.

Schneid, S., Armour, C., Park, Y.S., Yudkowsky, R., & Bordage, G. (2014). Reducing the number of options on multiple-choice questions. *Medical Education*, *48*, 1020–1027.

Shumate, S.R., Surles, J., Johnson, R.L., & Penny, J. (2007). The effects of the number of scale points and non-normality on the generalizability coefficient: A Monte Carlo study. *Applied Measurement in Education*, *20*, 357–376.

Swygert, K.A., & Williamson, D.M. (2015). Using performance tasks in credentialing tests. In M. Raymond, S. Lane, & T. Haladyna (Eds.), *Handbook of test development* (2nd ed., pp. 294–312). New York: Routledge.

Tarrant, M.M., Knierim, A., Hayes, S.K., & Ware, J. (2006). The frequency of item writing flaws in multiple-choice questions use in high stakes nursing assessments. *Nursing Education Today*, *26*(8), 662–671.

Tarrant, M.M., Ware, J., & Mohammed, A.M. (2009). An assessment of functioning and non-functioning distractors in multiple-choice questions: A descriptive analysis. *BMC Medical Education*, *9*(40).

Thissen, D., & Wainer, H. (Eds.). (2001). *Test scoring*. Mahwah, NJ: Lawrence Erlbaum Associates.

Wainer, H., & Lewis, C. (1989). *RR-89-29: Toward a psychometrics for testlets*. Princeton, NJ: Educational Testing Services.

Wainer, H., & Thissen, D. (1996). How is reliability related to the quality of test scores? What is the effect of local dependence on reliability? *Educational Measurement: Issues and Practice*, *15*(1), 22–29.

Welch, C. (2006). Item and prompt development in performance testing. In S.M. Downing & T.M. Haladyna (Eds.), *Handbook of test development* (pp. 303–327). Mahwah, NJ: Lawrence Erlbaum Associates.

Yudkowsky, R., Downing, S.M., & Sandlow, L.J. (2006). Developing an institution-based assessment of resident communication and interpersonal skills. *Academic Medicine*, *81*, 1115–1122.

第 8 章

口 试

Dorthea Juul，Rachel Yudkowsky，Ara Tekian

王 钢 译

口试有时也被称为口头考试（*viva voce*），其特点是考生与一位或多位考官进行面对面的交流。试题可能与某个病例、临床图表或其他临床资料相关；考试形式可以是 5 分钟的聚焦测评，也可以是长达 1 小时的综合性"长案例"测评。

口试的目的是考查考生的思维能力，以评估其批判性推理、解决问题、做出临床判断和遵循医学伦理等技能，以及表达观点、综合素材和独立思考的能力。与构念反应性笔试相比，口试的潜在优势在于考官能够通过进一步的跟进探查，探究考生的反应，以加深或拓宽考查手段，从而更好地界定考生的能力范围。口试不应主要用于评估知识（可以通过笔试更好地评估），也不应主要用于评估接诊患者的基本流程（可以通过模拟测评、表现测评或直接观察法更好地评估）（图 8.1）。

尽管口试有着悠久的历史和广泛的应用，但其效度仍受到许多因素的影响（而且往往

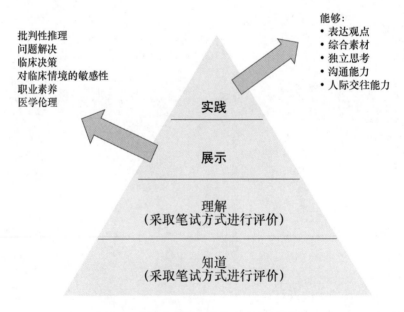

图 8.1 米勒金字塔：通过口试评价的能力
资料来源：Miller（1990）

实施成本相对较高），这就导致了对其作为评估策略效果的争议和关注（如参见以下文献：Hutchinson，Aitken，& Hayes，2002；Yudkowsky，2002；Wass，Wakeford，Neighbour，& van der Vleuten，2003；Davis & Karunathilake，2005；Burch，Norman，Schmidt，& van der Vleuten，2008；Memon，Joughin，& Memon，2010）。在本章中，我们回顾这些影响因素，并主要通过结构化口试的方法提出一些解决方案。首先，让我们来看一看口试在全球范围内应用的案例。

全球范围内的口试

口试不仅可应用于对本科生、毕业后教育阶段的测评，还可应用于执照和证书考试。例如，Hamdy、Prasad、Williams 和 Salih 在 2003 年介绍了一种测评方法，他们称之为临床接诊直接观察考试（direct observation clinical encounter examination，DOCEE），该方法被用于评价阿拉伯海湾大学的医学生。在直接观察考生接诊真实患者后，考官与考生围绕病例进行讨论，并在四个方面对考生进行评分：信息采集能力、推理和分析能力、决策能力和职业素养。这一考试已被证实具有良好的可靠性和双考官间评分一致性，并且这种测评方法提供的信息与考生其他临床能力指标的测评没有完全重叠。

《CanMEDS 评价工具手册》将口试纳入了当代评价工具清单，并指出这种考查方式非常适合评价医学专家角色的多种关键能力（Bandiera，Sherbino，& Frank，2006）。Chou、Lockyer、Cole 和 McLaughlin 于 2009 年对加拿大住院医师培训项目主任开展调查，其中有86% 使用口试对学员进行评价。并且，口试是除在培评估报告（in-training evaluation report，ITER）以外最常用的考查方式。Jefferies、Simmons 和 Skidmore 于 2011 年开发了一种结构化口试，以评价 CanMEDS 在亚专科（新生儿 / 围生医学）培训项目中的全部 7 项角色。他们发现，该测评对 7 项角色中的 6 项角色具有合理的心理测量特性，组织实施可行且经济，学员和教师也很容易接受。

病例诱导回顾（CSR）与传统的口试一样，涉及考官与考生之间的互动。考官基于考生接诊患者时记录的病历进行提问，涉及能力广泛，包括临床推理、临床决策、病历书写、与患者和家属的沟通以及对医疗体系的理解（Philibert，2018）。实际上，考官要求考生"有声思考"，即阐明其采取做法的理由。CSR 已被应用于对学员和执业医师的评价及反馈（Al-Wassia，Al-Wassia，Shihata，Park，& Tekian，2015；Goulet，Jacques，Gagnon，Racette，& Sieber，2007；Reddy，Endo，Gupta，Tekian，& Park，2015）。

在美国，随着医学专科委员会的成立，口试早在 1917 年就开始应用（Mancall，1995）。截至 2018 年，24 家美国医学专科委员会中大约有一半在开展专科医师认证考试过程中使用某种类型的口试，在加拿大皇家内科医师和外科医师学院、美国和加拿大牙科医师委员会、英国皇家学院和世界其他认证机构中的大多数专业也是如此。

由于在美国专科认证委员会中使用口试，在许多住院医师培训项目中也实际或"模拟"开展口试。其目的一方面是可以评估住院医师所取得的进步，另一方面是增加学员对这种考查方式的接触机会，从而提高其通过率。在以下专业的研究文献中有相关报告：急诊医学（Schwaab et al.，2011）；眼科学（Wiggins，Harper，Landes，& O'Sullivin，2008）；物理医学和康复医学（Engel，Pai，& Walker，2014）；放射学（Strickland，Jensen，&

McArthur，2017）；外科学（Fingeret et al.，2016）。

在一项直接涉及口试对认证过程"增值"的研究中，美国麻醉医师专科委员会的研究人员证实，与那些只通过多选题（MCQ）测评或两项考试均未通过的考生相比，那些同时通过认证过程中 MCQ 和口试的考生，对行医执照采取纪律处分的风险更低（Zhou et al.，2017）。由此得出结论，这些结果支持了如下假设："口试评价了笔试中未能完全评价的那些对麻醉医师临床表现重要的领域"（Zhou et al.，2017，p. 1178）。

口试效度的影响因素

对传统非结构化口试效度的担忧导致其逐渐被笔试、应用模拟和标准化病人进行的表现测评以及结构化口试所取代，特别是对于高利害测评。为理解这种转变，我们在第 2 章研究了口试所存在的问题，即效度的两个主要影响因素：构念代表性不足（CU）和构念无关变量（CIV）。

CU（或采样不足）是口试所存在的主要问题。与其他任何评价一样，口试必须提供多个信息点，以对要评价的领域进行系统性采样。与其他临床技能测评一样，内容特异性（Elstein，Shulman，& Sprafka，1978）限制了其从一种能力泛化到另一种能力。由包含 2 个或 3 个主题或临床场景的问题组成的口试不可能实现采样内容领域的广泛性和系统性（Turnball，Danoff，& Norman，1996；Norcini，2002）；仅在 1 个或 2 个场景中评价问题解决或临床推理能力的考试无法实现对该能力的充分采样。此外，如果口试与接诊真实患者相关，则可评价的内容可能受到患者可及性、患者合作能力以及患者是否同意检查的限制（Yudkowsky，2002）。如果采用不同的患者对学员进行测评，测评在难度或内容上可能不等同，从而降低了测评的公平性和比较不同考生测评分数的能力。

更为复杂的问题是，早期的研究（Evans，Ingersoll，& Smith，1966；McGuire，1966）发现，口试中提出的问题与笔试中提出的问题没有太大区别。Jayawickramarajah 于 1985 年发现，在非结构化口试中，大约三分之二的问题是简单回忆。不管涉及的主题有多少，这些问题都不太可能引发高阶思维，而这正是口试应考虑的重点。

CIV 是指由被评价能力无关的因素导致的分数方差；例如，礼貌、举止和着装等特征影响对临床推理能力的评级（Williams，Klamen，& McGaghie，2003）。CIV 的存在是对效度的威胁，尤其是对使用少量考官评价每位学员的传统口试而言更具负面影响，毕竟鲜有考官能做到主动纠正自己的严格性（鹰派 / 鸽派）和避免偏倚效应（Linn & Zeppa，1976；Schwiebert & Davis，1993；Weingarten，Polliack，Tabenkin，& Kahan，2000；Wass et al.，2003；Houston & Myford，2009）。

可影响口试分数的 CIV 包括举止和行为、语言和流利性、外表和吸引力，例如着装规范（职业或非职业）、身体异常 / 特殊或古怪、焦虑 / 压力水平和情绪状态（Pokorny & Frazier，1966；Yaphe & Street，2003；Lunz & Bashook，2008）。与实际所说的内容相比，考生的信心水平可以对考官判定的分数具有更大的影响（Thomas et al.，1993）。

有一项有趣的实验是关于沟通方式的影响，Rowland-Morin、Burchard、Garb 和 Coe 于 1991 年训练了 5 名男演员和女演员，以不同的方式扮演相同的学生，如直接与间接的眼神接触和中等与较慢的反应速度。考官对 10 类表现进行了评分（对事实的了解、理解概念、识别问题、整合相关信息、做出正确决策、有动力、有效沟通、足智多谋、正直、外表有吸引力）。研究发现，考官受到考生沟通能力的强烈影响。相反，考官赞同或不赞同的面部表情会鼓励或阻止考生的反应，引入了额外的 CIV 这样的混杂因素。

结构化口试

上述的 CU 和 CIV 问题导致许多教育工作者采用更客观和可控的方法代替口试，如笔试、使用标准化病人和其他模拟的表现测评。尽管如此，在下文所述的受控和标准化条件下，口试可以在综合评价方法中提供"增值"。

结构化口试对克服 CU 和 CIV 有很大好处。在结构化口试中，每位考生接受相同的任务，这些任务在相同的条件下进行，时间相同，评分尽可能客观（Guerin，1995）。解决 CU 和 CIV 问题的方法是：组织一系列口试，仔细制订考站方案、问题的标准化和制订答案评分标准；使用经过系统培训的多名考官；设定正式的标准；以及系统的质量保障工作（表 8.1）。

结构化口试具有许多表现测评的特点，如标准化病人考试和客观结构化临床考试（OSCEs）（见第 9 章）。与表现测评一样，增加测评次数或考站数量可能会对可靠性／通用性产生很大影响，因为增加了对内容和评分者的抽样，降低了 CU，并允许 CIV 抵消不同测评或考官之间的影响。Daelmans、Scherpbier、van der Vleuten 和 Donker（2001）研究了内科诊所中多次口试的效果，每天进行两次 30 分钟的以患者为基础的口试，持续 5 天。他们发现需要 10 次 30 分钟的考试或大约 5 小时的测评才能达到 0.80 的概化系数，大约相当于一个可靠的 OSCE 所需的病例数和测评时间（van der Vleuten & Swanson，1990）。正如在 OSCEs 中，在每个"考站"增加单个考官的执考次数比将考官数量增加 1 倍更能提高测评的可靠性（Swanson，Norman，& Linn，1995；Norman，2000；Wass et al.，2003）。

案例示例 8.1 中描述的多站式小型面试（MMI）是类似 OSCE 的一系列短结构化面试的示例，类似于结构化口试，代替长时间的非结构化面试以选择医学生。研究已经证明了 MMI 用于做出录取决定的有效性（Eva et al.，2009；Eva et al.，2012；Knorr & Hissbach，2014）。Eva 等（2012，p.2233）报告说，"与使用 MMI 评价未录取的考生相比，被录取的学生在加拿大国家执照考试中得分更高"。

考试内容设计方案确保对决策者感兴趣的领域进行系统的和代表性的采样（见第 2 章；

表 8.1 结构化口试的特点

- 多个考"站"
- 考试内容设计方案
- 初始问题的标准化
- 辅助评分标准的规则
- 多名考官
- 考官培训
- 正式的标准设定
- 质量保障措施

Haladyna，2004；Lane，Raymond，& Haladyna，2015）。使用规范的细目表确定待评价的内容领域和技能，并提供问题示例以引出拟评价的技能（表 8.2）。

根据考试目的，可以使用各种触发考试情境的材料来为试题提供临床背景。除了书面 / 视频病例之外，口试可以基于现场或模拟的来诊患者，并可作为 OSCE 考站的评价工具。有时，考官可以模拟患者，以便评价学员的信息采集或沟通技能。美国急救医学委员会将基于

案例示例 8.1　一次口试"OSCE"

多站式小型面试

多站式小型面试（MMI）是对结构化口试的一个创新性案例，是在加拿大麦克马斯特大学迈克尔·G. 德格罗特医学院开发的，对医学院申请者提供更有效的非认知素质的评估（Eva，Reiter et al.，2004；Eva，Rosenfeld，2004）。进入卫生健康专业项目的传统面试很容易被概念化为"口试"——即在面试官和申请人之间进行的高利害对话。麦克马斯特大学的 MMI 是由一系列类似 OSCE 的简短结构化案例组成，这些案例是基于与伦理问题、沟通技能、合作能力或其他一些非认知素质有关的场景设计的。在一些考站中，考官可以与考生讨论问题，而在另一些考站中，考官可以观察考生与模拟病人或模拟同事进行交互。MMI 方法已被用于牙科、医学、护理、药学和兽医学校招生考试，以及医学和牙科研究生招生考试（Reiter & Eva，2017）。

MMI 型试题示例（8 分钟）

你的一位友邻计划只使用替代医学策略治疗胃癌，你会告诉她什么呢？
如果患者是你的妹妹，你的答案会不一样吗？

表 8.2　考试内容设计方案和考务安排

- 需要抽样的内容领域和子领域
- 需要评价的技能 / 能力
  - 决策
  - 患者管理
  - 诊断解释
  - 对背景问题的敏感性
  - 沟通和人际交往能力
  - 其他
- 触发考试情境的材料（如果有）
  - 真实患者
  - 模拟病人
  - 书面片段
  - 学员自己的患者案例
  - 实验室检查结果
  - 考官角色扮演
- 期望的问题广度和深度

考务安排：
- 口试考站的数量
- 每个考站的测评 / 持续时间
- 每个考站的题量 / 案例数
- 每个考站的考官人数

计算机的图形和图像，如 X 线和心电图整合到口试中（Kowalenko et al., 2017）。美国麻醉学委员会最近开始将其一些口试考站基于标准化病人设计，这是首次采取这种做法的美国医学专科委员会（American Board of Anesthesiology，2018）。

另一种选择是在病例诱导回顾（CSR）中使用考生自己的案例作为触发考试情境的材料，允许考官在考生向患者提供照护的情境下深入探究学员的临床推理和决策原理（Maatsch，1981）。美国妇产科委员会（2018）在其口试中的 6 个部分中有 3 个部分是基于考生提交的病例清单。案例示例 8.2 提供了可能为基于 CSR 的评价预先指定的初始问题的示例；后续问题将由考官自行决定。

评分和标准设定

口试的评分问题类似于表现测评的评分问题（第 9 章），包括用于获取并评定成绩的工

案例示例 8.2　病例诱导回顾（CSR）

Philibert（2018）提供了一个用于开发 CSR 场景的工作表。她预计考生用在选题和审题的时间约为 5 分钟，讨论和反馈的时间为 10～15 分钟。有一部分用于进行病例回顾、案例讨论、给出口头反馈和探讨对反馈的理解。在病例讨论部分，她提出了一些初步的问题，这些问题可以用来探究考生对患者诊疗的思维过程。比如：

- 患者陈述的哪些特征使您做出您的前两个诊断？是否存在模棱两可或不确定性？如果有，您是如何处理的？
- 您开具的实验室检测或检查的理由是什么？还有其他您想过但决定放弃的检查吗？为什么？
- 您是否询问患者对其疾病和诊疗的体验（感受、想法、对诊疗的影响和期望）？您从中了解了什么？

Reddy 等（2018）开发了映射到 ACGME 里程碑的 CSR 评级量表，还提供了可用于开发结构化 CSR 会话的示例问题。比如：

- 您是如何决定患者具备出院条件的？
- 通过照护这个患者，您学到了什么？
- 就您所知，如果有的话，您还能做些什么来改善您的诊疗实践？

以下是基于里程碑评级量表的病例诱导回顾示例：

请说明住院医师完成此任务的能力：
题目 3：合理使用顾问

一级 严重缺乏	二级	三级	四级 准备好进行无监督练习	五级 期望的行为
在患者照护时不使用顾问服务	无法说明咨询理由	提出有意义的临床问题，为顾问的意见提供指导	权衡顾问的建议，以便有效管理患者	处理多个顾问提出的不一致建议

来源：Reddy, S.T., Tekian, A., Durning, S.J., Gupta, S., Endo, J., Affinati, B., & Park, Y.S.（2018）. Preliminary Validity Evidence for a Milestones-Based Rating Scale for Chart-Stimulated Recall. Journal of Graduate Medical Education，10（3），269-275.

具设计以及合分的程序。核查表和评分表可以确保考官专注于考试的关键部分，行为锚定评分标准可以帮助标准化评分。和表现测评一样，总体评分等有助于挖掘专家考官的独特判断和经验。

对于口试来说，标准设定是一个特别的挑战。如果仅由一位考官单独评分，无论做出通过还是不通过的判定，都可能会理所当然地被攻击为武断或具有偶然性。通过采集几位专家的评分并经过规范的标准设定程序，将可以确保分数线是合理和公平的。

用于诸如 OSCEs 的表现测评的任何标准设定方法都适用于具有多考站和多考官的结构化口试。基于考试的方法，例如边界组标准设定法，可能特别适合于由不同考官执考不同考生的口试。在这种方法中，考官根据评分标准在几个相关题目上对考生进行评分或评级，并提供从确定通过到边界通过到确定不通过的总体评级。最终合格 / 不合格分数由具有"边界合格"评级的全体考生的平均分确定。

在 Angoff 法中，标准设定可以是在口试的某个考站水平，也可以在测评整体水平进行。由精心遴选的考官组成的考官小组对每道考题或每个考站进行判断，每个考官都提出他认为边界组考生（即处于刚刚合格边缘的考生）成功完成该考题或通过整场考试的概率。考站或测评的最终合格分数线是考站每道试题或整场测评全部考站的边界组考生成功或通过的概率之和。

有关标准设定问题的更完整讨论，请参见第 6 章；有关表现测评中评分和标准设定的讨论，请参见第 9 章。

考生准备

考生应事先了解考试的目的、安排、时长、考生人数和总体流程，应被告知考试的题型和通过标准。如有可能，应提供练习机会（特别是高利害考试）。考试机构经常在他们的网站上提供这些信息。例如，除了详细的书面信息外，美国急诊医学委员会（2018）还有一个"口试考生指导"视频，美国外科委员会（2018）提供了一个题为"您的口试成功指南"的视频。

考官的遴选、培训及评估

Wakeford、Southgate 和 Wass（1995）建议，考官的遴选标准包括专业方面的适当知识和技能、"在考官整体可接受范围内的医学实践和提供医疗照护的方法"、有效的人际交往技能、良好的团队合作能力，以及仍在从事通用医疗服务。

虽然选择合适的考官是任何口试的关键步骤，但结构化口试的优点之一是还有机会进行系统的培训。除了对他们将执考的案例进行审核外，考官还可以接受培训，提出更高分类级别的开放式问题，以更好地评价考生解决问题的能力（Des Marchais & Jean，1993）。参考框架培训，即考官对不同水平作答进行评分演练，是一种特别有效的方法，用于将考官校准到评分标尺（Bernardin & Buckley，1981；第 9 章）。

Newble、Hoare 和 Sheldrake（1980）声称，培训对于评分不太稳定的考官往往是无效的，并建议将评分不稳定的考官和极其严厉或宽松的考官从考官库中剔除。Jones（2016）描述了美国外科委员会对考官评分行为提供反馈的类型。

系统性的执考严厉和宽松（但是表现稳定）也可以通过分数的统计调整来纠正。Raymond、Webb 和 Houston（1991）以及 Raymond、Harik 和 Clauser（2011）使用基于最小二乘法（OLS）回归的相对简单的统计步骤来识别和纠正宽严中的错误，导致通过率改变了6%。在高利害考试中，更复杂的统计方法（如多面 Rasch 测量）可以帮助识别和纠正考官错误（Myford & Wolfe，2003；Jones，2012；参见第 19 章 项目反应理论）。

除了跟踪考官的评分行为，往往会指派更资深的考官去指导和评估他们的同事。Chiodo（2016）和 Harman（2016）提供了他们的委员会监督考官使用的表格示例。

有关美国急救医学委员会（ABEM）认证口试考官培训的说明，请参见案例示例 8.3，有关考官培训步骤的总结，请参见表 8.3。

案例示例 8.3　培训和评估考官

美国急诊医学委员会（ABEM）认证口试

ABEM 认证口试（截至 2018 年）是由 7 道基于真实病例模拟案例题组成的结构化口试。其中，5 道题的场景为面对单个患者，2 道题的场景为必须同时管理多个患者。每道模拟场景题由一名考官根据 8 项表现标准对考生与该案例相关的关键行为进行评分。考生可以在 ABEM 网站（www.ABEM.org）上查到考试内容设计方案（内容细目表）及合格标准。

ABEM 的考官需要接受 6 小时的执考与评分培训，达到考官间评分的高度一致性。考官在每次考试中要根据 17 项标准进行监测和评估。其中一些列举如下。

- 与考生建立舒适的互动氛围
- 按时开始考试
- 保持对考试计时的控制
- 按时结束考试
- 根据指南介绍考试
- 规范管理考试材料
- 根据确定的标准执行考试
- 恰当地扮演角色
- 适当的提示
- 记录完整且可读懂

由资深考官在不同考室间轮换执考。一再偏离培训准则的考官将被淘汰。

注：有关 ABEM 考试的更多信息，请参见 Reinhart（1995）和 Bianchi（2003）。

质量保障

质量保障（quality assurance，QA）工作可侧重于预防、检查和补救对考试效度的影响（表 8.4），并获得第 2 章所述的 5 类效度证据。QA 可能包括审查设计方案的内容效度；确保考官遵守对提问、评分和考试管理的工作指南；获得可靠性指标，如评分者间可靠性或概化估计；研究口试分数与其他评价分数之间的关系；以及评价合格分数标准设定对考试的影响。

表 8.3　结构化口试考官培训步骤

1. 遴选具备测评领域专业知识、熟悉参加测评学员（例如，护理学二年级学生）水平的考官，并具有良好的沟通能力。
2. 引导考官了解考试目的、考试程序和考试结果（利害关系）。
3. 向考官讲解待评价的能力、测评使用的题型以及如何使用任何一个触发测评情境的材料。让考官练习提问更高阶的问题。
4. 回顾和演练评分及文档记录程序。
5. 如有可能，提供参考框架培训，以校准考官对不同水平应答的评分。
6. 让新考官观察有经验的考官和（或）通过参加模拟口试进行练习。
7. 观察新考官并提供反馈，再决定接受或辞退考官。执考不稳定或评分方式明显异常者（非常宽松或非常严厉）不可担任考官。
8. 持续对考官进行校准 / 微调，特别是对于高利害考试。

表 8.4　效度威胁 *：口试

	问题	补救措施
构念代表性不足（CU）	问题太少，无法充分采样	使用多案例 / 多考站
	领域抽样不具代表性	确保考试系统地抽查领域的蓝图
	低阶问题（与胜任力不匹配的问题）	培养考官使用高阶问题 将问题标准化
	独立的考官太少	使用多考官 每个考站设置一名考官
构念无关变量（CIV）	有缺陷或不适当的问题	培训考官 将问题标准化
	有缺陷或不适当的案例情景或其他提示	预测试案例和提示
	考官偏见	提供评分标准 培训考官使用评分标准
	系统性评分错误：成见，严格，宽松，中心倾向	对考官进行参考框架培训
	问题难度不适宜（太容易 / 太难）	培训考官 将问题标准化
	考生虚张声势	培训考官
	语言 / 文化偏见	培训考官 审题改题
	站不住脚的合格分数方法	使用正式的标准设定程序
信度指标	概化性 评分者间信度 评分者稳定性	

* 关于对 CU 和 CIV 效度影响的更多信息，请参见第 2 章

考后事项

口试的实施计划包括考虑所有评价方法共有的考后问题。这些问题包括向考生和其他利益相关方发布考试结果的机制、如何处理不及格或合格边缘的考生，以及制订有争议成绩核查的裁决程序。

成本投入

口试需要投入许多成本：考试筹备和开发（包括试题 / 案例命制和评分）；考官培训及差旅费；其他花费，特别是在考试中使用标准化病人或真实患者的情况下；以及场地 / 现场费用。结构化口试的考务工作特别复杂，但值得付出额外的成本和努力，以便能够对如下问题做出肯定的回答："我们测量的是我们希望测量的吗？""结果可靠吗？""这项考试值得投入时间和资金吗？"

小 结

口试仍然是辩论和争议的主题，但如果实施得当，口试可以成为评价工具箱中可信的组成部分。在低利害、形成性评价的情境中，非结构化口试可以为教师提供与学员进行对话的宝贵机会，了解他们的想法，并根据实际情况提供即时反馈。在高利害的情境中，类似于 OSCE 的结构化口试可以为深入探究临床决策、伦理推理和其他"隐性"技能提供独特的机会。

在计划实施结构化口试时，请遵循以下循证建议：

- 使用由多考官执考的多案例 / 多考站。
- 使用考试设计蓝图指导试题开发。
- 使用结构化评分系统。
- 选用评分稳定、训练有素的考官。
- 对考试过程中的准备、开发、培训、实施、评估和反馈阶段实施监控。
- 将口试作为综合评价系统的一个组成部分。

参考文献

Al-Wassia, H., Al-Wassia, R., Shihata, S., Park, Y.S., & Tekian, A. (2015). Using patients' charts to assess medical trainees in the workplace: a systematic review. *Medical Teacher*, *37*, S82–S87.

American Board of Anesthesiology. (2018). Staged examinations policy book. Retrieved from www.theaba.org/PDFs/BOI/StagedExaminations-BOI. Accessed 23 January 2018.

American Board of Emergency Medicine. (2018). Oral examination candidate orientation. Available at www.abem.org/public/emergency-medicine-(em)-initial-certification/oral-examnation/familiarize-yourself-with-the-oral-examination/candidate-video-and-sample-cases. Accessed January 24, 2018.

American Board of Obstetrics and Gynecology. (2018). 2018 bulletin for the certifying examination for basic certification in obstetrics and gynecology. Retrieved from www.abog.org/Bulletins/2018%20Basic%20Certifying%20Bulletin.pdf. Accessed August 31, 2018.

American Board of Surgery. (2018). General surgery certifying exam. Retrieved from www.absurgery.org/default.jsp?certcehomewebsite. Accessed January 23, 2018.

Bandiera, G., Sherbino, J., & Frank, J.R. (2006). *The CanMEDS assessment tools handbook: An introductory guide to assessment methods for the CanMEDS competencies*. Ottawa, ON: The Royal College of Physicians and Surgeons of Canada.

Bernardin, H.J., & Buckley, M.R. (1981). Strategies in rater training. *Academy of Management Review*, *6*(2), 205–212.

Bianchi, L., Gallagher, E.J., Korte, R., & Ham, H.P. (2003). Interexaminer agreement on the American Board of Emergency Medicine oral certification examination. *Annals of Emergency Medicine*, *41*, 859–864.

Burch, V.C., Norman, G.R., Schmidt, H.G., & van der Vleuten, C.P.M. (2008). Are specialist certification examinations a reliable measure of physician competence? *Advances in Health Sciences Education, 13,* 521–533.

Chiodo, A. ABPMR Part II examiner training. (2016). Retrieved from www.abms.org/media/119998/tues_2_chiodo_oralexams.pdf. Accessed January 23, 2018.

Chou, S., Lockyer, J., Cole, G., & McLaughlin, K. (2009). Assessing postgraduate trainees in Canada: Are we achieving diversity in methods. *Medical Teacher, 31*(2), e58–63.

Daelmans, H.E.M., Scherpbier, A.J.J.A., van der Vleuten, C.P.M., & Donker, A.J.M. (2001). Reliability of clinical oral examinations re-examined. *Medical Teacher, 23,* 422–424.

Davis, M.H., & Karunathilake, I. (2005). The place of the oral examination in today's assessment systems. *Medical Teacher, 27*(4), 294–297.

Des Marchais, J.E., & Jean, P. (1993). Effects of examiner training on open-ended, higher taxonomic level questioning in oral certification examinations. *Teaching and Learning in Medicine, 5,* 24–28.

Elstein, A.S., Shulman, L.S., & Sprafka, S.A. (1978). *Medical problem solving: An analysis of clinical reasoning.* Cambridge, MA: Harvard University Press.

Engel, J., Pai, A.B., & Walker, W.C. (2014). Can American Board of Physical Medicine and Rehabilitation Part 2 board examination scores be predicted from rotation evaluations or mock oral examinations? *American Journal of Physical Medicine and Rehabilitation, 93,* 1051–1056.

Eva, K.W., Reiter, H.I., Rosenfeld, J., & Norman, G.R. (2004). The ability of the multiple mini-interview to predict preclerkship performance in medical school. *Academic Medicine, 79*(10 Suppl), S40–42.

Eva, K.W, Rosenfeld, J., Reiter, H.I., & Norman, G.R. (2004). An admissions OSCE: The multiple mini-interview. *Medical Education, 38*(3), 314–326.

Eva, K.W., Reiter, H.I., Rosenfeld, J., Trinh, K., Wood, T.J., & Norman, G.R. (2012). Association between a medical school admission process using the multiple mini-interview and national medical licensing examination scores. *JAMA, 308,* 2233–2240.

Eva, K.W., Reiter, H.I., Trinh, K., Wasi, P., Rosenfeld, J., & Norman, G.R. (2009). Predictive validity of the multiple mini-interview for selecting medical trainees. *Medical Education, 43,* 767–775.

Evans, L.R., Ingersoll, R.W., & Smith, E.J. (1966). The reliability, validity, and taxonomic structure of the oral examination. *Journal of Medical Education, 41,* 651–657.

Fingeret, A.L., Arnell, T., McNelis, J., Statter, M., Dresner, L., & Widmann, W. (2016). Sequential participation in a multi-institutional mock oral examination is associated with improved American Board of Surgery certifying examination first-time pass rate. *Journal of Surgical Education, 73,* e95–e103.

Goulet, F., Jacques, A., Gagnon, R., Racette, P., & Sieber, W. (2007). Assessment of family physicians' performance using patient charts: Interrater reliability and concordance with chart-stimulated recall interview. *Evaluation in the Health Professions, 30*(4), 376–392.

Guerin, R.O. (1995). Disadvantages to using the oral examination. In E.L. Mancall & P.G. Bashook (Eds.), *Assessing clinical reasoning: The oral examination and alternative methods* (pp. 41–48). Evanston, IL: American Board of Medical Specialties.

Haladyna, T. (2004). *Developing and validating multiple-choice test items* (3rd ed.). Mahwah, NJ: Lawrence Erlbaum Associates.

Hamdy, H., Prasad, K., Williams, R., & Salih, F.A. (2003). Reliability and validity of the direct observation clinical encounter examination (DOCEE). *Medical Education, 37,* 205–212.

Harman, A.E. (2016). American Board of Anesthesiology oral examiner management. Retrieved from www.abms.org/media/120002/tues_2_harman_oralexams.pdf. Accessed January 23, 2018.

Houston, J.E., & Myford, C.M. (2009). Judges' perception of candidates' organization and communication, in relation to oral certification examination ratings. *Academic Medicine, 84,* 1603–1609.

Hutchinson, L., Aitken, P., & Hayes, T. (2002). Are medical postgraduate certification processes valid? A systematic review of the published evidence. *Medical Education, 36,* 73–91.

Jayawickramarajah, P.T. (1985). Oral examinations in medical education. *Medical Education, 19,* 290–293.

Jefferies, A., Simmons, B., Ng, E., & Skidmore, M. (2011). Assessment of multiple physician competencies in postgraduate training: Utility of the structured oral examination. *Advances in Health Sciences Education, 16,* 569–577.

Jones, A. (2016). Examiner management. Retrieved from www.abms.org/media/120005/tues_2_jones_oralexams.pdf. Accessed January 23, 2018.

Jones, A.T. (April 2012). Leveling the field in performance assessment: A deviation model for adjusting rater leniency. Paper presented at the annual meeting of the American education Research Association, Vancouver, BC, Canada.

Knorr, M., & Hissbach, J. (2014). Multiple mini-interviews: Same concept, different approaches. *Medical Education, 48*(12), 1157–1175.

Kowalenko, T., Heller, B.N., Strauss, R.W., Counselman, F.L., Mallory, M.N.S., Joldersma, K.B., et al. (2017). Initial validity analysis of the American Board of Emergency Medicine enhanced oral examination. *Academic Emergency Medicine, 24*(1), 125–129.

Lane, S., Raymond, M.R., & Haladyna, T.M. (2015). *Handbook of test development* (2nd ed.). New York: Routledge.

Linn, B.S., & Zeppa, R. (1976). Team testing: One component in evaluating surgical clerks. *Journal of Medical Education*, *51*, 672–674.

Lunz, J.E., & Bashook, P.G. (2008). Relationship between candidate communication ability and oral certification examination scores. *Medical Education*, *42*, 1227–1233.

Maatsch, JL. (1981). Assessment of clinical competence on the Emergency Medicine Specialty Certification Examination: The validity of examiner ratings of simulated clinical encounters. *Annals of Emergency Medicine*, *10*, 504–507.

Mancall, E.L. (1995). The oral examination: An historic perspective. In E.L. Mancall & P.G. Bashook (Eds.), *Assessing clinical reasoning: The oral examination and alternative methods* (pp. 3–7). Evanston, IL: American Board of Medical Specialties.

McGuire, C.H. (1966). The oral examination as a measure of professional competence. *Journal of Medical Education*, *41*, 267–274.

Memon, M.A., Joughin, G.R., & Memon, B. (2010). Oral assessment and postgraduate medical examinations: Establishing conditions for validity, reliability and fairness. *Advances in Health Sciences Education*, *15*, 277–289.

Miller, G.E. (1990). The assessment of clinical skills/competence/performance. *Academic Medicine*, *65*, S63–S67.

Myford, C.M., & Wolfe, E.W. (2003). Detecting and measuring rater effects using many-facet Rasch measurement: Part I. *Journal of Applied Measurement*, *4*(4), 386–422.

Newble, D.I., Hoare, J., & Sheldrake, P.F. (1980). The selection and training of examiners for clinical examinations. *Medical Education*, *14*, 345–349.

Norcini, J.J. (2002). The death of the long case? *British Medical Journal*, *324*, 408–409.

Norman, G. (2000). Examining the examination: Canadian versus US certification exam. *Canadian Association of Radiologists Journal*, *51*, 208–209.

Philibert, I. (2018). Using chart review and chart-stimulated recall for resident assessment. *Journal of Graduate Medical Education*, *10*(1), 95–96.

Pokorny, A.D., & Frazier, S.H. (1966). An evaluation of oral examinations. *Journal of Medical Education*, *41*, 28–40.

Raymond, M.R., Harik, P., & Clauser, B.E. (2011). The impact of statistically adjusting for rater effects on conditional standard errors of performance ratings. *Applied Psychological Measurement*, *35*, 235–246.

Raymond, M.R., Webb, L.C., & Houston, W.M. (1991). Correcting performance-rating errors in oral examinations. *Evaluation and the Health Professions*, *14*, 100–122.

Reddy, S.T., Endo, J., Gupta, S., Tekian, A., & Park, Y.S. (2015). A case for caution: Chart-stimulated recall. *Journal of Graduate Medical Education*, *7*(4), 531–535.

Reddy, S.T., Tekian, A., Durning, S.J., Gupta, S., Endo, J., Affinati, B., & Park, Y.S. (2018). Preliminary validity evidence for a milestones-based rating scale for chart-stimulated recall. *Journal of Graduate Medical Education*, *10*(3), 269–275.

Reinhart, M.A. (1995). Advantages to using the oral examination. In E.L. Mancall & P.G. Bashook (Eds.), *Assessing clinical reasoning: The oral examination and alternative methods* (pp. 31–39). Evanston, IL: American Board of Medical Specialties.

Reiter, H., & Eva, K. (2017). Vive la difference: The freedom and inherent responsibilities when designing and implementing multiple mini-interviews. *Academic Medicine*, *93*(7), 969–971.

Rowland-Morin, P.A., Burchard, K.W., Garb, J.L., & Coe, N.P. (1991). Influence of effective communication by surgery students on their oral examination scores. *Academic Medicine*, *66*, 169–171.

Schwaab, J., Kman, N., Nagel, R., Bahner, D., Martin, D.R., Khandelwal, S., et al. (2011). Using second life virtual simulation environment for mock oral emergency medicine examination. *Academic Emergency Medicine*, *18*, 559–562.

Schwiebert, P., & Davis, A. (1993). Increasing inter-rater agreement on a family medicine clerkship oral examination—A pilot study. *Family Medicine*, *25*, 182–185.

Strickland, C., Jensen, A., & McArthur, T. (2017). Does the oral "mock board" examination still have a role as a training tool? *Academic Radiology*, *24*, 1463–1467.

Swanson, D.B., Norman, G.R., & Linn, R.L. (1995). Performance-based assessment: Lessons from the health professions. *Educational Researcher*, *24*, 5–11.

Thomas, C.S., Mellsop, G., Callender, K., Crawshaw, J., Ellis, P.M., Hall, A., et al. (1993). The oral examination: A study of academic and non-academic factors. *Medical Education*, *27*, 433–439.

Turnball, J., Danoff, D., & Norman, G. (1996). Content specificity and oral certification exams. *Medical Education*, *30*, 56–59.

van der Vleuten, C.P.M., & Swanson, D.B. (1990). Assessment of clinical skills with standardized patients: State of the art. *Teaching and Learning in Medicine*, *2*, 58–76.

Wakeford, R., Southgate, L., & Wass, V. (1995). Improving oral examinations: selecting, training, and monitoring examiners for the MRCGP. *British Medical Journal*, *311*, 931–935.

Wass, V., Wakeford, R., Neighbour, R., & van der Vleuten, C. (2003). Achieving acceptable reliability in oral examinations: An analysis of the Royal College of General Practitioners membership examination's oral component. *Medical Education*, *37*, 126–131.

Weingarten, M.A., Polliack, M.R., Tabenkin, H., & Kahan, E. (2000). Variations among examiners in family medicine residency board oral examinations. *Medical Education*, *34*, 13–17.

Wiggins, M.N., Harper, R.A., Landes, R.D., & O'Sullivan, P.S. (2008). Effects of repeated oral examinations on ophthalmology residents. *British Journal of Ophthalmology*, *92*, 530–533.

Williams, R.G., Klamen, D.A., & McGaghie, W.C. (2003). Cognitive, social and environmental sources of bias in clinical performance ratings. *Teaching and Learning in Medicine*, *15*, 270–292.

Yaphe, J., & Street, S. (2003). How do examiners decide? A qualitative study of the process of decision making in the oral examination component of the MRCGP examination. *Medical Education*, *37*, 764–771.

Yudkowsky, R. (2002). Should we use standardized patients instead of real patients for high-stakes exams in psychiatry? *Academic Psychiatry*, *26*(3), 187–192.

Zhou, Y., Sun, H., Culley, D.J., Young, A., Harman, A.E., & Warner, D.O. (2017). Effectiveness of written and oral specialty certification examinations to predict actions against the medical licenses of anesthesiologists. *Anesthesiology*, *126*, 1171–1179.

第9章

表现测评

Rachel Yudkowsky

李 力 译

表现测评是一种旨在引出受试者在实际或模拟真实生活任务中表现的考试。表现测评与观察"内在"自发的行为不同，这项任务是为了考试而专门设计的，并明确要求考生展示要评价的行为。因此，表现测评是一种"外在"评价，处于 Miller 金字塔的"展示"水平（Miller，1990），见图9.1。因为考生知道他们正在被评价，他们的表现可能代表了他们个人最佳水平或最大程度的表现，而非典型表现。表现测评的例子包括获得驾照的道路测评、潜水测评和美国医师执照考试（USMLE）中第2阶段的临床技能评价。在这一章，我们将回顾表现测评的目的、优势和局限性，并为标准化病人（SPs）这一医学教育中常用的模拟形式的使用提供实用指南。我们将重点放在把 SP 用于评价而不是教学，将讨论评分选项、多站式客观结构化临床考试、标准设定以及在 SP 考试背景下对效度的影响；这些原则同样适用于使用其他形式的表现测评。目前还有几种其他类型的模拟方法，例如台式模型、虚拟（基于计算机的）模型和模拟人。本文所涉及的评价问题也适用于这些模拟形式，并在第14章进行了更详细的讨论。

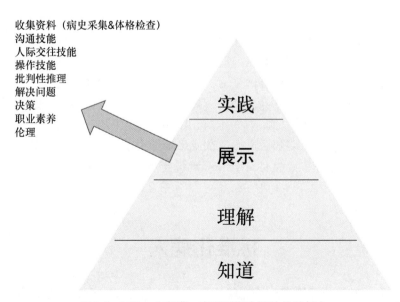

图 9.1 Miller 金字塔：表现测评中评价的胜任力

表现测评的优势

表现测评提供了观察学员应对复杂挑战时行为的机会，同时可以控制测评的时间、地点、方式和内容。表现测评并不局限于在特定时间内可能出现在临床环境中的患者和问题。模拟选项对考试设定进行了严格控制，在考生之间进行了标准化处理，提前对考官进行培训，以及对拟评价领域的系统抽样。在形成性测评时，表现测评提供了独特的反馈、指导和复盘的机会，从而促进刻意练习（Ericsson，Krampe，& Tesch-Römer，1993；Ericsson，2004）以及技能和专业的发展。从患者安全的角度来看，表现测评使教育者能够确保学员在接触真正的患者前，达到最低的胜任力和技能水平。表现测评的缺点与复杂的考务工作以及模拟诊室临床任务的难度有关；模拟可能很昂贵，并且需要多个站点或案例（参见本章后面的"多站式表现测评"），在资金和时间两方面都增加了资源成本。

明确表现测评的目的

与所有评价一样，教师都必须清楚考试的目的。要评价的基本构念（胜任力或技能）是什么？

由于表现测评费时且昂贵，因此最好将其保留用于在其他场合或用其他方式无法有效观察或评价的技能。涉及与患者互动的技能尤其适合表现测评。与患者、家人、工作人员、同事的沟通和人际交往能力，通过病史采集和体格检查收集数据，临床思维和决策，病历书写，伦理和职业行为，以及操作技能，都可以在模拟环境中有效地诱导出来并进行评价。

选择评价个人技能还是完整的临床经历，部分取决于学员的水平（Petrusa，2002）。训练初期的学生经常学习零散的技能，例如"检查肩部"或"采集性史"。这些技能可以采用简短的、5 ～ 7 分钟站点的方式进行评价，在其中，他们被要求演示特定技能："请检查该患者的肩部"。中级学员在面对患者时必须自己选择重点的病史和体格检查项目，并制订鉴别诊断和对患者的管理计划。这些学员更适合在一个较长的、综合的，与患者接触的情境中进行测评，在给定主诉背景下测评这些胜任力。对于更高级别的学员来说，处理复杂关键情况的能力可以在"易错"环境中进行测评，这个环境包括员工失误、设备故障和家庭成员干扰。

如果实际的（非模拟的）临床接诊是为了评价而进行的，则可以将其作为表现测评的一部分：例如，迷你临床演练评估（第 10 章）是美国精神病学委员会考试的现场问诊或传统"口试"的第一部分，在其中，教师对采用未知患者的病史采集和体格检查考试的表现进行评分。请注意，表现测评不需要随后进行口试或患者讨论，临床接诊本身就是评价对象。本章中讨论的所有原则（如蓝图、接诊评分和标准设定），同样适用于基于真实患者的表现测评和模拟。

标准化病人

标准化病人（SP）是经过训练，能够以一致和可信的方式扮演给定患者的表现，从而能够真实地模拟患者的人（Barrows & Abrahamson，1964；Barrows，1993）。SP 可以来自不同的背景，包括专业演员、退休教师、社区志愿者、身体状况稳定的患者、护士、住院医师和学生。"混杂"模拟或多模式模拟是指将 SP 与台式模型和（或）模拟人结合使用，以鼓励以患者为中心的操作的方法，并增强重症监护和团队情境的真实性和挑战性（Kneebone et al.，2005；Black et al.，2006；Nestel，Mobley，Hunt，& Eppich，2014）。可以将隐藏身份的 SP 派遣到临床医生办公室和诊所，以评价真实实践的表现（Rethans，Drop，Sturmans，& van der Vleuten，1991；Rethans，Gorter，Bokken，& Morrison，2007；Weiner et al.，2010；Schwartz，Weiner，& Binns-Calvey，2013）。对教师发展而言，SP 方法也被扩展到标准化学生（Gelula & Yudkowsky，2003）以及标准化家庭成员、同事（Gangopadhyaya，Kamin，Kiser，Shadrake，& Yudkowsky，2013）和工作人员的塑造。标准化病人被广泛应用于各个医学专业（内科、护理、药学、牙科、理疗、职业治疗、营养学、兽医学等）。

　　"模拟病人"是一个通用术语，其中包括那些不需要在所有医患接触中保持高度一致表演的人，例如为了小组指导的目的而进行的患者模拟。相反，使用 SP 进行评价最重要的方面是 SP 的"标准化"。在高利害的评价情境中，SP 必须能够对大量带着自己特殊问题和行为来接诊的考生保持一致的表演。一致的表演需要两个要素：非常详细的脚本和 SP 的严格训练。

　　SP 脚本包含刻画的细节。剧本规定了病人的年龄、性别和其他显著特征，并描述了病人的病史和体检结果、他们的"背景"（家庭、工作和生活情况），以及个性和情感。脚本详细说明了回答开放式问题时要提供的信息（只有在考生明确提出时才提供）、SP 提示（例如，"我现在能回家吗？"之类的问题）、SP 对不同考生行为的预期反应。脚本的广度和丰富程度在一定程度上取决于预期交流的长度和性质。对于一个学生检查 SP 肩部、不收集任何病史的 5 分钟测评来说，可能只需要 SP 对体检结果的描述进行模拟（如果有的话）。而对于一个时长 30 分钟的测评，考生为一位患有抑郁症的老年妇女制订鉴别诊断和治疗计划时，则需要一个非常详细和精心制作的脚本。

　　SP 脚本应该由经验丰富的临床医生团队编写，最好是基于他们自己与真实患者的经历，并进行修改以保护患者隐私。基于真实患者的脚本为丰富的背景故事奠定了基础，支持诸如实验室检查结果等细节，并保证剧本"紧密相连"以呈现一个可信且逼真的患者。框 9.1 列出了有效脚本的建议元素。SP 脚本也可以在已发布的案例手册（例如，Macy Initiative，2003）、在线资源库（如 MedEd Portal，www.aamc.org/mededportal）以及 SP 教育者联盟网站（www.aspeducators.org）找到。

　　SP 培训：一旦脚本可用，就可以对 SP 进行培训，准确、一致和可信地塑造病人（van der Vleuten & Swanson，1990；Tamblyn，Klass，Schnabl，& Kopelow，1991；Colliver & Williams，1993；Errichetti & Boulet，2006；Wallace，2007）。培训包括回顾、澄清和记忆案例材料，然后在与培训师和（或）模拟考生的模拟接诊中演练这些材料。当遇到考生的意外问题时，SP 必须能够适当地即兴发挥。如果将由多个 SP 扮演相同的案例，一起训练将促进不同 SP 的一致性。先前 SP 扮演案例的视频记录有助于在不同的测评管理部门之间保证一致性（Schlegel，Bonvin，Rethans，& van der Vleuten，2015）。如果 SP 将向考生提供口头或书面反馈，则应培训他们有效地做到这一点（例如，Howley，2007）。如果 SP 将对考生进行评分，也需要培训（参见后面的评分者培训）。整个培训过程可能从 30 分钟到 8 小时不等，具体取决于脚本的复杂性、SP 的职责以及所需的标准化程度。当 SP 达到预期水平时，定期评价和反馈可以帮助维持考试质量（Wind，Van Dalen，Muijtjens，& Rethans，2004）。

框 9.1　标准化病人信息模板

一般情况

☐ 主诉

☐ 诊断

☐ 案例作者联系方式

☐ 学习目标，案例相关胜任力

☐ 目标学员群体（如医学生、住院医师、护理学生等）

☐ 学员水平（训练年限，如高级临床医师等）

☐ 考生与患者的接诊时间

病历摘要与 SP 培训说明

☐ SP 人口统计资料：姓名，性别，年龄范围，种族

☐ 环境（诊室、急诊室等）

☐ 现病史

☐ 既往史

☐ 家族史

☐ 社会史和背景

☐ 系统回顾

☐ 体格检查发现（如果显示）

☐ SP 特殊说明

　　☐ 病人展示（初始情感、外貌、姿势等）

　　☐ 公开声明

　　☐ 嵌入的交流挑战

　　☐ 对开放式提问的响应

　　☐ 对特定面谈技巧或错误的响应

☐ 特殊病例注意事项 / 道具

　　☐ 特殊体征 / 查体要求

　　☐ 道具（如孕枕）

　　☐ 化妆（如果有，请包括在应用指南中）

附加用物

☐ 门牌信息

☐ 实验室检查结果，影像学资料（如果显示）

☐ 考试指引

☐ 学生接诊前、后挑战

☐ SP 用核查表和等级评定表

☐ 评分者用核查表和等级评定表

☐ SP 反馈指南

☐ 其他支持文档（教师说明书等）

来源：经允许改编自标准化病人教育者联盟（ASPE）2008 版

给表现评分

核查表和等级评定表用于将考生接诊 SP 期间的行为（或其他观察到的表现）转换为可用于评分的数字。核查表条目是一些陈述或问题，可用二分法"完成"或"未完成"评分（例如"考生听诊肺部"）。等级评定表采用了一系列的响应条目来表示所完成工作的质量（例如，"考生有多尊重？"），可能会分 4 个等级进行评分，从"非常尊重"到"完全不尊重"。

病例特异性核查表确定了对给定临床病例至关重要的行为，通常由内容专家小组或当地教师制定（Gorter et al.，2000）。核查表条目也可以通过观察经验丰富的临床医生在接诊 SP 时的行为得到（Nendaz et al.，2004）。理想情况下，条目（即题目或任务）应基于证据并反映出最佳实践指南的内容。由于核查表只为简单记录测评中发生的事情，因此填写核查表并不一定需要专家判断。但是为了最大程度地减少评分者之间的分歧，必须非常详细地说明核查表条目，并且必须对评分者进行培训，以识别对特定行为而言得分为"完成"的考生行为参数。例如，上文提到的核查表条目"考生听诊肺部"，可以更详细地描述为"考生在皮肤上，从后面、两侧，在 3 个层次听诊肺部，同时要求患者通过口腔深呼吸"。如果其中任何一个条件不满足，该项评分为"未完成"或"未正确完成"。如果需要更详细的反馈，可以将其每个基本条件（皮肤、双侧、3 个层次等）分列为单独的条目。核查表可以在接诊过程中由观察员填写，也可以由 SP 在接诊后立即填写。训练有素的 SP 可以非常准确地完成 12 ～ 15 个条目的核查表（Vu et al.，1992）。一些经过大量培训的 SP 可以完成更长的核查表（例如，进行从头到脚全面体检所需）（Yudkowsky et al.，2004）。当使用核查表和核查表校准的等级评定表时，受过训练的非专业人员（例如 SP、非 SP 非专业人员、医学生）与专家观察员（例如医师）一样可靠（Swanson & van der Vleuten，2013）。

虽然核查表可以有效地用于初学者，以确认他们遵循了医疗流程的所有步骤或引出了完整的病史，但详尽的核查表并不总是适合高年级的考生（Hodges，Regehr，McNaughton，Tiberius，& Hanson，1999；Swanson & van der Vleuten，2013）。临床专家通常在鼓励完整性的病史和体格检查（H&P）考试核查表上获得相对低的分数；他们倾向于基于非分析过程（如模式匹配）进行诊断，从而执行高度简化的 H&P。关注临床鉴别条目（区分不同诊断的条目）（Yudkowsky，Park，Riddle，Palladino，& Bordage，2014）和关键特征条目（见第 13 章）的核查表可能更好地识别高年级学员。加权核查表条目通常没用（Sandilands，Gotzmann，Roy，Zumbo，& de Champlain，2014）；当评价更复杂的表现和（或）高级临床医生时，由专家完成的等级评定表可能是更合适的工具（Swanson & van der Vleuten，2013）。

等级评定表为观察员提供了行使专家判断和评价行为质量的机会。总体量表条目将表现作为一个整体进行评价；例如，"总体而言，该表现为：优秀 | 非常好 | 良好 | 临界 | 不尽如人意"。分析性量表条目允许对一项任务中突出的具体行为的详细列表（类似于核查表）进行多重（多层次）评级。例如，有一个条目可能被评为："学生根据患者非语言线索跟进：经常 | 有时 | 很少 | 从不"。主要特征量表条目用于评价少数显著特征或整体表现特征。当评价沟通技能时，可能会被要求对语言交流、非语言交流和英语技能进行评级。核查表通常针对具体病例，但等级评定表可用于评价在不同病例中展示的行为或技能，例如数据收集、沟通技能或职业素养。已经开发了多种评价沟通和人际交往能力的工具，见于 Stillman、Brown、Redfield 和 Sabers（1977），Makoul（2001a、2001b），Kurtz、Silverman、Benson 和 Draper（2003），以

及 Irameneerat、Myford、Yudkowsky 和 Lowenstein（2009）的文献。在 Artino、La Rochelle、Dezee 和 Gehlbach（2014）的文献中可以找到开发等级评定表和问卷调查条目的优秀指南。

因为等级评定表需要进行判断，所以它们本质上比核查表更主观。为不同的等级选项提供锚定可以提高评级者间一致性（评级者内部信度），尤其是当这些锚定为基于行为的锚定时（Bernardin & Smith, 1981a）。毕业后医学教育认证委员会（ACGME）里程碑（Holmboe、Edgar、& Hamstra，2016）是以发展为导向的行为锚定等级评定表（BARS）的例子。框 9.2 为不同类型等级评定表锚点的示例。**评估细则**可用于评价书面答卷（如接诊 SP 后完成的图表记录）。实际上，评估细则是一种基于行为锚定的等级评定表，它提供了关于每个分数水平的预期表现的详细信息（关于笔试评估细则的更多信息见第 7 章）。框 9.3 显示了对图表记录进行评分的评估细则模板。

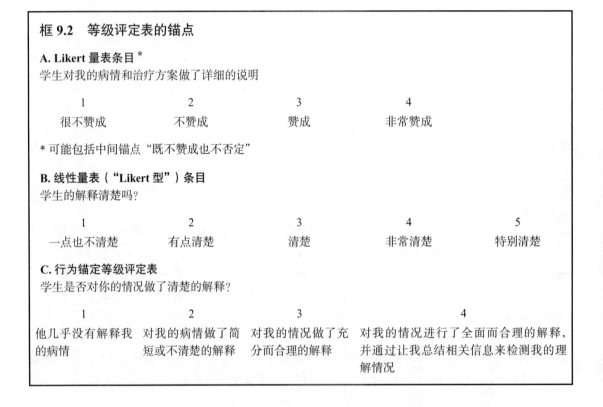

培训评分者

评分者必须接受培训，以便准确、一致地使用核查表和等级评定表。最好将所有评分者放在一个小组中进行培训，以促进共识和交叉校准。在审查了考试目的和每道题目后，参考框架培训（Bernardin & Buckley，1981b；Newman et al.，2016）有助于确保所有评分者都以同样的方式校准和使用量表。评分者观察并单独评价现场或录制的表演，如 SP 接诊或图表记录，然后一起讨论他们的评分，并就观察到的行为与核查表条目、评价锚点的对应达成共识。理想情况下，评分者应观察高、中、低熟练程度者的表现，并确定每个水平的特征行为。

框 9.3　接诊患者后测评的记录评分细则模板

任务	得分水平
记录： 病史采集（Hx）和体格检查（PE）结果记录 共 30 分	1. 大部分关键 Hx 和 PE 发现缺失或不正确（7 分） 2. 描述了大约一半的主要阳性和阴性结果；或描述了大多数结果，但缺乏记录或组织混乱（15 分） 3. 描述了大多数重要的积极和消极的结果，有良好的记录和组织，可能遗漏少量相关结果（23 分） 4. 描述所有关键信息，简洁且组织良好，无关信息很少（30 分）
DDX： 鉴别诊断 共 30 分	1. 列出 0～1 个（共 3 个）或 0 个（共 2 个）正确诊断（7 分） 2. 列出 2 个（共 3 个）或 1 个（共 2 个）正确诊断，按任意顺序排列（15 分） 3. 列出所有诊断，排序不正确（23 分） 4. 列出所有诊断并正确排序（30 分）
依据： 鉴别诊断依据 共 30 分	1. 未提供依据；或遗漏很多；或临床发现与诊断联系不正确（7 分） 2. 大约一半的关键联系遗漏或错误（15 分） 3. 只有少量联系遗漏或错误（23 分） 4. 与诊断的联系完整且正确（30 分）
辅助检查： 即时辅助检查计划 共 10 分	1. 辅助检查顺序有误或遗漏，使患者处于不必要的风险或危险中（2 分） 2. 无效计划（遗漏大多数必要检查）；和（或）低效计划（纳入很多无关检查）（5 分） 3. 辅助检查计划合理，可能有一些不必要的检查或遗漏一些必要的检查（8 分） 4. 诊断检查计划有效且高效；包括所有必要的检查，很少或没有不必要的检查（10 分）

来源：使用获得授权：Park, Y.S., Hyderi, A., Heine, N., May, W., Nevins, A., Lee, M., Bordage, G., & Yudkowsky, R.（2017）: Validity Evidence and Scoring Guidelines for Standardized Patient Encounters and Patient Notes From a Multisite Study of Clinical Performance Examinations in Seven Medical Schools. *Academic Medicine*，*92*，S12-S20.
Academic Medicine 是美国医学院校协会的期刊，https://journals.lww.com/academicmedicine

---

　　表现测评开发人员和评分者面临的许多挑战与笔试中的构念反应性试题面临的挑战类似；有关题目开发和评分者选择、培训的更多信息，详见第 7 章。

案例预测评

　　在将案例应用于评价之前，考站和评分工具应该由一些有代表性的评分者和考生进行预测评，以确保测评将按预期的方式运行。预测评经常引起考试指引的改变、对先前未预料到的问题的 SP 回答的详细说明，以及对核查表条目和评分锚点的澄清。

多站式表现测评：客观结构化临床考试（OSCE）

　　在一个临床病例中的表现并不能很好地预测在另一个病例中的表现，这种现象被称为

"病例特异性"（Elstein，Shuman，& Sprafka，1978）。管理阑尾炎患者的能力并不能预测诊断抑郁症的能力，对慢性糖尿病患者进行了适当的病史采集和体格检查（H&P）并不能预测对急性胸痛患者进行适当 H&P 的能力。正如不能根据一道选择题来评价学生的知识，也不能基于一次观察来评价胜任力。对此，解决方案之一是客观结构化临床考试（OSCE）（Harden，Stevenson，Downie，& Wilson，1975），这是一种由一系列或环形的表现测评组成的考试形式。在 OSCE 中，每一次考试都被称为一个"考站"；学员们从环形的不同考站开始，依次进入下一考站，直到完成 OSCE。一个给定的 OSCE 可以包括相同类型（例如，只有 SP 接诊）或不同类型的考站：基于 SP 的患者接诊、操作（如静脉穿刺）、书面任务（如书写处方或图表记录）、实验室检查结果解释、心电图或影像学图像，以及对考官的口头陈述（图 9.2）。更多数量的考站可以对要评价的领域更好地进行抽样，从而提高了考试的信度和效度——见后续关于效度影响因素的讨论。

　　根据考试目的的不同，OSCE 考站的持续时间可以从 5 分钟到 30 分钟甚至更长（Petrusa，2002）。时间较短的考站可以测评单项技能，如诱发反射；时间更长的站点可以在逼真的背景下对复杂任务进行评价，例如，为不愿意接受结直肠癌筛查的患者提供咨询。10 ～ 20 分钟通常足够进行重点病史采集和体格检查（Petrusa，2002）。为方便考务管理，一个给定 OSCE 的所有考站时间应该相等。"对连"考站由两个相连的测评组成——例如，写一张刚刚在上一个考站接诊的患者的图表记录。"对连"考站的时间（SP 接诊加记录）将等于两个考站的时间总和。

　　世界各地都在进行高利害的执业资格 OSCE 考试。Boulet、Smee、Dillon 和 Gimpbel（2009）介绍了美国和加拿大在执业资格考试中使用标准化病人评价的情况。框 9.4 提供了美国医师执照考试第二阶段临床技能考试（USMLE Step 2CS）的概要说明，作为高利害客观结构化临床考试的一个例子。有关该计划的更多信息，请访问 USMLE 网站。

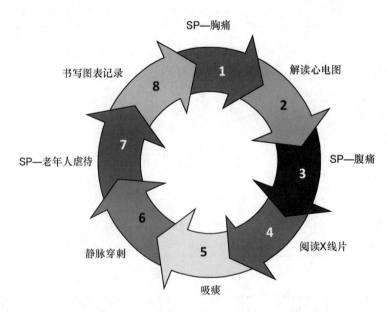

图 9.2　用于内科实习的 8 个考站的 OSCE

框 9.4 OSCE 案例示例：美国医师执照考试（USMLE）第 2 阶段临床技能考试

考试目的	确保新住院医师具备在监督下为患者提供诊疗所需的知识和技能
内容领域	美国医疗实践中常见的患者和问题
技能水平评价（单独技能 *vs* 全面接诊）	全面接诊：能够从患者那里收集信息，进行体格检查，并将发现传达给患者和同事
形式	（1）标准化病人（SP）测评（每次 15 分钟） （2）每次测评后写下患者记录（10 分钟）
考站数	12
技能部分成绩报告	（1）综合临床接诊（ICE）：数据收集和数据解读（来自体检核查表和患者记录） （2）沟通和人际交往能力（CIS） （3）英语口语能力（SEP）
评分工具	● 体格检查和 CSI 核查表 ● 患者记录和 SEP 的整体等级评定表
评分者	● SP（体检核查表、CIS 和 SEP） ● 训练有素的医生（患者记录）
跨病例联合评分，边界分数	技能（ICE、CIS、SEP）内的补偿性 跨技能的联合性——必须分别通过每个部分

来源：www.usmle.org/step-2-cs/

OSCE 评分：跨考站联合评分

OSCE 分析的单位是考站或病例，而非核查表条目，因为病例中的条目是相互依赖的：住院医师是否检查心脏取决于他是否引出胸痛病史。同样，"对连"考站是一个单一的分析单元。应汇总核查表或等级评定表条目，以创建考站分数。核查表条目的子集可以提供关于任务不同方面表现的信息，例如病史采集和体格检查，不过这些子集很少有足够的条目单独作为可靠的测量标准。但是，可以将几个案例共有技能的子量表或主要特征评分进行平均，以获得该技能的考试等级分数。例如，沟通和人际交往能力（CIS）分数在不同的案例中显示出中等程度的相关性，因此，将不同案例 CIS 的平均等级评分作为该技能的考试得分是合理的。

补偿性与非补偿性（或称"联合性"）评分问题已在第 6 章中讨论过。在一个案例或任务中的良好表现是否应该补偿在另一个中的不良表现？这是政策层面的决定。以技能为基础的补偿方法意味着，在一个病例中表现出良好的沟通技能可以合理弥补另一种情况下不良的沟通能力。但决策者可能会认为，考生应该在绝对数量的关键临床情形中（例如胸痛、腹痛或呼吸急促）表现出胜任力——一种情况下的良好表现不能补偿另一种情况下的不良表现。执行不同临床操作的能力通常是联合性的——静脉穿刺的良好表现不能补偿心电图操作的糟糕表现。

标准设定

第 6 章中描述的许多标准设定方法最初是为笔试开发的，而现在已经被用于表现测评（Downing, Tekian, & Yudkowsky, 2006）。常见的基于试题的方法（如 Angoff 法）很容易被用来设定核查表的及格分数；但是，基于题目的方法在表现测评中的使用受到了挑战，因为核查表上的条目不是相互独立的（Ross, Clauser, Margolis, Orr, & Klass, 1996; Boulet, de Champlain, & McKinley, 2003）。此外，并不是所有的核查表条目都具有相同的临床价值——遗漏某一项可能危及患者的生命，而遗漏另一项可能对临床病例的结局不重要。以直接观察考生表现为基础的标准设定方法，如边界组法（BG）和对照组法（CG）避免了这些问题。使用专家考官（教师）作为评分者来观察和评价考生接诊 SP 的测评条目可以很容易地使用这些基于考生的方法，除了为每个考生完成核查表外，还可以让考官对不及格、边界和通过进行整体评级。边界组法中，将边界组考生核查表分数的均数或中位数设置为及格分数，而通过和不通过两组的交点提供了对照组法中确定几个分数的基础（详见第 6 章）。使用非临床医生（例如 SP）来完成核查表的测评条目可以让教师将 SP 评分的核查表代替考生表现，并使用整体测评方法（如 Hofstee 法），或者回到基于试题的方法（如 Angoff 法或 Ebel 法），同时承认它们的局限性。可以汇总不同案例在案例水平的及格分数，为整个测评提供一个补偿性的标准。联合标准将要求通过特定数量的案例考核，或通过两个或更多的子量表（例如，数据收集和沟通技能）考核。联合标准总是会导致考生的不及格率比补偿标准更高，因为每个障碍都会增加其自身的失败概率。有关标准设定和上述方法的更广泛讨论，详见第 6 章。

操作技能测评给标准设定带来了一系列不同的挑战。当核查表是公开可查，且不正确的表现对患者安全或成功操作结果构成威胁的情况时，以掌握性为导向的方法便更为合适。详见第 18 章（掌握性学习背景下的评价）和第 6 章（标准设定）。

考务管理

实施 OSCE 可能会令人生畏。许多学校有全职 SP 培训师、付费的专业演员或其他担任 SP 的人员，还有专门的设施（包括数个具有视听录制功能的诊所式房间，提供给评分者进行远程观察和为考生对 SP 的接诊评分）。在线数据管理系统有助于核查表数据的采集和报告，让学员、教师能够查看和评论远程测评的数字记录。另外，若使用教师作为培训者和评分者，招募学生、居民或社区志愿者作为 SP，在晚上或周末利用现有的诊所空间，OSCE 也可以在更有限的预算下进行。视频记录下这些测评是有帮助的，但绝不是必要的。

表现测评效度的影响因素

表 9.1 总结了表现测评效度的影响因素。我们的讨论将集中在第 2 章涉及的两个主要影响因素：抽样不足（构念代表性不足）和噪声（构念无关变量）。

表 **9.1** 表现测评效度的影响因素

影响因素	问题	补救
构念代表性不足（CU）"抽样不足"	没有足够的案例或考站对目标领域进行充分采样	使用多个考站（至少 8～10 个）
	没有足够的条目来反映给定案例中的表现	使用几个核查表或等级评定表来获取每一个案例的表现
	非代表性抽样	绘制蓝图，以确保考试系统地对目标领域进行抽样
构念无关变量（CIV）"噪声"	不清楚或措辞不佳的条目	对考站和评分工具预测评 培训评分者对条目评分
	考站或条目难度不合适（太容易/太难）	让适当水平的学员对考站和评分工具预测评
	核查表条目不能反映专家推理（条目与胜任力不匹配）	精心设计符合考生水平的核查表和等级评定表条目
		使用能够对考生反应（*vs* 做了/没做）质量进行评分的内容专家评分者
	评分者偏倚	提供行为锚定评估细则 训练评分者使用评估细则 跨考站使用多个评分者
	系统性的评分者误差：晕轮效应、严格、宽松、集中趋势	对评分者进行参考框架培训
	评分不一致	撤出评分者
	语言/文化偏见	培训评分者 预测评和修正考站
	不合理的及格分数设定方法	正式的标准设定练习
信度指标	概化 评分者间信度 评分者一致性 等级评定表内部一致性信度	

　　构念代表性不足或抽样不足可能是表现测评效度的一个特殊影响因素，因为表现因考站而异（"病例特异性"），但为观察评价而设置的考站或表现数量有限。因此，多站式测评（OSCE）介于笔试和口试之间，前者有数百道选择题，后者可能只包含单个观察或一个患者的问题。

　　OSCE 的效度主要取决于其对拟评价领域进行充分而系统抽样的能力（图 9.3）。蓝图和测评细目表的创建可支持系统抽样（见第 2 章）。对基于 SP 的 OSCE，该蓝图应详细说明三个 C：内容子领域（*content* subdomains）、要评价的能力（*competencies* to be assessed）和患者特征（patient *characteristic*）；OSCE 应包括对这些要素进行系统抽样的案例。框 9.5 提供了一个对住院康复轮转职业治疗师进行基于 SP 评价的蓝图元素模板。概念框架有助于确定要抽样和评价的要素；这类框架的例子有：跨专业合作实践能力领域（Interprofessional Education Collaborative Expert Panel，2011）、美国临床药学院临床药师胜任力（Saseen et al.，2017）、美国 ACGME 胜任力和住院医师里程碑（Batalden，Leach，Swing，Dreyfus，& Dreyfus，2002；Holmboe et al.，2016），以及 Kalamazoo 关于以患者为中心的沟通的共识声

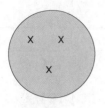
构念代表性不足或抽样不足：数据点不足

构念代表性不足或抽样不足：数据点不是从整个目标领域中系统抽样得到的

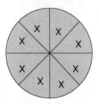
数据点是从待评价的目标领域中系统抽样得到的

图 9.3　构念代表性不足

框 9.5　为住院康复轮转职业治疗师制订 OSCE 蓝图细则

内容：确定要评价的内容子领域。对于住院康复轮转的职业治疗师，这些可能包括：

- 脑卒中、脑损伤、脊髓损伤
- 其他神经系统疾病（帕金森病、多发性硬化等）
- 截肢和其他骨科疾病
- 多发伤
- 癌症

胜任力：确定要评价的任务、胜任力和技能。例如，能够：

- 进行图表回顾
- 获取病史和职业档案
- 评估上肢（活动范围、感觉、协调性）
- 评估认知和沟通技能
- 评估视觉和视觉感知技能
- 评估平衡技能
- 评估日常生活活动（ADL）和工具性日常生活活动（IADL）
- 用图表记录所有内容

特征：确定要抽样的患者基本信息和其他重要维度。例如：

- 年龄、性别、种族
- 慢性病 *vs* 急性病
- 家庭环境、社会支持
- 以前的功能水平

汇编一组案例，从列出的内容、胜任力和特征中抽取样本。住院康复轮转职业治疗师的 OSCE 考站样本：

- 填写一份先前独立的 40 岁新发脑卒中女性患者的职业档案
- 为难以应对照顾对象（因车祸导致脑损伤）行为变化的配偶 / 护理者提供咨询
- 与 20 岁完全 C8 脊髓损伤男性患者及其责任护士和母亲讨论肠道计划的实施，并记录在图表中

明（Makoul，2001a），见框 9.6。第 8 章中描述的多站式小型面试（MMI）（见案例示例 8.1，Eva，Rosenfeld，Reiter，& Norman，2004；以及后续章节）在招生面试的情境下应用了蓝图和抽样原则，实际上将面试视为一种表现测评。

为了得出有效的推论，OSCE 考站必须有足够长的时间，才能够观察到决策者所希望评价的行为。如果待评价的是进行重点病史采集和体格检查，并根据该 H&P 制订鉴别诊断和治疗计划的能力，则 OSCE 将需要使用更长时间的（10～20 分钟）站点，延长测评时间以获取足够数量的考生反应。通常需要 4～8 小时的测评时间来获得最低程度的可靠分数（van der Vleuten & Swanson，1990）。

考试与临床课程之间的频繁脱节对考试内容效度提出了额外的挑战，并且可能导致病例特异性（Williams et al.，2014）。OSCE 蓝图系统地将考站映射到课程内容和目标，但受训

框 9.6 帮助绘制 OSCE 蓝图的框架模板

跨专业合作实践胜任力领域

- 跨专业实践的价值观 / 伦理
- 角色 / 职责
- 跨专业交流
- 团队和团队合作

来源：Interprofessional Education Collaborative Expert Panel（2011）. *Core Competencies for Interprofessional Collaborative Practice：Report of an Expert Panel.* Washington，DC：Interprofessional Education Collaborative.

美国临床药学院临床药剂师胜任力

- 直接患者照护
- 药物治疗知识
- 基于系统的照护和人口健康
- 沟通
- 职业素养
- 持续职业发展

来源：Saseen，J.J. et al.（2017）. ACCP Clinical Pharmacist Competencies. *Pharmacotherapy*，37（5），630-636，doi：10.1002/phar.1923

Kalamazoo 共识申明

医疗交流的基本要素：
- 建立医患关系
- 展开讨论
- 收集信息
- 了解患者的观点
- 分享信息
- 就问题和计划达成一致
- 结束关系

来源：Makoul，G.（2001）. Essential Elements of Communication in Medical Encounters：The Kalamazoo Consensus Statement. *Academic Medicine*，76（4），390-393.

者的临床经历通常是偶然性的——某个学生能否看到考试设定的特殊患者问题，取决于在其实习的几周内是否碰巧有这样的患者被收住院或就诊。学生评论说他们没有遇到过 OSCE 所包含的临床病例，或特定考站的平均得分异常低，这些情况可能提供有价值的关于课程脱节的信息。

另一种类型的效度影响因素是构念无关变量，在这种变异中，学生之间的分数分布（分数变异）反映的不是学生能力的差异。除了学生之间能力的实际差异之外的任何方差来源都被认为是误差方差（"噪声"）。在基于 SP 的表现测评中，题目、案例、SP、评分者和场合都是测量误差的潜在来源。概化系数 G 是测量考试整体信度的指标（见第 4 章）；概化分析有助于确定某一特定 OSCE 的主要误差来源。作为概化分析的补充，项目反应理论和多面 Rasch（MFRM）分析（见第 19 章）可以确定有问题的任何单个题目、案例、评分者，以及所涉及的具体误差类型（Iramaneerat & Yudkowsky，2007；Iramaneerat，Yudkowsky，Myford，& Downing，2008；Pell，Fuller，Homer，& Roberts，2010）。病例特异性即由于案例、案例与人之间的相互作用而产生的差异，通常是表现测评最大的方差来源，并且是比评分者误差更大的来源。因此，在每个考站使用同一个评分者并增加考站数量，比每个考站有两个或更多的评分者但考站数较少更为有效（van der Vleuten & Swanson，1990；Swanson，Clauser，& Case，1999）。通过适当的培训，SP 几乎不会产生误差方差；多项研究表明，经过培训，SP 能以高度准确和一致的方式扮演案例和填写核查表（van der Vleuten & Swanson，1990；Colliver & Williams，1993）。通常，如果通过案例或考站的充分抽样对内容进行了足够的抽样，并且跨考站使用了不同的评分者和 SP，则跨考站评分者和 SP 的抽样也将足以提供可重复的结果。

表 9.2 说明了典型 OSCE 的误差方差来源以及可能的补救办法。

结果效度：对教育的影响

评价的一个重要方面是它对学习的影响（van der Vleuten & Schuwirth，2005；Swanson & van der Vleuten，2013；另见第 17 章）。人们发现，在通常的 MCQ 笔试中增加基于 SP 的 OSCE，可以提高学生对临床经历的关注度以及对直接观察和反馈的诉求（Newble & Jaeger，1983；Newble，1988）。测评操作技能同样会引导学生寻找机会练习这些技能，这是理想的结果。然而，在基于 SP 的评价中使用核查表有时会产生意想不到的后果。例如，核查表要求学生引出病史条目清单，但 SP 被培训在没有被明确询问时不主动披露特定信息，就会促使学生学习以散弹枪式的方式提出封闭式问题，而非采取以患者为中心的方法。训练 SP 对开放式问题给出更详细和更丰富的回答可以减少这种影响。同样，通过从头到脚的筛查来进行体格检查（Yudkowsky et al.，2004），可以确保学生掌握这些动作的全部技能；但会鼓励学生不考虑诊断假设或可能的体格检查结果，死记硬背地学习这些动作。使用假设引导的体格检查评价方法（Yudkowsky et al.，2009；Nishigori et al.，2011）可以促进临床思维的发展，而非机械地学习。教育者应警惕评价方法可能产生的积极和消极两种后果，并确保评价经历鼓励良好的学习和实践习惯。

表 9.2 OSCE 误差方差来源

误差方差来源	原因	结果	修正
人	不同的人在被评价行为上存在能力差异	由于人与人之间能力的真正差异而导致的分数差异	不需要修正——这（且仅此）是预期分数
题目	核查表或等级评定表条目或锚点不清晰	不同的评分者对该条目的理解不同，因此对同一项表现的评级也会有所不同	仔细描述条目 预测评条目 培训评分者
	题目特异性方差	个别学生发现案例中的某些题目比其他题目更难（案例中各个题目的表现各不相同）	每个案例使用多个题目
案例	案例特异性方差	个别学生发现一些案例比其他案例更具挑战性（考试中不同案例的表现各不相同）	每次考试使用多个案例
	案例情况或任务模棱两可	学生的不同反应取决于他们对案例的解读	预测评案例以保证它是清楚、不含糊的
SP	SP 对案例的演示不正确	学生们对案例的反应不同于作者的意图	训练 SP，质量保证
	不同的 SP 刻画案例的方式各不相同	学生对不同的 SP 反应不同	
评分者	评分者系统性误差：晕轮效应，严格，宽松，集中趋势	系统性的有偏见的评分——例如，某个评分者给出的评分持续偏高或偏低	为评分者提供行为锚定评分准则参考框架培训 在不同的考站使用不同的评分者 系统性误差的统计学校正
	评分者偏倚	评分被无关特征影响，如性别或种族	评分者培训 撤出评分者
	评分不一致	某个评分者随机不一致地评级，增加了系统中的随机噪声	评分者培训 撤出评分者
场合	特定场合因素：环境因素，如噪声和温度；个体因素，如疾病或睡眠不足	表现受特定场合因素的影响	控制环境因素 测评几种不同场合

小 结

表现测评为考生提供在受控条件下展示特定胜任力或技能的机会。使用 SP 和其他模拟的表现测评可以控制或管理许多在真实患者情况下不可预测的元素。在表现测评中，跨案例、题目和评分者进行系统抽样，对于最大限度地减少误差来源及最大程度地提高评分的概化能力和效度至关重要。表现测评提供的系统抽样、控制和标准化的组合，可以对临床技能进行有效、公正和合理的评价。

推荐阅读资料和资源

- 关于对 SP 的研究总结（见 van der Vleuten & Swanson，1990；Colliver & Williams，1993；Petrusa，2002；Swanson & van der Vleuten，2013）对最近的问题进行了出色的讨论。
- 关于 SP 历史的精彩叙述，见 Wallace（1997）。
- MedEdPortal 和 www.mededportal.org 包括同行评审的 SP 案例集，在 PubMed 中编制了索引。考虑在那里发布您自己的 SP 案例！
- 如需更多资源并与世界各地从事 SP 和模拟工作的医学教育工作者建立联系，请访问 SP 教育者联盟（www.aspeducators.org）和医学模拟协会（www.ssih.org）的网站。

参考文献

Artino, A.R., La Rochelle, J.S., Dezee, K.J., & Gehlbach, H. (2014). Developing questionnaires for educational research: AMEE Guide No. 87. *Medical Teacher*, 36, 463–474.

Barrows, H.S. (1993). An overview of the uses of standardized patients for teaching and evaluating clinical skills. *Academic Medicine*, 68, 443–451.

Barrows, H.S., & Abrahamson, S. (1964). The programmed patient: A technique for appraising student performance in clinical neurology. *Journal of Medical Education*, 39, 802–805.

Batalden, P., Leach, D., Swing, S., Dreyfus, H., & Dreyfus, S. (2002). General competencies and accreditation in graduate medical education. An antidote to over specification in the education of medical specialists. *Health Affairs*, 21, 103–111.

Bernardin, H.J., & Smith, P.C. (1981a). A clarification of some issues regarding the development and use of behaviorally anchored rating scales (BARS). *Journal of Applied Psychology*, 66, 458–463.

Bernardin, H.J., & Buckley, M.R. (1981b). Strategies in rater training. *The Academy of Management Review*, 6(2), 205–212.

Black, S., Nestel, D., Horrocks, E., Harrison, R., Jones, N., Wetzel, C., Wolfe, J., et al. (2006). Evaluation of a framework for case development and simulated patient training for complex procedures. *Simulation in Healthcare*, 1(2), 66–71.

Boulet, J.R., de Champlain, A.F., & McKinley, D.W. (2003). Setting defensible performance standards on OSCEs and standardized patient examinations. *Medical Teacher*, 25(3), 245–249.

Boulet, J.R., Smee, S.M., Dillon, G.F., & Gimpbel, J.R. (2009). The use of standardized patient assessments for certification and licensure decisions. *Sim Healthcare*, 4, 35–42.

Colliver, J.A., & Williams, R.G. (1993). Technical issues: Test application. *Academic Medicine*, 68, 454–460.

Downing, S., Tekian, A., & Yudkowsky, R. (2006). Procedures for establishing defensible absolute passing scores on performance examinations in health professions education. *Teaching and Learning in Medicine*, 18(1), 50–57.

Elstein, A.S., Shuman, L.S., & Sprafka, S.A. (1978). *Medical problem solving: An analysis of clinical reasoning*. Cambridge, MA: Harvard University Press.

Ericsson, K.A. (2004). Deliberate practice and the acquisition and maintenance of expert performance in medicine and related domains. *Academic Medicine*, 79(10 Suppl), S70–S81.

Ericsson, K.A., Krampe, R.T., & Tesch-Römer, C. (1993). The role of deliberate practice in the acquisition of expert performance. *Psychological Review*, 100, 363–406.

Errichetti, A., & Boulet, J.R. (2006). Comparing traditional and computer-based training methods for standardized patients. *Academic Medicine*, 81(10 Suppl), S91–S94.

Eva, K.W., Rosenfeld, J., Reiter, H.I., & Norman, G.R. (2004). An admissions OSCE: The multiple mini-interview. *Medical Education*, 38, 314–326.

Gangopadhyaya, A., Kamin, C., Kiser, R., Shadrake, L., & Yudkowsky, R. (2013). Assessing residents' interprofessional conflict negotiations skills. *Medical Education*, 47, 1139–1140.

Gelula, M., & Yudkowsky, R. (2003). Using standardized students in faculty development workshops to improve clinical teaching skills. *Medical Education*, 37, 621–629.

Gorter, S., Rethans, J.J., Scherpbier, A., van der Heijde, D., van der Vleuten, C., & van der Linden, S. (2000). Developing case-specific checklists for standardized-patient-based assessments internal medicine: A review of the literature. *Academic Medicine*, 75(11), 1130–1137.

Harden, R., Stevenson, M., Downie, W., & Wilson, M. (1975). Assessment of clinical competence using objective structured examinations. *British Medical Journal*, 1, 447–451.

Hodges, B., Regehr, G., McNaughton, N., Tiberius, R., & Hanson, M. (1999). OSCE checklists do not capture increasing levels of expertise. *Academic Medicine, 74*, 1129–1134.

Holmboe, E.S., Edgar, L., Hamstra, S. (2016). *The milestones guidebook*. Chicago, IL: Accreditation Council for Graduate Medical Education. Retrieved from www.acgme.org/What-We-Do/Accreditation/Milestones/Resources. Accessed July 2, 2019.

Howley, L. (2007). Focusing feedback on interpersonal skills: A workshop for standardized patients. MedEdPORTAL. Retrieved from www.mededportal.org/publication/339/

Interprofessional Education Collaborative Expert Panel. (2011). *Core competencies for interprofessional collaborative practice: Report of an expert panel*. Washington, DC: Interprofessional Education Collaborative.

Irameneerat, C., Myford, C.M., Yudkowsky, R., & Lowenstein, T. (2009). Evaluating the effectiveness of rating instruments for a communication skills assessment of medical residents. *Advances in Health Sciences Education, 14*, 575–594.

Iramaneerat, C., & Yudkowsky, R. (2007). Rater errors in a clinical skills assessment of medical students. *Evaluation & the Health Professions, 30*(3), 266–283.

Iramaneerat, C., Yudkowsky, R., Myford, C.M., & Downing, S. (2008). Quality control of an OSCE using generalizability theory and many-faceted Rasch measurement. *Advances in Health Sciences Education, 13*(4), 479–493.

Kneebone, R.L., Kidd, J., Nestel, D., Barnet, A., Lo, B., King, R., Yang, G.Z., & Brown, R. (2005). Blurring the boundaries: Scenario-based simulation in a clinical setting. *Medical Education, 39*, 580–587.

Kurtz, S.M., Silverman, J.D., Benson, J., & Draper, J. (2003). Marrying content and process in clinical method teaching: Enhancing the Calgary-Cambridge guides. *Academic Medicine, 78*(8), 802–809.

The Macy Initiative in Health Communication Casebook, 2003. Referenced in and available from the authors: Yedidia, M.J., Gillespie, C.C., Kachur, E., Schwartz, M.D., Ockene, J., Chepaitis, A.E., Snyder, C.W., Lazare, A., & Lipkin, M. (2003). Effect of communications training on medical student performance. *The Journal of the American Medical Association, 290*, 1157–1165.

Makoul, G. (2001a). Essential elements of communication in medical encounters: The Kalamazoo consensus statement. *Academic Medicine, 76*(4), 390–393.

Makoul, G. (2001b). The SEGUE Framework for teaching and assessing communication skills. *Patient Education and Counseling, 45*, 23–34.

Miller, G. (1990). The assessment of clinical skills/competence/performance. *Academic Medicine* (65 supplement), S63–67.

Nendaz, M.R., Gut, A.M., Perrier, A., Reuille, O., Louis-Simonet, M., Junod, A.F., & Vu, N.V. (2004). Degree of concurrency among experts in data collection and diagnostic hypothesis generation during clinical encounters. *Medical Education, 38*(1), 25–31.

Nestel, D., Mobley, B.L., Hunt, W.A., & Eppich, W.J. (2014). Confederates in health care simulations: Not as simple as it seems. *Clinical Simulation in Nursing, 10*(12),611–616.

Newble, D.I. (1988). Eight years' experience with a structured clinical examination. *Medical Education, 22*, 200–204.

Newble, D., & Jaeger, K. (1983). The effects of assessments and examinations on the learning of medical students. *Medical Education, 17*, 165–171.

Newman, L.R., Brodsky, D., Jones, R.N., Schwartzstein, R.M., Atkins, K.M., & Roberts, D.H. (2016). Frame-of-reference training: Establishing reliable assessment of teaching effectiveness. *The Journal of Continuing Education in the Health Professions, 36*(3), 206–210.

Nishigori, H., Masuda, K., Kikukawa, M., Kawashima, A., Yudkowsky, R., Bordage, G., & Otaki, J. (2011). A model teaching session for the hypothesis-driven physical examination. *Medical Teacher, 33*(5), 410–417.

Park, Y.S., Hyderi, A., Heine, N., May, W., Nevins, A., Lee, M., Bordage, G., Yudkowsky, R. (2017). Validity evidence and scoring guidelines for standardized patient encounters and patient notes from a multisite study of clinical performance examinations in seven medical schools. *Academic Medicine, 92*, S12–S20.

Pell, G., Fuller, F., Homer, M., & Roberts, T. (2010). How to measure the quality of the OSCE: A review of metrics—AMEE guide no. 49. *Medical Teacher, 32*, 802–811.

Petrusa, E. (2002). Clinical performance assessments. In G.R. Norman, C.P.M. van der Vleuten, & D.I. Newble (Eds.), *International handbook of research in medical education* (pp. 647–672). Dordrecht, The Netherlands: Kluwer Academic Publishers.

Rethans, J.J., Drop, R., Sturmans, F., & van der Vleuten, C. (1991). A method for introducing standardized (simulated) patients into general practice consultations. *British Journal of General Practice, 41*, 94–96.

Rethans, J.J., Gorter, S., Bokken, L., & Morrison, L. (2007). Unannounced standardized patients in real practice: A systematic literature review. *Medical Education, 41*(6), 537–549.

Ross, L.P., Clauser, B.E., Margolis, M.J., Orr, N.A., & Klass, D.J. (1996). An expert-judgment approach to setting standards for a standardized-patient examination. *Academic Medicine, 71*, S4–S6.

Sandilands, D.D., Gotzmann, A., Roy, M., Zumbo, B.D., de Champlain, A. (2014). Weighting checklist items and station components on a large-scale OSCE: Is it worth the effort? *Medical Teacher, 36*, 585–590.

Saseen, J.J., Ripley, T.L., Bondi, D., Burke, J.M., Cohen, L.J., McBane, S., McConnell, K.J., et al. (2017). ACCP clinical pharmacist competencies. *Pharmacotherapy, 37*(5), 630–636.

Schlegel, C., Bonvin, R., Rethans, J.J., & van der Vleuten, C. (2015). The use of video in standardized patient training to improve portrayal accuracy: A randomized post-test control group study. *Medical Teacher*, *37*(8), 730–737.

Schwartz, A., Weiner, S.J., Binns-Calvey, A. (2013). Comparing announced with unannounced standardized patients in performance assessment. *Joint Commission Journal on Quality and Patient Safety*, *39*, 83–88.

Stillman, P., Brown, D., Redfield, D., & Sabers, D. (1977). Construct validation of the Arizona clinical interview rating scale. *Educational and Psychological Measurement*, *77*, 1031–1038.

Swanson, D.B., Clauser, B.E., & Case, S.M. (1999). Clinical skills assessment with standardized patients in high-stakes tests: A framework for thinking about score precision, equating, and security. *Advances in Health Sciences Education*, *4*, 67–106.

Swanson, D.B., & van der Vleuten, C.P.M. (2013): Assessment of clinical skills with standardized patients: State of the art revisited. *Teaching and Learning in Medicine*, *25*(sup1), S17–S25.

Tamblyn, R.M., Klass, D.J., Schnabl, G.K., & Kopelow, M.L. (1991). The accuracy of standardized patient presentation. *Medical Education*, *25*, 100–109.

van der Vleuten, C.P., & Schuwirth, L.W. (2005). Assessing professional competence: From methods to programmes. *Medical Education*, *39*, 309–317.

van der Vleuten, C.P., & Swanson, D.B. (1990). Assessment of clinical skills with standardized patients: state of the art. *Teaching and Learning in Medicine*, *2*, 58–76.

Vu, N.V., Marcy, M.M., Colliver, J.A., Verhulst, S.J., Travis, T.A., & Barrows, H.S. (1992). Standardized (simulated) patients' accuracy in recording clinical performance check-list items. *Medical Education*, *26*, 99–104.

Wallace, P. (1997). Following the threads of an innovation: the history of standardized patients in medical education. *CADUCEUS*, *13*(2), 5–28.

Wallace, P. (2007). Coaching standardized patients: For use in the assessment of clinical competence. New York City, NY: Springer Publishing Company.

Weiner, S.J., Schwartz, A., Weaver, F., Goldberg, J., Yudkowsky, R., Sharma, G., Binns-Calvey, A., Preyss, G., Schapira, M.M., Persell, S.D., Jacobs, E., & Abrams, R.I. (2010). Contextual errors and failures in individualizing patient care: A multicenter study. *Annals of Internal Medicine*, *153*, 69–75.

Williams, R.G., Klamen, D.L., Markwell, S.J., Cianciolo, A.T., Colliver, J.A., & Verhuls, S.J. (2014). Variations in senior medical student diagnostic justification ability. *Academic Medicine*, *89*(5), 790–798.

Wind, L.A., Van Dalen, J., Muijtjens, A.M., & Rethans, J.J. (2004). Assessing simulated patients in an educational setting: the MaSP (Maastricht assessment of simulated patients). *Medical Education*, *38*(1), 39–44.

Yudkowsky, R., Downing, S., Klamen, D., Valaski, M., Eulenberg, B., & Popa, M. (2004). Assessing the head-to-toe physical examination skills of medical students. *Medical Teacher*, *26*, 415–419.

Yudkowsky, R., Otaki, J., Lowenstein, T., Riddle, J., Nishigori, H., & Bordage, G. (2009). A hypothesis-driven physical exam for medical students: Initial validity evidence. *Medical Education*, *43*, 729–740.

Yudkowsky, R., Park, Y.S., Riddle, J., Palladino, C., & Bordage, G. (2014). Clinically discriminating checklists versus thoroughness checklists: Improving the validity of performance test scores. *Academic Medicine*, *89*(7), 1057–1062.

第 10 章

基于工作场所的评价

Mary E. McBride，Mark D. Adler，William C. McGaghie

刘继海　译

本章分为七个部分。我们在第一部分中首先介绍基于工作场所的评价（workplace-based assessment，WBA）的概念。第二部分将探讨 WBA 在胜任力导向医学教育（CBME）大背景下的意义。第三部分讨论依据课程目标来绘制蓝图或描记胜任力的重要性。第四部分更详细地讨论了 WBA，并回顾了现有的 WBA 工具。第五部分介绍评价管理和 WBA 成功实施所必须遵循的策略。第六部分从心理学和社会文化两个角度讨论如何理解和使用评价数据。最后一部分进行了总结和展望。

基于工作场所的评价的概念

Singh 和 Norcini（2013）明确阐述，基于工作场所的评价涉及在工作场所中对学习者的直接观察，以便在胜任力导向医学教育模型中进行形成性反馈或终结性评价。知识、行为、实施、技能和自我反思都是评价目标（Govaerts & van der Vleuten，2013）。WBA 结果不是对学习者评价的唯一来源。WBA 旨在成为深思熟虑并广泛采样的评价计划中的一部分，评价计划包括笔试评价、标准化测试、客观结构化临床考试（OSCEs）以及模拟评价（van der Vleuten，2016；van der Vleuten & Schuwirth，2005）。WBA 的目的是经训练有素的评价者所进行的周密评价，通过直接观察法来检视与学习者发展相一致的技能、态度和行为方面的改进。按照米勒（Miller）分类法，WBA 的目标是评价学习者能够做什么或胜任与否（图10.1），以信任他们在临床实践中将会执行的任务（Govaerts，2015；Miller，1990）。教育质量的最终衡量标准不仅是学习者，还包括患者和社会是否从高质量医疗中获益（Kogan & Holmboe，2013）。

胜任力框架内 WBA 的概念模型随着时间的推移而发展。数据驱动的结果源自各种评价工具、患者日志、档案袋和其他观察性指标，有助于建立一个对学习进行评价（assessment-of-learning）的模型系统。学习者由单一评价者进行评价的数据会作为离散数据上传到评估链，以创建更大的数据集。学习者的反馈通常是该过程的关键特征。但是，学习者不经常将观察评价作为主要的学习经历。作为对 WBA 更具终结性而不是形成性这一认识的回应，学习者迅速通过各种印象管理策略确认如何"与系统博弈"（McGaghie，2018）。

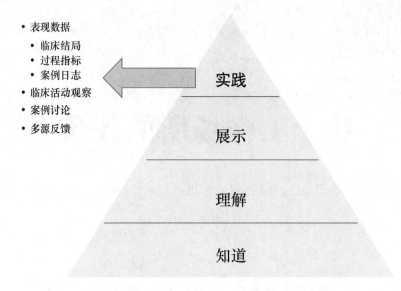

- 表现数据
  - 临床结局
  - 过程指标
  - 案例日志
- 临床活动观察
- 案例讨论
- 多源反馈

实践

展示

理解

知道

图 10.1 米勒金字塔：基于工作场所评价的数据源

WBA 项目假设有一个理想的临床表现，可以由学习者实现并由评价者进行正确的评价，他们对表现的标准具有相同的共享心理模型（Govaerts，2015）。几十年来，许多已发表的著作都致力于描述和报告 WBA 工具在各种用途和学习者群体中的有效性证据（Kogan，Holmboe，& Hauer，2009）。但是，如果没有跨时间、环境和评价者的广泛评价样本，就无法获得足够的可重复性，那么现有的评价工具就无法提供强有力的效度证据（Crossley & Jolly，2012）。

WBA 在社会文化语境下被视为以学习者为中心评价计划的基石，旨在通过评价实现培养优秀医疗保健提供者的目标。从社会文化的角度来看，WBA 主要集中在对学习进行评价的模型上，该模型偏向于描述性反馈而不是数字化的评分。在这种观点下，没有一个能单独反映临床适合度的"真实"分数。当受过培训的教师评价者对这些情形有不同的看法时，这种可变性不应被视为评价者误差，而应视为对表现标准的不同看法（Govaerts & van der Vleuten，2013）。这仅反映了一种认识，即大多数临床问题都具有不只一个正确答案，而且教育专家可能不同意最佳行动方案。识别路径的障碍包括学习者和教师临床需求的实际情况、医学教育的财务驱动因素以及建立学习文化以支持更优质的 WBA 所面临的挑战。

胜任力导向的医学教育

McGaghie、Miller、Sajid 和 Telder（1978）指出，CBME 项目的预期结果是"可以根据当地条件在一定的熟练水平上进行医疗实践，以提供满足当地需求的卫生专业人员"。McGaghie 等的熟练度或胜任力标准（1978）是由美国毕业后医学教育认证委员会（ACGME）和美国医学院校协会（AAMC）、加拿大皇家内科医生与外科医生学院（CanMEDS）、英国医学总会和全球其他实体等国家级机构颁布的。这些标准构成了针对医学生本科和毕业后教育水平的广泛的教育目标。

本章介绍基于工作场所的评价。评价数据的其他来源在笔试、口试、表现测试、描述性评价和档案袋等章中进行了介绍。这些方法一起为学习者提供了跨活动、评价者和时间的评价结果。这样的汇总数据提供了学习者准备好进入下一阶段教育和临床毕业所需责任的描述。教育工作者做出这样的判断，即我们可以信任学习者在较少的监督下进行工作，同时为患者提供符合安全目标的高质量医疗服务。Ten Cate 和 Scheele（2007）将这些选择称为置信决策。

置信和置信职业行为（entrustable professional activities，EPAs）已纳入医学评价的术语中。EPA 明确规定了置信标准。EPA 不是一考定终生或二元信任决定，而是一种锚定的等级量表结构，范围包括学习者：①观察临床任务；②在直接督导下行事；③在间接督导下行事；④在远距离临床督导下行事；⑤监督他人。锚定的表现可以在信任进展的分级框架内变化。图 10.2 显示了 CanMEDS 项目的互补锚定结构（Gofton，Dudek，Wood，Balaa，& Hamstra，2012）。

胜任力、置信、WBA 和表现决策之间的关系如图 10.3 所示（Gofton，Dudek，Barton，& Bhanji，2017）。特定胜任力或 EPA 都不是"一锤子买卖"。在评价集合体中进行的更多离散评价发挥了这一作用（Holmboe，2015）。WBA 为双向反馈提供了重要的数据源，其数据流利于进行置信决策并绘制里程碑的发展进程。

蓝图绘制

在更深入地探讨 WBA 之前，我们将探讨将广泛的教育目标与评价联系起来的过程。蓝图绘制或内容地图是一种将评价与学习目标明确关联的机制（Coderre，Woloschuk，& McLaughlin，2009；Swanwick & Chana，2009），目的是确保评价方法（包括工具和情境）和课程目标之间的一致性。它旨在以均衡的方式评价不同临床专业的学习者，而不会过多或偏低地代表特定内容。图 10.4 说明了如何将具体的 EPA 映射到不同的课程里程碑，以确保在不同胜任力领域进行足够的抽样（Ten Cate，2014）。蓝图绘制在高阶课程设计阶段和创建个人 WBA 评价时均适用。蓝图绘制解决了评价项目中有针对性的内容采样的问题，该项目通常强调特殊的临床状况。

级别	描述
1	"我必须做" 即需要完整的手把手指导，没有做或没有获得做的机会
2	"我必须全程指导他们" 即能够执行任务，但需要不断的指导
3	"我必须不时提示他们" 即表现出一定的独立性，但需要间断指导
4	"我需要在房间里以防万一" 即独立，但不了解风险，仍需要对安全实践进行监督
5	"我不需要在那里" 即完全独立，了解风险并安全执行，为实践做好准备

图 10.2　O-SCORE 置信量表

来源：Gofton，W.T.，Dudek，N.L.，Wood，T.J.，Balaa，F.，& Hamstra，S.J.（2012）. The Ottawa Surgical Competency Operating Room Evaluation（O-SCORE）: A Tool to Assess Surgical Competence. Academic Medicine，87（10），1401-1407. *Academic Medicine* 是美国医学院校协会的期刊，http://journals.lww.com/academicmedicine

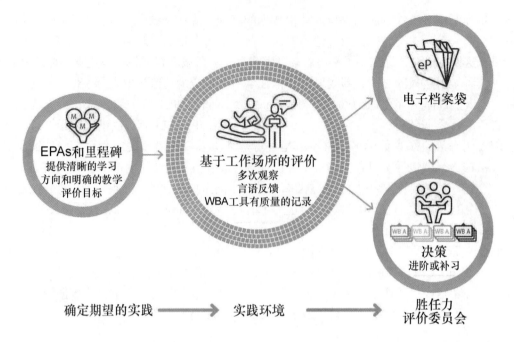

图 10.3 将 WBA 置于胜任力导向的评价框架中

来源：Gofton，W.，Dudek，N.，Barton，G.，and Bhanji，F.（2017）. Workplace-Based Assessment Implementation Guide：Formative Tips for Medical Teaching Practice（1st ed.）.（PDF）Ottawa：The Royal College of Physicians and Surgeons of Canada，pp. 1-12. 可以从皇家内科医师和外科医师学院获得，www.royalcollege.ca/rcsite/documents/cbd/work-based-assessment-practical-implications-implementation-guide-e.pdf。经 RCPSC 授权使用。

EPA示例	胜任力领域					
	医学知识	患者照护	人际沟通技巧	职业素养	基于实践的学习和改进	基于系统的实践
新接诊门诊患者	●	●	●		●	
为轻微创伤患者提供首次诊疗		●	●			
管理住院病房	●	●	●	●		●
实施心肺复苏	●	●				
和患者讨论医疗差错			●	●	●	●

图 10.4 大多数活动都需要具备多种胜任力。点表示与每个 EPA 示例最相关的胜任力范围。EPA 将胜任力与工作联系起来。EPA 可以作为胜任力导向培训的主要重点：督导者可以从胜任力的角度观察执行 EPA 的学员

来源：ten Cate，O.（2014）. AM Last Page：What Entrustable Professional Activities Add to a Competency-Based Curriculum，Academic Medicine，89（4），691. *Academic Medicine* 是美国医学院校协会的期刊，https://journals.lww.com/academicmedicine

基于工作场所的评价方法与评价工具

WBA 的主要宗旨是对学生进行直接的临床观察，并提供有意义的反馈和改进机会。Watling 和 Ginsburg（2019）指出，"为了使评价有效，评价应是及时、具体、可操作且以任务为中心的，而不是以个人为中心的"。随着时间的推移，它会遵循**刻意练习**概念模型，在这种模型中，学习者将在专家的反馈下进行持续、有目的的实践。研究表明，在医学教育中，刻意练习可以有效提高学习者的技能（Ericsson，2004，2015）。

WBA 项目寻求、收集和使用评价数据，这些数据部分侧重于对学习的评价。遵循该模型，WBA 的研究尝试采用心理测量学证据来支持各种评价的使用。Schuwirth 和 van der Vleuten（2006）认为，心理测量学驱动的方法不适用于当前的 WBA。他们质疑了一些关于使用定量方法评估 WBA 成果的假设：①通过数字评分衡量的学习具有意义，而与获得评分的情境无关；②根据数字分数判断的能力是稳定的特征；③如果评价者的表现更好，则可以对表现进行"真实"评估。他们认为，这些假设是没有道理的（Govaerts & van der Vleuten，2013）。评价时的情境很重要。图 10.5 中显示了关键 WBA 因素相互作用的模型（Durning et al.，2012）。

尽管 WBA 项目确实提供了评价数据，但我们清晰而明确地将 WBA 用作反馈机会。一对一的师生互动被视为学习的主要动力。这个模型存在着张力。在当今的 CBME 模型中，存在系统级的数据需求，而这些数据的关键部分来自学习者与教师之间在工作场所的互动。WBA 的双重用途模糊了学习者和评价者的形成性评价和终结性评价之间的界线（Govaerts，2015）。Bok 指出："将形成性评价与终结性评价结合起来非常困难，有人说几乎不可能实现。"Bok 继续描述了当收集数据进行评分时，是如何将形成性评价视为高利害评价的（Bok

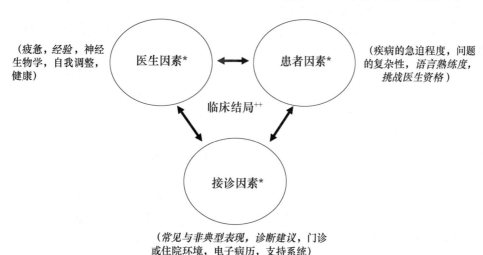

图 10.5　情境认知和临床接诊的情境[+,^]

[+]每个因子（医生、患者和接诊）的示例显示在每个因子旁边的括号中（也称为因子元素）。斜体字显示了本研究中特别探讨的因子元素。^情境是指图中显示的三个因子（患者、医生和接诊）及其相互作用。*如箭头所示相互作用的因子；每个因子旁边的括号是示例（因子元素）。[++]临床结果取决于这三个因子、它们的相互作用以及其他的可能因素。情境认知采用个体和环境的方法，并且上述所有相互作用都可以并且确实会影响这一模型的结果（患者照护）

来源：Durning, S.J., Artino, A.R., Boulet, J.R., Dorrance, K., van der Vleuten, C., & Schuwirth, L.（2012）. The Impact of Selected Contextual Factors on Experts' Clinical Reasoning Performance（Does Context Impact Clinical Reasoning Performance in Experts？）. Advances in Health Sciences Education：Theory and Practice，17，65. 经 Springer Nature 授权使用

et al.，2013 ）。如果使用者对评价目的感到困惑，则默认其不利于学习。学习者应针对任何 WBA 机制的过程和目标，以及该过程如何适合整体评价进行规划。应告知学习者将要评估的内容、使用何种工具以及在何种条件下进行评估，例如在医疗团队中或与患者接触时进行观察。

如果 WBA 代表了整体评价项目的基石，则评价必须定期且有目的地完成。这就需要适当的评价工具、合格的评价者、对学习保持开放态度的学习者以及有成效的环境。我们按顺序解决这些问题。

评价工具

已发布的 WBA 工具范围涵盖了从核查表到锚点和总体表现评级评定、描述性反馈以及档案袋组合。评价选择有时来源于那些容易掌握的技能或行为以及最易于使用的工具。Crossley 将其描述为 "测量可测量的而不是重要的"（Crossley & Jolly，2012 ）。Crossley 简要总结了这一思考过程："如果以正确的方式，针对正确的人，对正确的事情提出正确的问题，'评价' 会更有效。"

已发布的 WBA 工具没有缺点。WBA 工具的 Swanwick 分类是一种有用的架构（Swanwick & Chana，2009 ）。

1. **表现数据分析**：这些数据可以是临床结局（例如，操作的成功率）、过程指标（例如，进行特定干预的时间）以及患者数量数据（病历日志、电子病历中的数据）。该数据源的最初用途是提供学习者反馈。人们还可以将这一层面的数据视为一种在安全和质量方面为患者提供有价值证据的手段。表现数据可以并且已经用于提供反馈和研究项目的结果。在两篇已发表的著作中，患者结局的数据被用于评估培训项目。Smirnova 等（2019 ）的研究证明了在产科培训项目中，患者结局的数据与培训质量存在非直觉关联。住院医师认为具有较好学习文化的培训项目中，围生期并发症发生率更高。在另一项研究中，产科医生的围生期并发症发生率与他们的培训地点有关（Asch，Nicholson，Srinivas，Herrin，& Epstein，2009 ）。Smirnova 等认为，临床数据的使用应针对个人、培训项目、系统和毕业后医学教育的整体水平，以更好地使教育评价与患者医疗结局保持一致（Smirnova et al.，2019 ）。

2. **临床活动观察**：下面讨论的观察工具的示例可以在 Norcini 和 Burch（2007 ）的文献中找到。此列表仅是代表性的，并非详尽无遗。

   a. mini-CEX（迷你临床演练评估）——评价者直接在患者诊疗期间观察并评价学习者。期望每个学习者在多个案例中由多个评价者进行评价（Norcini，2003 ）。已发表的著作为迷你临床演练评估的使用提供了效度证据（Durning，Cation，Markert，& Pangaro，2002；Homboe，Yepes，Williams，& Huot，2004；Kogan，Bellini，& Shea，2003 ）。2013 年的一项荟萃分析表明，在 11 项迷你临床演练评估研究中，受训人员的成绩和表现之间存在 "从小到大" 的效应值（Al Ansari，Ali，& Donnon，2013 ）。这些证据大部分来自内科学项目。Humphrey-Murto、Côté、Pugh 和 Wood（2018 ）报告了多学科迷你临床演练评估的效度证据，该证据证明了迷你临床评估演练与 OSCE 之间的相关性，但和笔试之间没有关联性。

　　b. 迷你卡片这一评价工具已显示具有效度证据，在一项单一研究中支持医学生使用该工具（Donato，Park，George，Schwartz，& Yudkowsky，2015）。

　　c. 操作技能的直接观察（direct observation of procedural skills，DOPS）是 mini-CEX 的一种变体。有证据支持 DOPS 用于外科手术学员评价（Goff et al.，2002；Larson，Williams，Ketchum，Boehler，& Dunnington，2005）。改进和测量操作学习系统（system for improving and measuring procedural learning，SIMPL）是一种与 DOPS 模型一致的外科 WBA 工具，它使用智能手机来收集数据（Bohnen et al.，2016）。技术性技能的客观结构化评价（objective structured assessment of technical skills，OSATS）（Martin et al.，1997）和非技术性技能（non-technical skills，NOTECHS）（Flin，2004）是对临床技能操作进行直接观察评价的其他示例。两者都已被改进用于多种用途。

3. 通过案例讨论：基于案例的讨论（CbD）或图表激发的回忆是由学习者对已解决的现有案例进行重点讨论。学习讨论的重点是学习者在临床病例中所做的事情。

4. 多源反馈

　　a. 迷你同行评价工具（mini-peer assessment tool，mini-PAT）是来自学习者同伴的匿名反馈过程（Abdulla，2008）。

　　b. 档案袋——通过不同方式并随着时间从多个来源（自己、同伴、上级医师）收集针对学生的评价。在美国（O'Brien，Sanguino，Thomas，& Green，2016）、苏格兰（Davis et al.，2001）、荷兰（Driessen，van Tartwijk，Vermunt，& van der Vleuten，2003）、澳大利亚（O'Sullivan et al.，2012）和加拿大（Hall，Byszewski，Sutherland，& Stodel，2012），有证据支持使用档案袋。档案袋利用各种评价资源来提供关于学习者表现的广泛而纵向的图表。第 12 章更详细地介绍了档案袋。

　　Kogan 和 Holmboe（2013）注意到现有评价工具的丰富性，并指出几乎没有必要创建新的评价工具。他们主张改变重点，以提供更好的培训，让评价者使用现有工具提供反馈（Kogan & Holmboe，2013）。

评价者与学习者一对一关联

　　训练有素的教师评价者与学习者互动，以创造教育机会，针对已确定的差距实现学习者纵向改善的目标。这项努力的成败取决于一对一关联的两者及其关系。要考虑的因素包括：

● 以学习者为中心——学习者希望解决的差距，希望向谁学习，在什么地方以及在什么临床情境下学习。在遵循抽样计划时，评价预期应以学习者为中心。

● 评价者的可信度——学习者将接受他们认为可信的评价者的反馈。可信的反馈来自可信赖的来源，该来源直接**观察了行为**并提供了可行的改进建议。对学习者内在特质的批评不适合改进，会导致反馈不佳（Watling & Ginsburg，2019）。Veloski、Boex、Grasberger、Evans 和 Wolfson（2006）在系统性评价中发现，权威的纵向临床反馈优于较短的周期。

　　反馈必须基于观察到的行为才能可信。不足为奇的是，临床轮转结束时的评价很容易受到回忆偏倚的影响（Govaerts，2015）。已发表的证据表明，诸如记录患者病史和进行体格检查等任务并不经常被观察到（Holmboe et al., 2004）。美国医学院校协会年度学生调查的最新数据显示，学生报告的临床观察结果呈稳定增长趋势，提供了逐渐变化的证据。当被问及时，超过 80% 的学生说他们被观察到采集病史和体格检查。接受外科实习的学生报告被观察到采集病史的时间超过了 70%。

可信度也源于评价者的临床能力。有证据表明，毕业生（和现在的评价者）可能在自身的技能和知识上存在差距。一些缺陷可能与培训有关，并延续到实践中，而其他缺陷则与技能有关，属于未受过培训的系统性问题和专业能力（Holmboe et al., 2011）。

- 如今，临床医生的工作时间要求越来越长，病历工作量越来越大，学习者的观察时间则越来越少。任何评价方法的成败都取决于投入的时间和人力资源。评价人员需要接受包括评价工具在内的评价方法方面的培训。只有在有足够发展时间的情况下，学习者与教师的一对一关联性才能保持稳定的连续性。

- 学习者和评价者必须对评价目的以及操作标准和目标有共同的期望。学习者和评价者需要对评价目的达成共识。是为了给学习者提供反馈意见还是为了终结性评价的目的而收集数据呢？ Bok 报告说，学生发现很难将形成性评价与终结性评价区分开（Bok et al., 2013）。除了"较简单"的案例或由较少的做出评判的评价者完成评价外（Roberts, 2013），如果评价被认为是终结性的，则学习者的行为可能会发生变化，从而避免被观察。Haas 和 Shaffir（1982）将此现象称为"印象管理"。McGaghie 指出，为了"看起来不错"，学习者将注意力集中在评价者如何看待他们上。他们试图在所有情况下都表现出自信，避免寻求帮助，从而避免受到审查（McGaghie, 2018）。Patel 研究了外科住院医师如何将注意力集中于督导者（Patel et al., 2018）。一位受训者指出，印象管理的动机是："我知道，在这个项目中，如果他们认为你是白痴……那你就完了"（Patel et al., 2018）。

- WBA 需要训练有素、积极进取并有时间的评价者。从多年的经验来看，教师的头衔或临床专业性并不能自动使其成为"好"的评价者（Herbers et al., 1989; Noel et al., 1992）。如果人们希望获得可靠的评价数据，则必须培训评价者并保持其技能。目的是减少潜在的偏倚，以使 WBA 项目产生可靠的数据，从而导致有效的决策和有用的反馈。

- 评价者的背景是他们提供数据的一个明显的影响因素。不同的医师作为评价者也各不相同，并且随着职业的发展而变得越来越严格。

Holmboe 等（2011）提供了五种改进教师和项目评价的关键方法：

1. 培训"参考框架培训"——例如，通过事先录制的不同表现水平的短视频，对表现的标准进行培训，以期在评价者中达成一致。该培训应扩展到项目的管理者。

2. 向评价者提供直接反馈——有关他们与其他评价者的评分范围。评价项目应使用这些数据向评价者提供反馈。

3. 工具使用方面的培训——特定于工具和一般心理测量学原理。

4. 公用资源——基于网络的国家资源，用于向本地机构提供教育和资源。

5. 以学习者为中心——学习者积极参与评价并承担自我指导的改进任务。

但是，评价者和通过观察得出的评价数据永远不会完全没有偏倚。Tonesk 和 Buchanan（1987）访谈了临床教师和实习协调员，发现许多教师承认不愿意记录负面评价。Yepes Rio 等（2016）做了文献回顾以说明哪些因素促成了评价者判定培训者不合格，以及哪些因素是评价者做出类似评价的障碍。他们发现障碍是评价者的专业考虑（要判定受训者不合格往往需要花费更多的时间和工作）、评价者的个人考虑（自己失败的感受）、与受训者有关的考虑（对受训者目标达成的影响）、对评价能力提升和评价工具的不满意（怀疑他们自己的判断）。导致负面或不合格评价的因素包括对患者、社会和专业的责任感；机构支持（例如对于不合格评价的后备支持）；同事的支持；评价者个人发展；强大的评价系统；以及不合格学生随后的发展机会。

环境

当在临床环境中使用观察作为提供学习反馈的手段时，需要特别留心。临床环境可以直接评价在真实环境中执行工作任务的学习者。干扰和竞争性的医疗需求创造了一个现实世界的环境，并影响评价的机会。但是，时间是 WBA 最普遍和固有的障碍。患者、评价者和学习者的时间可及性各不相同，并且经常不一致。

评价管理

在工作场所评价的背景下，我们力求平衡一致性和公平性，同时认识到环境造成的限制。高质量实施的关键特征是关于学习者的评分方式、使用的工具、评价的领域以及评价者培训方式之间具备的一致性。这些条件标准化的差异越大，评价将变得越没有意义。这需要从初始阶段就做好设计，并按照计划完成和设置相应评价地点。

要同等重视数据质量保证。无论是书面形式还是使用电子媒体，数据收集计划都必须经过严格测试。一个简单的文本错误可能会导致数据丢失，而如果进行了预测试，则不会发生这种情况。如果数据收集旨在提供即时反馈，也需要进行预测试。学习者对评价过程和数据呈现的感受如何？评价者是否认为评价过程有效且与形成性反馈的做法保持一致？

评价数据的合理应用

WBA 项目的最终产物是需要解读的数据集。关于如何收集、使用和理解这些数据以及 WBA 的主要目的有两方面的考虑。

心理测量学层面

在这一领域，我们主要使用基于分数的数据作为决策的主要依据。如前所述，这种观点认为存在一个真实、客观的标准，而评价分数是构建这种测量标准最接近的数据变量。还存在一个假设，即所构建的测量结果在一段时间内是稳定的，可以独立于情境进行查看

（Govaerts & van der Vleuten，2013）。如果我们要将来自各种来源的数据"汇总"到一个组合中，则需要此假设。这种观点假设教育者需要证据证明评价数据是可靠的，并可以做出关于学习者的有效、准确的决策。没有此类证据，决策准确性可以而且应该受到质疑。总体来说，数据的意义取决于许多因素：

- 对于整体数据，是否有证据表明所使用的评价方法之前已在类似环境和类似学习者中成功采用？
- 是否有关于评价工具使用方式的数据？采取了什么质量控制措施来确保评价能够如期进行并持续收集数据？
- 实施了哪些评价者培训工作？评价者实际上参加了吗？如果培训是被动的（例如基于网络的），是否有证据表明培训已完成？
- 评价者对评分的认可程度如何？随着时间的推移，是否努力校准了评价者？
- 收集的数据是否可以测量预期的目标构念？

社会文化层面

社会文化理论认为，"学习成果是通过积极参与共同体的活动以及与工作环境的复杂而动态的系统互动而产生的"（Govaerts & van der Vleuten，2013）。在这种框架下，WBA 应该从分数驱动的方法转向了解学习者的进步。这明显偏离了心理测量学的观点。WBA 数据被认为主要集中在过程测量上，Crossley 和 Jolly（2012）认为，与整体评价相比，WBA 数据具有较少的分歧性。我们对流程的兴趣不如对表现的关注。评价者对于表现的评价一致性更好，而对于过程评价的区分度要差一些（Crossley & Jolly，2012）。

这种观点主张对数值分数进行描述性反馈（Govaerts & van der Vleuten，2013；Hanson，Rosenberg，& Lane，2013）。有人认为，数值（分数）没有内在含义，而描述则提供了可行的反馈意见的来源（Govaerts & van der Vleuten，2013）。"表现永远不会是'客观的'，而是始终根据个体评价者的观点和价值观进行概念化和构建，并受其在评价任务及其背景下独特的经验和社会结构的影响"（Gipps，1999；Govaerts & Van der Vleuten，2013）。

学习者的表现不固定或不稳定。随着时间的推移，改变是学习的结果。但是，在不同的表现维度间（例如，在这项任务上胜于另一项）和场合之间（例如，一天中同一任务执行得比另一天更好），人与人之间的差异也很大。

社会文化观点质疑评价的性质和评价数据。我们之前描述的有目的的抽样并不包括所有学习机会。有目的的抽样调查无法涵盖"学习'尚不存在的东西'"（Govaerts & van der Vleuten，2013）。

在心理测量学模型中，评价者是测量误差的来源（Downing，2005）。在心理测量方法中，人们试图控制评价者之间的评分差异，而在社会文化层面，这被认为是具有意义的。这种差异不是"差错"，而是评价者关于可接受的表现在概念上的合理差异（Govaerts & van der Vleuten，2013）。

WBA 这一概念的基础明显转向了为促进学习而进行评价（assessment for learning）。评价应该以成为学习的催化剂为终点。为学习所做的评价在第 17 章（影响学习的评价）中将详细讨论。

小结与展望

我们在本章前面提供了 WBA 的一种定义，并在结束时提供了不同的版本。2010 年的一篇系统综述提供了以下综合信息：

胜任力导向的教育（CBE）是一种使医师为实践做好准备的方法，该方法从根本上围绕毕业生能力作为结局，根据对社会和患者需求分析得出的胜任力来组织实施。它不再强调基于时间的培训，并承诺更大的责任感、灵活性和以学习者为中心。

（Frank et al.，2010）

该陈述总结了我们的初衷和结局之间的对比。有一种观点认为，WBA 主要是一种数据驱动的、以心理测量为基础的学习评价模型。另外，它又是一种社会经历，它考虑了学习者、评价者以及将 WBA 置于学习文化中的广泛概念。一种观点认为评价者和学习者的特征随着时间和情境的不同而固定不变，而另一种观点则质疑这样的假设。实际上，这两个概念都已在实践中。两种模式都需要持续的努力来实施和维护，并且都需要强大的评价者支持和机构资源。WBA 在有关学习、发展里程碑以及 CBME 如何影响患者和社会的广泛讨论中牢牢占据一席之地。

参考文献

Abdulla, A. (2008). A critical analysis of mini peer assessment tool (mini-PAT). *Journal of the Royal Society of Medicine, 101*, 22–26.

Al Ansari, A., Ali, S.K., & Donnon, T. (2013). The construct and criterion validity of the mini-CEX: a meta-analysis of the published research. *Academic Medicine, 88*, 413–420.

Asch, D.A., Nicholson, S., Srinivas, S., Herrin, J., & Epstein, A.J. (2009). Evaluating obstetrical residency programs using patient outcomes. *The Journal of the American Medical Association, 302*, 1277–1283.

Bohnen, J.D., George, B.C., Williams, R.G., Schuller, M.C., DaRosa, D.A., Torbeck, L., . . . Procedural Learning and Safety Collaborative (PLSC). (2016). The feasibility of real-time intraoperative performance assessment with SIMPL (System for Improving and Measuring Procedural Learning): Early experience from a multi-institutional trial. *Journal of Surgical Education, 73*, e118–e130.

Bok, H.G.J., Teunissen, P.W., Favier, R.P., Rietbroek, N.J., Theyse, L.F.H., Brommer, H., . . . Jaarsma, D.A.D.C. (2013). Programmatic assessment of competency-based workplace learning: When theory meets practice. *BMC Medical Education, 13*, 123.

Coderre, S., Woloschuk, W., & McLaughlin, K. (2009). Twelve tips for blueprinting. *Medical Teacher, 31*, 322–324.

Crossley, J., & Jolly, B. (2012). Making sense of work-based assessment: Ask the right questions, in the right way, about the right things, of the right people. *Medical Education, 46*, 28–37.

Davis, M.H., Friedman Ben-David, M., Harden, R.M., Howie, P., Ker, J., McGhee, C., . . . Snadden, D. (2001). Portfolio assessment in medical students' final examinations. *Medical Teacher, 23*, 357–366.

Donato, A.A., Park, Y.S., George, D.L., Schwartz, A., & Yudkowsky, R. (2015). Validity and feasibility of the minicard direct observation tool in 1 training program. *The Journal of Graduate Medical Education, 7*, 225–229.

Downing, S.M. (2005). Threats to the validity of clinical teaching assessments: What about rater error? *Medical Education, 39*, 353–355.

Driessen, E., van Tartwijk, J., Vermunt, J.D., & van der Vleuten, C.P.M. (2003). Use of portfolios in early undergraduate medical training. *Medical Teacher, 25*, 18–23.

Durning, S.J., Artino, A.R., Boulet, J.R., Dorrance, K., van der Vleuten, C., & Schuwirth, L. (2012). The impact of selected contextual factors on experts' clinical reasoning performance (does context impact clinical reasoning performance in experts?). *Advances in Health Sciences Education : Theory and Practice, 17*, 65–79.

Durning, S.J., Cation, L.J., Markert, R.J., & Pangaro, L.N. (2002). Assessing the reliability and validity of the mini-clinical evaluation exercise for internal medicine residency training. *Academic Medicine, 77*, 900–904.

Ericsson, K.A. (2004). Deliberate practice and the acquisition and maintenance of expert performance in medicine and related domains. *Academic Medicine : Journal of the Association of American Medical Colleges, 79*, S70–81.

Ericsson, K.A. (2015). Acquisition and maintenance of medical expertise: A perspective from the expert-performance approach with deliberate practice. *Academic Medicine, 90*, 1471–1486.

Flin, R. (2004). Identifying and training non-technical skills for teams in acute medicine. *Quality and Safety in Health Care, 13*, i80–i84.

Frank, J.R., Mungroo, R., Ahmad, Y., Wang, M., De Rossi, S., & Horsley, T. (2010). Toward a definition of competency-based education in medicine: A systematic review of published definitions. *Medical Teacher, 32*, 631–637.

Gipps, C. (1999). Socio-cultural aspects of assessment. *Review of Research in Education, 24*, 355.

Goff, B.A., Nielsen, P.E., Lentz, G.M., Chow, G.E., Chalmers, R.W., Fenner, D., & Mandel, L.S. (2002). Surgical skills assessment: A blinded examination of obstetrics and gynecology residents. *American Journal of Obstetrics and Gynecology, 186*, 613–617.

Gofton, W., Dudek, N., Barton, G., & Bhanji, F. (2017). *Workplace-based assessment implementation guide: Formative tips for medical teaching practice* (1st ed.). Ottawa, ON: The Royal College of Physicians and Surgeons of Canada. Retrieved from www.royalcollege.ca/rcsite/documents/cbd/wba-implementation-guide-tips-medical-teaching-practice-e.pdf.

Gofton, W.T., Dudek, N.L., Wood, T.J., Balaa, F., & Hamstra, S.J. (2012). The Ottawa surgical Competency Operating Room Evaluation (O-SCORE): A tool to assess surgical competence. *Academic Medicine, 87*, 1401–1407.

Govaerts, M. (2015). Workplace-based assessment and assessment for learning: Threats to validity. *The Journal of Graduate Medical Education, 7*, 265–267.

Govaerts, M., & van der Vleuten, C.P.M. (2013). Validity in work-based assessment: Expanding our horizons. *Medical Education, 47*, 1164–1174.

Haas, J., & Shaffir, W. (1982). Ritual evaluation of competence: The hidden curriculum of professionalization in an innovative medical school program. *Work and Occupations, 9*, 131–154.

Hall, P., Byszewski, A., Sutherland, S., & Stodel, E.J. (2012). Developing a sustainable electronic portfolio (ePortfolio) program that fosters reflective practice and incorporates CanMEDS competencies into the undergraduate medical curriculum. *Academic Medicine, 87*, 744–751.

Hanson, J.L., Rosenberg, A.A., & Lane, J.L. (2013). Narrative descriptions should replace grades and numerical ratings for clinical performance in medical education in the United States. *Frontiers in Psychology, 4*, 668.

Herbers, J.E., Noel, G.L., Cooper, G.S., Harvey, J., Pangaro, L.N., & Weaver, M.J. (1989). How accurate are faculty evaluations of clinical competence? *Journal of General Internal Medicine, 4*, 202–208.

Holmboe, E.S. (2015). Realizing the promise of competency-based medical education. *Academic Medicine, 90*, 411–413.

Holmboe, E.S., Ward, D.S., Reznick, R.K., Katsufrakis, P.J., Leslie, K.M., Patel, V.L., . . . Nelson, E.A. (2011). Faculty development in assessment: The missing link in competency-based medical education. *Academic Medicine, 86*, 460–467.

Holmboe, E.S., Yepes, M., Williams, F., & Huot, S.J. (2004). Feedback and the mini clinical evaluation exercise. *Journal of General Internal Medicine, 19*, 558–561.

Humphrey-Murto, S., Côté, M., Pugh, D., & Wood, T.J. (2018). Assessing the validity of a multidisciplinary mini-clinical evaluation exercise. *Teaching and Learning in Medicine, 30*, 152–161.

Kogan, J.R., Bellini, L.M., & Shea, J.A. (2003). Feasibility, reliability, and validity of the mini-clinical evaluation exercise (mCEX) in a medicine core clerkship. *Academic Medicine, 78*, S33–S335.

Kogan, J.R., & Holmboe, E. (2013). Realizing the promise and importance of performance-based assessment. *Teaching and Learning in Medicine, 25*(Suppl 1), S68–74.

Kogan, J.R., Holmboe, E.S., & Hauer, K.E. (2009). Tools for direct observation and assessment of clinical skills of medical trainees: A systematic review. *The Journal of the American Medical Association, 302*, 1316–1326.

Larson, J.L., Williams, R.G., Ketchum, J., Boehler, M.L., & Dunnington, G.L. (2005). Feasibility, reliability and validity of an operative performance rating system for evaluating surgery residents. *Surgery, 138*, 640–647; discussion 647.

Martin, J.A., Regehr, G., Reznick, R., MacRae, H., Murnaghan, J., Hutchison, C., & Brown, M. (1997). Objective structured assessment of technical skill (OSATS) for surgical residents. *The British Journal of Surgery, 84*, 273–278.

McGaghie, William C. (2018). Evaluation apprehension and impression management in clinical medical education. *Academic Medicine, 93*, 685–686.

McGaghie, W.C., Miller, G.E., Sajid, A.W., & Telder, T.V. (1978). Competency-based curriculum development on medical education: an introduction. *Public Health Papers*, 11–91.

Miller, G.E. (1990). The assessment of clinical skills/competence/performance. *Academic Medicine: Journal of the Association of American Medical Colleges, 65*, S63–S67.

Noel, G.L., Herbers, J.E., Caplow, M.P., Cooper, G.S., Pangaro, L.N., & Harvey, J. (1992). How well do internal medicine faculty members evaluate the clinical skills of residents? *Annals of Internal Medicine, 117*, 757–765.

Norcini, J., & Burch, V. (2007). Workplace-based assessment as an educational tool: AMEE Guide No. 31. *Medical Teacher, 29*, 855–871.

Norcini, J.J. (2003). Work based assessment. *British Medical Journal (Clinical Research Ed.), 326,* 753–755.

O'Brien, C.L., Sanguino, S.M., Thomas, J.X., & Green, M.M. (2016). Feasibility and outcomes of implementing a portfolio assessment system alongside a traditional grading system. *Academic Medicine, 91,* 1554–1560.

O'Sullivan, A.J., Harris, P., Hughes, C.S., Toohey, S.M., Balasooriya, C., Velan, G., . . . McNeil, H.P. (2012). Linking assessment to undergraduate student capabilities through portfolio examination. *Assessment & Evaluation in Higher Education, 37,* 379–391.

Patel, P., Martimianakis, M.A., Zilbert, N.R., Mui, C., Hammond Mobilio, M., Kitto, S., & Moulton, C.-A. (2018). Fake it 'til you make it: pressures to measure up in surgical training. *Academic Medicine, 93,* 769–774.

Roberts, T.E. (2013). Assessment est mort, vive assessment. *Medical Teacher, 35,* 535–536.

Schuwirth, L.W.T., & van der Vleuten, C.P.M. (2006). A plea for new psychometric models in educational assessment. *Medical Education, 40,* 296–300.

Singh, T., & Norcini, J.J. (2013). Workplace-based assessment. In William C. McGaghie (Ed.), *International best practices for evaluation in the health professions* (pp. 257–279). London: Radcliffe Publishing.

Smirnova, A., Sebok-Syer, S.S., Chahine, S., Kalet, A.L., Tamblyn, R., Lombarts, K.M.J.M.H., . . . Schumacher, D.J. (2019). Defining and adopting clinical performance measures in graduate medical education: Where are we now and where are we going? *Academic Medicine, 94,* 671–677.

Swanwick, T., & Chana, N. (2009). Workplace-based assessment. *British Journal of Hospital Medicine, 70,* 290–293.

ten Cate, O. (2014). AM last page: What entrustable professional activities add to a competency-based curriculum. *Academic Medicine, 89,* 691.

ten Cate, O., & Scheele, F. (2007). Competency-based postgraduate training: Can we bridge the gap between theory and clinical practice? *Academic Medicine, 82,* 542–547.

Tonesk, X., & Buchanan, R.G. (1987). An AAMC pilot study by 10 medical schools of clinical evaluation of students. *Journal of Medical Education, 62,* 707–718.

van der Vleuten, C.P.M. (2016). Revisiting "Assessing professional competence: From methods to programmes." *Medical Education, 50,* 885–888.

van der Vleuten, C.P.M., & Schuwirth, L.W.T. (2005). Assessing professional competence: From methods to programmes. *Medical Education, 39,* 309–317.

Veloski, J., Boex, J.R., Grasberger, M.J., Evans, A., & Wolfson, D.B. (2006). Systematic review of the literature on assessment, feedback and physicians' clinical performance: BEME guide no. 7. *Medical Teacher, 28,* 117–128.

Watling, C.J., & Ginsburg, S. (2019). Assessment, feedback and the alchemy of learning. *Medical Education, 53,* 76–85.

Yepes-Rios, M., Dudek, N., Duboyce, R., Curtis, J., Allard, R.J., & Varpio, L. (2016). The failure to fail underperforming trainees in health professions education: A BEME systematic review: BEME Guide No. 42. *Medical Teacher, 38,* 1092–1099.

第 11 章

描述性评价

Nancy Dudek，David Cook

刘继海　译

教育者和教育研究人员越来越认识到，学员表现的许多方面无法简单用数值来衡量。例如，数值型分数可能无法解释受训者表现不佳（或优秀）的原因，或者数字评分表上的预设条目可能无法捕捉总体表现的重要方面。因此，越来越多的人意识到，除了（有时需要替代）只有数字，表现可以且通常应该以文字的形式进行记录（Hanson，Rosenberg，& Lane，2013；Hodges，2013；Hombgee，Sherbino，Long，Swing，& Frank，2010；McConnell，Harms，& Saperson，2016）。这样的描述性评价可以为受训者提供有针对性的反馈意见，以帮助他们学习，弥补定量评价中的差距，并为胜任力评价委员会提供所需的与"为什么"相关的信息，有助于对受训者里程碑成就做出明确的决定。因此，描述性评价在临床表现评价领域变得越来越流行。

描述性评价工具

描述性评价工具有多种形式，并有多个名称。例如，某些现场记录和日常接诊卡片完全是描述性的（即它们没有数值或核查表等级），这些将被视为描述性报告。其他工具，例如典型的在培评价报告（in-training evaluation report，ITER）或轮换结束的评价，则结合了数值评分等级和描述性的自由文本评论。学习档案袋通常包含来自受训者自己的描述性作品（例如论文、研究报告和临床写作）、来自上级医师的评价（例如各种评价工具的描述部分）和分数（例如测试成绩、上级医师的评分）。就本章而言，我们将仅关注此类混合方法资源中的描述部分。尽管大多数描述性评价都是由其他人的文字组成的，但有时评价也包含受训者自己编写的文字，例如当个人文章（例如，反思培训经历）被用来评判受训者的成就和表现水平时。

描述性评价工具可能只是一个带有"评论"栏的表框，或者可能包括一个或多个提示，要求提供特定信息，例如临床表现的积极方面、不足之处以及改进的具体建议。

优　势

描述性评价在有针对性的定性评价中有许多优势。一份出色的描述性评价可以提供对表现丰富的描述。这样做可以有效促进受训者的学习（即临床表现评价的形成性方面）（Govaerts & van der Vleuten，2013；McConnell et al.，2016）。这是"促进学习的评价"（assessment for learning）的必要组成部分，它是胜任力导向教育的基石。它为受训者提供了改进目标和如何改进的建议，从而帮助他们日臻完善以达到独立实践的胜任力目标。除了向受训者提供其当前表现的描述外，描述性评价通常还要求观察者就受训者如何获得更好的表现（如形成性反馈）提出建议。这些指导为受训人员提供了急需的有关如何改进的信息。

描述性评价为观察者提供了更大的灵活性，使其可以决定对表现的哪些方面进行评论。这可以使这些评价更加个性化和灵活。描述性评价还提供了更多细节来解释复杂的情况。提供包含情境的信息可以更好地理解基于受训者表现所做出的决定。

尽管描述性评价通常被认为比数值评价更具主观性，但有证据表明，描述性评价可以支持可辩驳（即有效）的决策。事实证明，描述性评价可以提供有关学员表现的可靠信息（Bartels，Mooney，& Stone，2017；Driessen，van der Vleuten，Schuwirth，van Tartwijk，& Vermunt，2005；Ginsburg，van der Vleuten，& Eva，2017）。描述性数据可以成功地识别学习困难学生，对受训者进行排名并预测受训者的成功与失败（Cohen，Blumberg，Ryan，& Sullivan，1993；Ginsburg，Eva，& Regehr，2013；Guerrasio et al.，2012）。

描述性评价中的实际问题

在接下来的几节中，我们概述了使用描述性评价时必须解决的几个问题。

1. 确定描述性评价的目的

任何评价的最终目的都是为被评价者提供有意义的决策证据。这样的决定可能是二分的（例如通过 / 不通过或选择 / 不选择）、精细的（班级排名或成绩）或定性的（针对性反馈）。描述性评价可以实现任一或所有这些目的。

描述性评价的一些特定应用包括对学员档案袋的评价、小组表现评价和基于工作场所的评价。后者可能涉及实时直接观察表现（例如，观察受训者执行体格检查或操作任务）或评估在不同时间完成的工作（例如，咨询记录或皮肤缝合）。描述性评价通常用于支持其他定量评价和形成性反馈。并且它们可以集合起来用于支持学员表现的终结性评价（例如，向胜任力委员会提供支持证据）（Dudek et al.，2012；Hanson et al.，2013；Govererts & van der Vleuten，2013）。

2. 记录表现

高质量评价以及最终高质量的决策都基于高质量的原始数据。对于数值评价，原始数据是分数。对于描述性评价，原始数据是描述受训者表现的评论内容（例如书面评论和其他文件）。高质量（"丰富"）的描述提供了关于优点和不足的清晰且详细的描述，以及针对学员如何改进的具体建议（Dudek，Marks，Lee，& Wood，2008）。表现的特定示例进一步支持评论，这些示例说明了受训者的优点和不足。描述和示例应包含足够的详细信息，以便独立的分析人员（例如，胜任力委员会成员）可以理解表现，而无需联系观察者进行澄清。观察员需要以鼓励受训者学习为基调的语气来撰写评论，避免就态度问题发表模糊的、不具体的评论，除非该评论具有具体的行为描述作为支撑。例如，与其说一个住院医师"懒惰"或"他似乎并不关注手术"（代表高层级的推论），不如写一个关于观察到的行为的具体描述来进行推断，例如"受训者经常迟到并且没有完成分配的任务"。最后，记录受训者对观察者提供的口头反馈的反应是有帮助的，因为这可以帮助深入了解该受训者未来的学习需求（Dudek et al.，2008；Dudek & Dojeiji，2014）。

当描述性评价与数值评价结合使用时，描述性评价应证明划分的等级是合理的。换句话说，如果等级评定为表现出色，则注释应更详细地描述。数值评分和描述性评论之间的不匹配会导致学员和负责他们学习计划的人员感到困惑（Dudek et al.，2008；Dudek & Dojeiji，2014）。

3. 培训观察者

与其他形式的基于工作场所的评价一样，理想中的描述性评价需要上级督导医师观察受训者。这需要上级督导医师花费时间，而他们通常还要负责患者照护。已经发表了如何直接观察受训者的优秀指南（Kogan，Hatala，Hauer，& Holmboe，2017）。这些指南应用于培训教师如何参与直接观察。

描述性评价需要丰富、详细的说明，以实现上述潜在优势，但研究表明，教师对描述性报告的评论通常很少，而且不具体（Dudek et al.，2012；Dudek，Marks，Bandiera，White，& Wood，2013；Littlefield et al.，2005）。当面对表现不佳的学员时，督导医师表示，他们经常给出及格的分数，因为他们不知道写什么来支持不及格的分数（Dudek，Marks，& Regehr，2005）。参与学员评价的医学教育者对学员做出诸如"良好团队合作者"和"需要阅读更多内容"的评论很常见，但这类评论的帮助不大。因此，这就迫切需要师资培训策略，以鼓励观察者为他们的描述性评价写更多和更高质量的评论（即详细、具体、行为性）。这些举措已经取得了成功，但还需要做更多的工作（Dudek et al.，2012；Dudek et al.，2013；Littlefield et al.，2005）。

4. 管理收集的数据

如果做得好，描述性评价会产生大量数据。使用这些数据（例如，用于分析、综合和向受训者提供反馈）需要强大的数据存储、搜索、检索和报告系统。纸质档案可以满足需要，但是教育者越来越多地转向提供更大灵活性的电子数据系统。有用的功能包括为不同的受训者和轮转定制数据收集表格的能力；对于不完整的表格提醒人们提交完整数据；存档提交的数据；搜索和检索数据；比较不同完成表格之间的数据（例如，整理不同上级医师之间的评价或不同轮转科室的数据）；注释数据（例如，来自胜任力委员会的评论）；创建综合报告和总结；并向受训者提供反馈（例如原始报告和综合报告）。

5. 跨观察者整合的描述（定性综合）

与数值（定量）数据相比，使用描述性（定性）数据分析和合并来自多个观察者的评价更加困难。对于前者，心理测量方法可以应用于大型数据集，例如确定平均数或中位数并评估分数的可靠性。相反，描述性评价需要使用定性研究方法（例如主题分析）来综合多个观察和观察者的数据。与定量综合相比，定性综合可能需要更多的时间和特定的技能，但如果方法得当，其结果同样是站得住脚的，而且具有深刻的见解。

将描述结合起来需要分析者寻找不同观察者在不同情境下表达的共同主题。例如，如果多个观察者都观察到在接诊简单和具有挑战性的患者时，交流技能均有效，那么这将支持"有效交流技能"的主题。分析人员还应该寻找不支持这些主题的数据（即对立观点）。在此综合过程中，应明确考虑数据的质量（细节和针对性）和情境，尤其是在数据不一致时（例如，一个表现不佳的详细例子可能比几句"优秀团队成员"的泛泛之词更有影响力）。

确定主题的工作应由不止一个人进行审查，以确保对原始数据的一致解释。在单独考虑数据之后，应通过小组讨论解决有关主题的任何意见分歧。当描述性评价被用于支持更高利害的决策时，这一点尤其重要。

6. 向受训者提供反馈

最后，必须考虑如何将描述性评价数据提供给学员。当用于形成性反馈时，让受训者阐明他们对信息的理解，然后思考如何将其纳入未来的表现中可能会很有用；这可以通过与导师的一对一会面、保密的电子邮件或交互式学习档案袋系统进行。受训者在用于终结性目的时，也可能需要有关如何解释和使用综合描述性数据的指导。大多数受训者了解如何使用数值数据来支持通过 / 不通过的终结性决定（例如，在考试之前设置了及格线），但是许多受训者在如何使用终结性描述数据来支持通过或不通过的决定的理解上并不清楚（例如，胜任力委员会的审议）。当数值数据和描述性数据提示不同的决策时，这可能会特别成问题，例如令人担忧的描述性评论伴随令人满意的数值评级时。为受训者提供对原始描述性和综合数据的访问权，并明确说明如何将数值和描述性数据一起用于决策，这可能会有所帮助。

评估描述性评价的效度

在依靠任何评价（数值或描述性）做出决定之前，必须首先确定所提议的决定是经得起推敲的。此类决定通常以效度来描述，效度被定义为"证据和理论在何种程度上支持用测试分数来解释所要测试的目的"（AERA，APA，& NCME，2014）。尽管最常用于数值评分，但该定义恰当地适用于描述性评价。我们中的一个人最近描述了如何将当代的评价验证模型应用于描述性评价（Cook，Kuper，Hatala，& Ginsburg，2016）。我们将在下面简要回顾此方法，并向读者介绍更完整的资源，以获取更多详细信息。

验证是一个过程，在该过程中，将收集证据以测试（支持或反驳）评价解释是否经得起推敲，或更恰当地说是基于这些解释所做的决策。此类解释（和决策）基于原始分数或观察结果。人们通常会谈论评价工具的效度或效度检验，但更准确的说法是指分数、观察、解读和决策的效度或效度检验。效度检验始于对所提出的解读（决策）的明确陈述。接下来，证据会被经过谨慎策划、收集、评估，然后组织成一个"论据"，用以评判所提出的决策的可行性。提出的解释陈述与规划好的证据一同构成了解释 / 使用论据；而已收集证据的评价和判断则被称为有效性论据（请参阅第 2 章）。

支持这些观点的证据可能来自多种来源。在规划、评估和组织此证据时，使用全面的验证框架会有所帮助。当前有两个被广泛接受的框架，其中一个是由 Messick（1989）提出，目前已由美国教育研究协会、美国心理协会和美国全国教育测量委员会（2014）认可的（"五个证据来源"框架），另一个由 Kane（2013）提出（有关这两个框架的讨论，请参阅第 2 章）。在本章中，我们将简要回顾前者。其他资源也提供了对 Kane 医学教育评价框架的广泛认可（Cook，Brydges，Ginsburg，& Hatala，2015），特别是描述性评价（Cook & Lineberry et al.，2016）。

五个证据来源框架将证据组织起来，以表示**内容、反应过程、内在结构、与其他变量的关系或后果**。我们强调这些并非效度的不同类型，而是不同类型的证据。通常，为了支持任何给定解释，需要从多个来源获取证据（尽管几乎不可能涵盖所有来源）。接下来，我们会简要描述与描述性评价有关的每个证据来源。

内容证据检查了"测试内容与要测量的构念之间的关系"（AERA et al.，2014）。描述性评价的内容证据可能包括选择特定问题或提示、提示的特定措辞以及选择特定观察机会（即抽样）的方法。抽样通常是有目的或策略性的，旨在通过针对特定的情况或观察者来探索受训者表现的特定方面，并继续进行数据收集，直到其他观察结果没有提出新的主题（"饱和"）为止；内容证据将概述这种有目的的抽样策略。

反应过程定义为"构念与实际参与的细节表现之间的契合度"（AERA et al.，2014）。对此进行考虑的另一种方式是，观察者本身与记录（答案、数值等级或在这种情况下为描述性）之间发生了什么。这可能包括影响观察者对事件解释的心理过程、影响观察的情境特征（例如，视角或背景噪声）或用于记录观察者评分和描述的计算机系统。反应过程的**证据**可能表明，观察者在完成报告时遵循指示；描述是基于观察到的表现，而不是受训者的声誉；或者计算机界面允许扩展的描述。

内在结构反映了来自同一评价的数据元素之间的一致性，以及将这些元素合成为有意义的信息所采用方法的适当性。在定量评价中，这通常涉及信度分析和因素分析。在定性评价中，这可能涉及给定评价中不同数据元素之间的三角互证测量（例如，不同的观察者或时间点）、分析方法的详细描述，包括迭代数据收集和异常数据点处理的计划（例如，是否需要其他数据以进一步探索不一致的主题？），或者考虑分析人员的背景和培训。

内在结构着眼于评价中要素之间的关联，而"与其他变量的关系"则研究最终的综合结果与来自评估之外的信息源之间的关系。关键的证据来源可能包括其他同时进行的、过去的或将来的学习评价，以及来自不同环境（例如，不同的临床轮转）、方法（例如，定量或描述性）或培训阶段的评价之间的一致性（或不一致性）。也就是说，假设高阶的受训者在大多数评价中应该表现得更好。在检查与其他变量的关系时，具有预期关系的方向和大小的预定义概念（并在解释使用论点中明确表述）特别重要，因为如果不这样做，就可以追溯性地将任何关系都解释为有利的。例如，如果描述性评价与定量等级具有很强的相关性，那么如果两种评价都旨在衡量学员的相同特征，则可以将其解释为有利的效度证据，或不利（如果它们旨在获得表现的不同方面）。通过未来达到预期的情况来保持科学的完整性。请注意，某些交叉评价关联（例如同一临床轮转评价表上的定量分数和描述性评论，或来自外科和内科实习的描述性评论）可以被视为内在结构或与其他变量的关系，这取决于评价是否被视为"相同"或"不同"。

最后，后果的证据着眼于评价本身（以及随后的决策）的影响（Cook & Lineberry，2016，请参见第 17 章）。如上所述，评价的最终目的是为有意义的决策提供依据。后果类型的证据试图确定这一目的是否已经实现。此类证据可能会探索预期和非预期结果的客观证据、他人对最终解释和决定的一致性，或者对评价过程的看法。该证据可能是定性的或定量的，并且可能关注受训者、指导老师、机构或其他利益相关者的影响或信念。

表 11.1 总结了描述性评价效度的常见影响因素和可能的补救措施。

表 11.1 效度的影响因素：描述性评价

	问题	补救
构念代表性不足（CU）	观察值太少（描述）	观察者培训（观察的重要性以及对丰富、详尽描述的需求） 便于提交不完整评价的系统 提示鼓励在数值评级基础上增加详实描述的评论
	描述性评价的背景或观察者的多样性有限	有针对性地对知识领域进行采样的蓝图（不同的情境） 多元化的观察者
	描述缺乏细节	提示鼓励详实的描述评论
	描述关注表现的肤浅方面	
构念无关变量（CIV）	描述涉及表现的不相关方面	观察者培训（侧重于相关表现和相关方面；避免委婉说法） 提示关注相关问题
	基于无关表现的观察	系统鼓励观察相关的表现（例如"要在房间内"）
	观察者的特质影响描述	多种多样的观察者详实的描述
	进行分析 / 综合的人的特质分析 / 综合程序引入了描述中未反映的思想	可辩驳的分析 / 合成过程多元化，训练有素的分析人员小组 有计划的可辩驳的分析 / 合成程序
	描述采用委婉语和陈词滥调（"良好的团队合作伙伴"）	分析人员接受过识别委婉语的培训

* 有关 CU 和 CIV 有效性威胁的更多信息，请参阅第 2 章

小　结

描述性评价在临床培训中的使用正在增加。描述性评价是数值分数的有益补充，它提供了对当前表现的详细描述并提出有针对性的改进建议。描述性评价可以支持形成性反馈和终结性决策。证据表明，描述性评价可以支持经得起推敲（即有效）的决策。表 11.2 总结了描述性评价的最佳实践。

表 11.2　描述性评价的最佳实践

- 确定描述性评价的目的
- 使用详细描述记录表现
- 训练观察者
- 开发系统以存储和管理数据
- 使用训练有素的分析人员，按照强大的程序进行描述性数据分析
- 向受训者提供综合反馈，并支持他们使用此信息来改善未来的表现

参考文献

American Educational Research Association, American Psychological Association, National Council on Measurement in Education. (2014). *Validity. Standards for educational and psychological testing* (pp. 11–31). Washington, DC: American Educational Research Association.

Bartels, J., Mooney, C.J., & Stone, R.T. (2017). Numerical versus narrative: A comparison between methods to measure medical student performance during clinical clerkships. *Medical Teacher*, *39*(11), 1154–1158.

Cohen, G., Blumberg, P., Ryan, N., & Sullivan, P. (1993). Do final grades reflect written qualitative evaluations of student performance? *Teaching and Learning in Medicine*, *5*(1), 10–15.

Cook, D.A., Brydges, R., Ginsburg, S., & Hatala, R. (2015). A contemporary approach to validity arguments: A practical guide to Kane's framework. *Medical Education*, *49*, 560–575.

Cook, D.A., Kuper, A., Hatala, R., & Ginsburg, S. (2016). When assessment data are words: Validity evidence for qualitative educational assessments. *Academic Medicine 91*, 1359–1369.

Cook, D.A., & Lineberry, M. (2016). Consequences validity evidence: Evaluating the impact of educational assessments. *Academic Medicine*, *91*, 785–795.

Driessen, E., van der Vleuten, C., Schuwirth, L., van Tartwijk, J., & Vermunt, J. (2005). The use of qualitative research criteria for portfolio assessment as an alternative to reliability evaluation: A case study. *Medical Education*, *39*, 214–220.

Dudek, N.L., & Dojeiji, S. (2014). Twelve tips for completing quality in-training evaluation reports. *Medical Teacher*, *36*(12), 1038–1042.

Dudek, N.L., Marks, M.B., Bandiera, G., White, J., & Wood, T.J. (2013). Quality in-training evaluation reports— Does feedback drive faculty performance? *Academic Medicine*, *88*(8), 1129–1134.

Dudek, N., Marks, M., Lee, C., & Wood, T. (2008). Assessing the quality of supervisors' completed clinical evaluation reports. *Medical Education*, *42*, 816–822.

Dudek, N.L., Marks, M.B., & Regehr, G. (2005). Failure to fail—The perspectives of clinical supervisors. *Academic Medicine*, *80*(10), S84–S87.

Dudek, N.L., Marks, M.B., Wood, T.J., Dojeiji, S., Bandiera, G., Hatala, R., Cooke, L., & Sadownik, L. (2012). Quality evaluation reports: Can a faculty development program make a difference? *Medical Teacher*, *34*(11), e725–e731.

Ginsburg, S., Eva, K.W., & Regehr, G. (2013). Do in-training evaluation reports deserve their bad reputations? A study of the reliability and predictive ability of ITER scores and narrative comments. *Academic Medicine*, *88*(10), 1539–1544.

Ginsburg, S., van der Vleuten, C., & Eva, K. (2017). The hidden value of narrative comments for assessment: A quantitative reliability analysis of qualitative data. *Academic Medicine*, *92*(11), 1617–1621.

Govaerts, M., & van der Vleuten, C.P.M. (2013). Validity in work-based assessment: Expanding our horizons. *Medical Education*, *47*, 1164–1174.

Guerrasio, J., Cumbler, E., Trosterman, A., Wald, H., Brandenburg, S., & Aagaard, E. (2012). Determining need for remediation through postrotation evaluations. *Journal of Graduate Medical Education*, *4*(1), 47–51.

Hanson, J.L., Rosenberg, A.A., & Lane, J.L. (2013). Narrative descriptions should replace grades and numerical ratings for clinical performance in medical education in the United States. *Frontiers in Psychology*, *4*, 1–10.

Hodges, B. (2013). Assessment in the post-psychometric era: Learning to love the subjective and collective. *Medical Teacher*, *35*, 564–568.

Holmboe, E.S., Sherbino, J., Long, D.M., Swing, W.R., & Frank, J.R. (2010). The role of assessment in competency-based medical education. *Medical Teacher*, *32*, 676–682.

Kane, M.T. (2013). Validating the interpretations and uses of test scores. *Journal of Educational Measurement*, *50*(1), 1–73.

Kogan, J.R., Hatala, R., Hauer, K.E., & Holmboe, E. (2017). Guidelines: The do's, don'ts and don't knows of direct observation of clinical skills in medical education. *Perspectives on Medical Education, 6,* 286–305.

Littlefield, J.H., DaRosa, D.A., Paukert, J., Williams, R.G., Klamen, D.L., & Schoolfield, J.D. (2005). Improving resident performance assessment data: Numeric precision and narrative specificity. *Academic Medicine, 80*(5), 489–495.

McConnell, M.M., Harms, S., & Saperson, K. (2016). Meaningful feedback in medical education: Challenging the "failure to fail" using narrative methodology. *Academic Psychiatry, 40,* 377–379.

Messick, S. (1989). Validity. In R.L. Linn (Ed.), *Educational measurement* (3rd ed., pp. 13–103). New York: American Council on Education and Macmillan.

第 12 章

评价档案袋

Daniel J. Schumacher，Ara Tekian，Rachel Yudkowsky

徐怡琼　译

> 如果应用得当，档案袋可以提高学生将理论与实践相统一的能力，可以激励他们的自我发现和反思，并在学生遇到困难情绪状况时提供支持。档案袋还可以加强学生与导师之间的关系并让学生们对培训的困难做好准备。
>
> （Buckley，Coleman，& Khan，2010）

　　档案袋的英文单词 portfolio 来自拉丁语单词 portare（携带）和 folium（叶，页）。对医学教育而言，评价档案袋是记录进步证据，以及这段时间内的成就和反思的集合。档案袋包含了对学员的发展所进行的纵向、多方法、多维度的评价。档案袋评价可以是形成性评价，也可以是终结性评价，这两方面本章都会介绍。我们还将探讨一些档案袋使用的挑战。

档案袋的设计

> 事实上，档案袋从形式上和用途上来讲差异很大，几乎不可能进行概述。
>
> （Driessen，2017）

　　随着档案袋的成熟，埃里克·德里森的这句话变得愈发正确。对于个体而言，档案袋可能包含任意文件（书面的、音频或是录像），表明学员在一段时间内的学习和发展（Friedman Ben David et al.，2001）。表 12.1 提供了档案袋内容和结构的两种框架：① McEwen、Griffiths 和 Schultz（2015）描述了全科住院医生档案袋里的内容要素；② Webb 等（2002）提出了不同护理学员档案袋的结构模型。

　　虽然模型可以有很多种可能性，但档案袋的内容根本上是基于其目的的。Roberts、Shadbolt、Clark 和 Simpson（2014）以及 Driessen（2017）认为，档案袋要么是反思性的，包括课程中独特的、形成性的组成部分，要么是综合性的，包含了对课程部分在一段时间内的评价工具。作为一种促进反思的工具，形成性或学习性的档案袋可以包括对学习经历的个人感受和反馈，以及对失误和错误的反馈。这些反思可与指导者、导师或同伴进行回顾和讨论，以进行形成性评估和反馈。另一方面，终结性、评估性或综合性档案袋包括学习和（或）工作案例证据的公开汇编，有时反映学习者最好的作品、最典型的作品或主题作品

表 12.1　两种档案袋的内容和结构

档案袋评价支持系统（McEwen et al.，2015）	护理项目模型（Webb et al.，2002）
• 反馈部分（例如，个体化的学习计划、照护反馈、特别事件） • 学习部分（例如，个体学习进程、网络学习活动） • 评价部分（例如，多源反馈、OSCE 结果、基于工作的评价、在培考核报告、图表审计和照护质量指标） • 文件部分（例如，会议出席、继续医学教育活动、操作日志、简历、发表的文章）	• "购物车"：学生收集与学习和发展过程相关的资料进行展示 • "吐司架"：档案袋由一定数量的"空格"组成，这些空格需要在特定的时间段内（例如一个学期或是培训年）完成；每一个"空格"放一种类型的资料（例如，重要事件的反馈、不同领域的表现性评价） • "脊柱"：档案袋包含的一系列能力（类似脊柱内的椎骨）都需要评价，学生收集资料证明自己每一个部分的能力 • "混合蛋糕"：学生将档案袋中的单个元素混合形成整体档案，较部分档案的总和更好，例如表现性评估的书面反馈

（Paulson，Paulson，& Meyer，1991；Davis et al.，2001；Rees，2005；O'Sullivan，Reckase，McClain，Savidge，& Clardy，2004）。评价档案袋包括对其内容和反馈档案中选定的条目的反思，应明确其不同的目的，所选择的要公开的反馈条目应告知学习者（Pinsky &Fryer-Edwards，2004；Pitts，2007）。

档案袋可以用来记录单个课程目标或能力的达成情况，例如自主学习。学习档案袋尤其适合为获得能力证明提供证据，而这些能力很难在受控环境中的单个时间点直接观察到。通过提供带注释的、反馈性的长时间的活动记录，档案袋可以提供对于学员复杂能力的间接观察，例如基于实践的学习和改进或基于系统的实践。此外，为评价档案袋选择和核实"最佳作品"的过程，使学习者能够表现出职业素养的各个方面，例如对自己工作的反思和自我评价能力，同时也意味着对特征和能力的深刻理解，而这些理解能确定工作质量的标准（Pinsky & Fryer-Edwards，2004）。

档案袋还可以对学习者的长期成就提供丰富的多维描述，并验证实现多个复杂学习目标的能力，从而补充单源、单能力评价。"综合"或者说全面的评估档案袋是各种方法和来源证据的汇总。全方位的档案袋包含了米勒金字塔从"知道"到"实践"的各个条目（第 1 章和图 12.1）。条目可以持续在档案袋中累积，直到拥有可以做出决定的足够多的证据为止。教员可以通过评价档案袋、学员提前或是滞后的学习态度和表现（就像"成长图"）获取经验，然后提供早期干预和补救的机会。全面的评价档案袋可以成为程序性评价系统的重要组成部分（请参见第 16 章）。

档案袋的形成性评价用途：学习者驱动—教师提供支持

胜任力导向的医学教育是当今医学教育领域最流行的教育方式，它认为学员应当拥有学习的原动力，导师要支持学员，并为学员学习目标的达成负责（Carracci，Wolfsthal，Englander，Ferentz，& Martin，2002）。对于学习者掌握轨迹的关注是档案袋的形成性评价的基础。为了达到这样的效果，档案袋必须设计成以学习者为中心的模式，以确保其设计和功能不仅能达成档案袋的既定目标，也能促进终身学习技巧的发展（Gordon & Campbell，

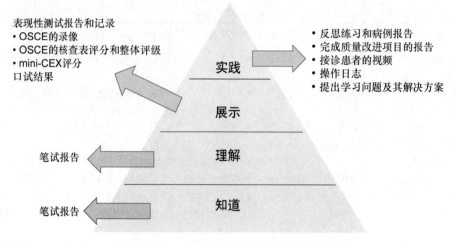

图 12.1　米勒金字塔中的档案袋元素

2013；Tochel et al.，2009）。例如，电子档案袋（较非电子的而言）在促进反思方面可能更好（Tochel et al.，2009）。此外，档案袋中的结构过多或过少都会使学习者失去参与感（Van Tartwijk & Driessen，2009）。理想情况下，档案袋可提供框架，使学习者的目标和思考集中在对他们的发展很重要的领域，但可以灵活地记录他们在这些领域的学习和发展情况（Driessen，van der Vleuten，Schuwirth，Van Tartwijk，& Vermont，2005；Moores & Parks，2010）。举例来说，职业素养可能是档案袋中需要关注的重点，而学习者在这个领域的发展可以通过多种方法来记录，比如来自患者或跨专业同事等多种来源的反馈评价；一份与恶语相向的患者或是同事交往的书面反思；一份完成冲突模型清单的结果，且从中获得了觉察力，即努力在困难的对话中获得有效和专业的交流能力。

　　与以学习者为中心的培养终身学习技能的方法相一致，档案袋的一个独特方面是其反思性的成分，给学习者提供机会对所包含条目进行评论并向读者阐明其含义的机会。因此，这是一种独特的个人创造，是个体和专业成长的动态记录。档案袋既可以作为促进反思性学习的工具，又可以作为反思和其他学习的证据。使用档案袋来促进学习是基于 Kolb（1984）和 Schön（1987）的体验式 / 反思性学习模型（图 12.2）。这个模型强调需要经常与指导者

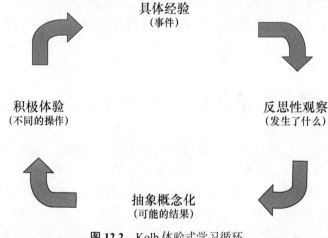

图 12.2　Kolb 体验式学习循环

或导师一起反思并形成经验，以便新经验的有效吸收。档案袋的应用促进了这种反思：将经验书写记录下来，这本身就是一种强制思考、结构化想法和反思，从而支持专业发展的工具（Pitkala & Mantyranta，2004）。

导师在档案袋促进终身学习中的重要作用

自主学习通常与各种帮助者联系在一起，例如教师、指导者、导师、顾问和同伴。

（Knowles，1975）

在知识和表现方面，人类拥有的识别和解决问题的能力是有限的（Eva & Regehr，2008；Regehr，2006）。因此，来自导师、同伴和其他来源的外部评价可以并且应该为自我评价和明确学习目标提供信息。当学习者以主导者的姿态寻找和收集信息时，Eva 和 Regehr（2008）恰当地将此状态命名为**自我指导型评价探索**。在考虑档案袋时，导师或指导者将成为对学生的自我评价、明确学习目标和反思进行外部校准的主要来源。在与学习者一起工作时，导师应确保他们关注学习者的能力、相关性和自主性（即能够自主行动的能力），因为这些因素会影响学习者的学习欲望（Ryan，2000）。关注学习者与导师的关联感会促进他们保持开放的态度，并以"学习模式"作为同事的身份，而不是以"防御模式"作为局外人的身份进行学习（Ryan，2000）。学习者倾向于担心与自我评估不符的外部信息，甚至忽视监督者的反馈（Epstein，Siegel，& Silberman，2008；Mann et al.，2011；Sargeant et al.，2010；Watling，van der Vleuten，& Lingard，2012）。考虑到这一点，不得不再次强调将学习者和导师置于同一层级的支持性的同事关系非常重要。学习者和导师所需的平衡点，可以比喻为在脆弱点（威胁学习者与导师之间的关系）和适应点（增强学习者与导师之间的互动）之间的游移（Arntfield，Parlett，Meston，Apramian，& Lingard，2016）。

档案袋的终结性评价用途：学习者驱动—监督者提供评估

评价档案袋的主要挑战是如何从证据收集过渡到单个终结性决策的判定。例如，假设一个由以下四部分组成的综合档案袋：年度笔试成绩，年度表现性测试（OSCE）成绩，每月轮转出科临床评估的定量（例如评级）和定性考核（例如书面评论）结果，还有学习者的半年度反思。进行档案袋评定的可能性有：

- 分别评估每个组成部分，为每个组成部分划定一个等级，然后将各个组成部分的平均得分作为最终评价的得分（补偿性得分）。在这种情况下，一个或多个部分的良好表现可以弥补其他部分的欠佳的表现。例如，如果学生在每月轮转结束的出科临床评估中表现不佳，则其他三个部分的良好表现可以对其进行弥补。在补偿系统中，很难给出有关每个组成部分的反馈，因为分数是几个组成部分的总和。

- 分别评估每个部分，并为每个部分划定一个等级；学习者必须在各个部分达到最低标准才能通过（组合性评分）。例如，如果一个学生在每月的轮转结束出科临床评估中表现不佳，则不管其他三个部分的表现如何，他仍然不会获得及格的评分，因为每个部分的评分都无法弥补彼此。

- 运用分析性或主要特征评分量表对档案袋进行整体评价（请参见第 9 章）。例如，可以根据组织、完整性或反馈质量等特征对档案袋进行整体评估。或者可以根据证据提供的质量对每个学习者的个人能力（例如沟通能力、知识或职业素养）对档案袋进行整体评估。
- 使用单一的全球评分标准对档案袋进行整体评分，例如，从确定通过到确定失败的五分制评价。

评估档案袋的固有挑战之一是如何整合定量和定性评价数据。以往的评价中，因为心理测量数据无法支持其效度和信度，定性评价数据会被低估。然而，最近的研究表明，对这些数据采用定性研究方法是有价值的，可确保其可信性和可靠性。Ginsburg 等证明了评价表上书面评论的评分者间信度（Ginsburg，van der Vleuten，& Eva，2017）。随着定性评价数据的证据基础的增长，人们对于这些数据在制定终结性评价决策时的价值也有了更多的认知（Govaerts，van der Vleuten，Schuwirth，& Muijtjens，2007；Oudkerk Pool，Govaerts，Jaarsma，& Driessen，2017；Schumacher，Michelson et al.，2018）。从本质上讲，定量和定性评价数据的价值都强调了专家判断在进行终结性评价决策时的价值，这些决策结合了"数字"和"文字"，提供了表现和发展的整体图景。

档案袋效度的影响因素

和其他评价方法一样，档案袋面临着同样的效度威胁（第 2 章和表 12.2）。由于存在这些挑战，因此最好将档案袋用作全面评价系统的一部分，该系统可以根据学习者的能力进行三个维度的测量（第 16 章）（Melville，Rees，Brookfield，& Anderson，2004；Webb et al.，2002；Tochel et al.，2009）。

档案袋的内容应系统地选择学习目标进行评价。旨在评价开业护士自主学习的档案袋仅包含一个教科书阅读的条目，这就是一个构念代表性不足（construct underrepresentation，CU）以及抽样不足的效度挑战示例（参阅第 2 章）。可以通过向学习者提供档案袋的结构和指南来避免构念代表性不足，这个指南明确记录了学习目标、所需证据的类型和数量、随时间和任务进行的抽样工作。例如，旨在评价自主学习的档案袋可能会明确以下内容：

- 解释由关键事件引发的两个新的学习目标；
- 实现这些目标的学习计划；
- 对于未开展的教育活动的描述；
- 表明正在进行成长和专业发展的反思性自我评价。

学习者或是评估者因素都可能引起构念无关变量（construct-irrelevant variance，CIV）。在评估过程中，学习者可能不愿意真实地反思错误以暴露自己的弱点。将档案袋的形成性和终结性功能分开，让学习者选择"最佳作品"或"最佳证据"，使得评价公开化，可以最大限度地减轻这一问题（Pinsky & Fryer-Edwards，2004）。

档案袋评价者与口试和表现性测试的考官一样，会出现同样的偏见和错误（请参见表

表 **12.2** 档案袋效度的影响因素

	问题	解决策略
构念代表性不足（CU）	学习过程存在的证据不足	为学习者提供指南所要求的证据的种类和数量 与指导老师一起进行形成性回顾
	对所有的学习目标没有证据支持	基于学习目标的蓝图制定特定的档案袋结构 与指导老师一起进行形成性回顾
构念无关变量（CIV）	考官偏倚	提供评分标准 基于评分标准进行考官培训 进行关于评分者共识的讨论
	系统性评分错误：晕轮效应、严格程度、宽松政策、中心化趋势	标准线，参考框架培训 进行关于评分者共识的讨论
	反思能力与书写能力不相符	档案袋的口头讨论 / 准备 在正式考试前，对档案袋的正确的书写和表现方式进行形成性回顾
	因为对保密和隐私的顾虑，不能真实地对条目进行反馈	将档案袋形成性和终结性考试的功能区分开 让学习者自主选择所包含的反馈条目
可靠性指标	概化 评分者间信度或一致性 通过 / 不通过决定的再现性 可信性 可靠性	

12.2 和第 8、9 章）（Ward，Gruppen，& Regehr，2002；Roberts，Newble，& O'Rourke，2002）。应对评价者不统一的挑战的方法之一是对于档案袋内容的标准化以及在可能的情况下邀请多个评估者，对于标准化的口试和表现性测试也是如此。比如由不同的评分者对于档案袋中的不同条目进行打分，形成多个评估者进行多角度"观察"的情形。与其他主观判断一样，可以通过设定可接受条目的基准、评分者的参考框架培训以及通过讨论达成的评分者共识，来增加评分者的一致性（第 9 章；O'Sullivan，Cogbill，McClain，Reckase，& Clardy，2002；O'Sullivan et al.，2004；Rees & Sheard，2004；Pitts，Coles，Thomas，& Smith，2002）。Roberts 等（2014）提供了一个很好的范例，他们研究了在临床情境中如何程序化评估档案袋的信度和效度。

当解决由包含定性评价数据引发的效度威胁时，应用定性研究方法的概念似乎是一个不错的方式（Driessen et al.，2005）。评估的可信度可以通过采用三角互证法（组合不同的信息源——类似于多个评估者）、延长观察期（例如，随着时间的推移会有多次档案袋的形成性回顾——类似于多次观察）和成员检查（与学习者回顾和讨论评价）来提高。通过审查（外部审查员的质控程序）和审查追踪（评估过程的文档记录以满足外部检查需要）提高可靠性。这些针对终结性评价和档案袋质控的定性的方法有助于避免简化，并将学习者作为一个随时间而发展的独特个体，保留其完善的、整体的记录。

除了专注于如何使用档案袋做出有效和可靠的终结性评价决策之外，还有个问题是应该由谁制定这些决策。显然，这些决定最终应由与学习者无利益关系的评价者来决定。但是，鉴于档案袋具有重要的形成性目的及其培养和发展终身学习技能的能力，我们认为，即便是档案袋的终结性目的也应由学习者驱动（O'Brien，Sanguino，Thomas，& Green，2016；Schmitz，Whitson，Van Heest，& Maddaus，2010；Sklansky，Frohna，& Schumacher，2017）。案例示例 12.1 展示了一个学习者驱动的档案袋的范例。

图 12.3 显示了对档案袋的口头"答辩"如何使学习者能够解释和展示档案袋的内容，从而使考官能够获取更多的信息和理解，促成考官之间的讨论，以对评定的等级达成共识，同时针对在及格线边缘的或是垫底的学生，为他们请求额外的信息和（或）额外考官的评分。图 12.3 的中间部分聚焦于评价者审查的内容和方式。临床胜任力委员会是审查评价数据并做出终结性决策的小组（请参见，如 Accreditation Council for Graduate Medical Education，2017）。最近的研究表明，临床胜任力委员会（Clinical Competency Committee，CCC）成员在审查过程和他们在审查中优先考虑的内容方面存在差异。个别成员的回顾过程及其在评价系统中的角色可能会影响其做出的终结性决策（Friedman，Raimo，Spielmann，& Chaudhry，2016；Nabors et al.，2017；Schumacher，King et al.，2018）。审查更多的住院医生，参与更多的审查周期，并在审查后对住院医师提供反馈都已被证明会导致更严格的终结性评价（Schumacher，King et al.，2018）。CCC 成员可能会将个人偏好的数据作为审查中评价的锚点；例如，定性评价数据似乎受到许多审阅者的高度重视（Oudkerk Pool et al.，2017；Schumacher，Michelson et al.，2018）。考虑到这一点，鼓励 CCC 成员在评价时超出其偏好的数据类型进行评价是非常重要的，以确保用于终结性评价的数据是取自多种来源的（Kinnear，Warm，& Hauer，2018）。

案例示例 12.1　学习者驱动的评价数据的综合（Sklansky et al.，2017）

在这个来自美国毕业后教育训练的例子里，在档案袋中对信息的综合和推荐的终结性决策负主要责任的是学习者。强化了学习者作为评价的主要驱动者的角色。通过在临床胜任力委员会（CCC）的展示和讨论，解决了需要通过外部评价来校准自我评价的需求，并做出了相关领域的最终决定。

"里程碑"是由美国毕业后医学教育认证委员会（ACGME）推广的一种发展性的行为锚定评价方法，见第 1 章和 Holmboe、Edgar、Hamstra（2016）的文献。

住院医生驱动的评价项目的步骤：

1. 住院医生根据里程碑完成自我评价。
2. 住院医生回顾他在档案袋项目中的外部评价数据（如轮转过程中基于里程碑的评分、来自护士和家庭的多源反馈、书面评价）。
3. 住院医生将评价资料做成一个综合的（有组织的、汇总的）格式，以支持自己的里程碑水平的任务。
4. 当住院医生反映用以评定里程碑水平的各种能力和决定的资料有缺失时，如果他又可以说明这些里程碑任务的数据 / 信息，则可以按需将这个资料加入档案袋中。
5. 住院医生的文件记录需要完成项目要求的条目，包括科外的传统轮转（例如：学术项目、质量改进项目、宣传）。
6. 住院医生回顾自我评价（第一步），根据外部评价数据进行调整，然后组织一个陈述，总结上一周期的工作、值得发展的领域、未来发展的领域和以改善为目的的特定计划。
7. 住院医生向临床胜任力委员会提交他的综合报告，并根据需要进行额外的修改。
8. 通过 CCC，住院医生可以了解到所有的当前发展性进展的总体分类以及未来的目标。

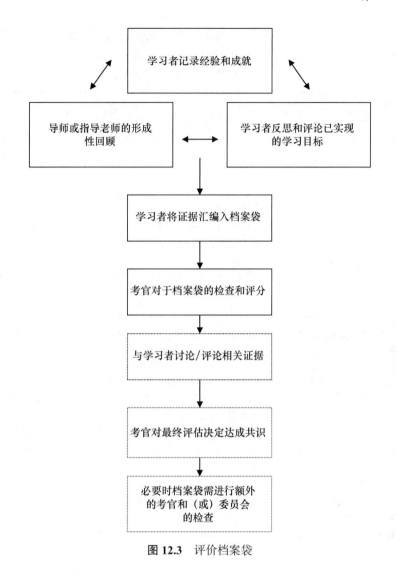

图 12.3　评价档案袋

使用档案袋可能遇到的挑战

档案袋对形成性评价和终结性评价带来了诸多好处，但也存在挑战。首先，它们用于终结性目标可能会妨碍其用于形成性目标（Nagler，Andolsek，& Padmore，2009）。导师必须注意他们提供反馈的方式，以便在帮助学习者提高和确保他们的能力不受到过度影响之间达到最佳平衡。这突显了教师发展在构建档案袋系统中的重要性（Chertoff et al.，2016）。另一个潜在的挑战是，档案袋对于学习者和导师而言都可能很耗时（Gadbury-Amyot，Bray，& Austin，2014；Van Tartwijk & Driessen，2009），需要花费足够的时间进行反思，当反思减少到一定程度时，会影响活动的价值。因此，采取措施以最大限度地提高效用（包括优化可行性）非常重要，这样，档案袋就不会成为学习者需要克服的另一个官僚主义的障碍（Driessen，Van Tartwijk，van der Vleuten，& Wass，2007；van der Vleuten，1996；Driessen，2017）。除了考虑学习者和导师使用档案袋的时间限制外，重要的是要对在学校和课程中使用档案袋的行政领导者的时间和资源保持敏感。确保足够的信息技术支持是这些工作的基础（Chertoff et al.，2016）。最后，医学法律问题也可能会带来挑战。档案袋可以且应当包括对于诊疗真实患者经历的反思，包括这些经验未达到预期甚至涉及错误时。同时，患者的隐私也很重要（Nagler et al.，2009）。在构建档案袋的时候，每个人都应当确认理解了机构和法律的隐私政策，也要理解法律可发现性和职业责任暴露的可能性（Nagler et al.，2009）。从意图上讲，档案袋着重于改进，应该是保密的，应采取措施（例如，医院政策）以确保保留这一意图。

案例示例

以下案例展示了档案袋的三种创造性改编，用于评估医学专业学习者。

案例示例 12.2　范德堡大学医学生的胜任力里程碑：学习者中心、聚焦心智发展的档案袋（Lomis et al.，2017）

范德堡大学医学院为医学生开发了一套基于里程碑的档案袋系统，从 2012 年开始应用。里程碑是一个学生在一系列胜任力方面需要进展的发展性步骤。在范德堡大学，基于里程碑的评价一直会持续到进入临床，但在医学院第一年，未进入临床时就介绍给了医学生。里程碑的评定由指定负责的指导老师对学生的直接观察得出。里程碑是学院评价数据的一个来源，与其他表现的证据，如课堂成绩一起评定。基于里程碑的评价计划的优势在于，所有胜任力领域都使用相同的指标在整个课程中进行评估。储存这些数据的档案袋系统可以明晰地以视觉方式展示在特定领域和全部领域随着时间的发展过程。档案袋聚焦于发展的趋势，而不是在某个单一时间点的评分。

学生对于自己基于里程碑的表现型数据的反思是范德堡系统的特别之处。在一个特定的时间点，会有一个指导老师和学生一起回顾他们的档案，并确认相对优势领域、未来发展领域、下一阶段的个体学习计划。学生和指导老师评估每个数据点的相对价值和重要性，以确定哪些点是有价值的、哪些是干扰。通过这样的回顾，学员才会在所关注的领域得到提升的机会。

范德堡系统里有几个特点是值得关注的。首先，它的焦点是发展而不是评判。其次，它是高度以学习者为中心的，同时配备了指导老师或导师。学员们是在驱动者的地位上回顾自己的数据，当学员需要与他们的档案袋指导老师讨论时，相关的表现才会被调用。

案例示例 12.3　精神病学住院医师：展示案例或"最佳作品"档案袋（O'Sullivan et al.，2002，2004）

精神病学住院医师每年要在 13 个基本主题领域中展示五个"最佳作品"，纳入的主题包括初步评估和诊断、治疗过程、自主学习、团队合作、危机管理、法律问题和演讲 / 教学技巧。住院医生可以选择其中 4 个主题进行展示，生物 / 心理 / 社会论坛领域的条目是强制性的。每一个主题都会有针对性的指南，包括条目中应包含的内容和评分规则。对于每一个作品，住院医师选一个案例或是既往经历，展示"最佳作品"。作品不是特别为了档案袋而准备的。住院医生提交了他们制作的（隐去 ID 号）患者的文档的副本，并且写一个简要的自我评价反馈说明病例和支持文档显示了他们的哪种胜任力。

（续）

对档案袋评分

两位对住院医生和他们的患者不熟悉的外部考官会对每一个档案袋的作品进行评分。项目教师开发了特定主题的 6 分制评分规则，其中低分表示缺乏知识和技巧，会让患者陷于危险之中；高分代表有能力高效且有创造力地解决复杂问题。评分者通过评分基准条目进行培训。档案袋中的文档会根据主题被分类，评分者会在完成同一个给定的主题（所有住院医生）的评分后进入下一个主题。

对于"法律问题"主题的评分规则样本

1. 缺乏足以处理案件的重要的法律知识。
2. 有合适的方法解决法律问题，但存在可能导致潜在问题的弱点。
3. 按照标准方法能够成功地解决法律问题，几乎不需要额外的信息。
4. 能够运用标准方法处理相当复杂的法律问题。
5. 对法律问题有良好的整体认知，显示出整合信息的能力。了解所需的相关法律文书。
6. 对法律问题涉猎广泛，能整合大量不同来源的资源以解决复杂的案件。表达周全，承认短期结果。

档案袋的总分随着培训年份的延长而增加。评分会根据国家级在培笔试进行适度地调整，但是不根据临床轮转的评分进行调整。一项概化分析和 D 研究表明，由 2 名评分员评分的 5 个条目提供了足够的相对可靠性，G = 0.81，而由 3 名评分员评分的 5 个条目或由 2 名评分员评分的 6 个条目将提供足够的绝对可靠性。档案袋还获得了一个非预期的结果，即学员在特定主题的表现比较差，据此对课程进行迅速修订。

案例示例 12.4　开业护士的护理专业档案袋：支持培训之后执业卫生专业人员持续发展的档案袋（Williams & Jordan，2007）

档案袋不仅是为学员准备的。持续的专业发展对医疗卫生快速发展的领域很重要。为了激励护士的持续发展，得克萨斯儿童医院开发了一套护理专业的档案袋，它有以下目的：

1. 建立职业生涯的目标。
2. 展示专业成就。
3. 说明专业领域的具体情况。
4. 加强知识和技能。
5. 为额外的职业机会做好计划。
6. 帮助获得入学资格，以推进学术准备。
7. 申请参加医院的临床职业晋升计划。

档案袋为组织和追踪正式和非正式活动以及所取得的成绩提供了一个框架。所取得的成绩包括证书、继续教育活动、指导 / 带教、委员会的参与、来自患者和患者家人的感谢状、创新和实践操作的改进。作者认为，对非正式活动和成就的关注特别有利于新发展方向的探索。捕捉这些常常被忽视的成功，以及由护士为他们的职业角色带来的价值，可以帮助护士认识到他们的潜在创造性并确定职业道路。每一个护士的档案袋被引入他们的年度表现评估中。与主管一起回顾档案袋有助于全面了解护士，这有助于将来有成长机会时（包括委员会任命和领导岗位等）候选人的选择。

总体而言，对于运用档案袋支持和加强专业发展，得克萨斯儿童医院的护理专业档案袋是一个很好的模板。

小　结

　　档案袋提供了一种有用的架构，通过收集多种方法的、多源的、反思性的证据，记录学习者长期的成就，这种档案袋对于形成性和终结性评价目标都有利。档案袋与其他定性或整体评价一样存在效度威胁。必须解决指导、评分、反馈和可行性的问题；以学习者为中心的方法、学习者的投入和适当的指导对于防止档案袋变成官僚主义壁垒至关重要。综合档案袋是程序性评价的一个关键组成部分（第 16 章），有助于从单点评价过渡到以发展为导向的整体方式。

　　表 12.3 展示了在医疗卫生专业成功完成档案袋评价的指南汇总。

表 12.3　档案袋评价的实用指南

引入档案袋
- 逐渐引入档案袋，以便获得学习者和教师的意见和反馈
- 明确目标
- 区分形成性和终结性表现性评价的档案袋功能
- 为学习者和导师提供应用档案袋的支持和培训

档案袋的完成
- 为学习者提供档案袋涉及的材料的类型和数量的标准结构和指南，提供结构指导，但不过于具体
- 根据工作任务和时间对学习者进行抽样
- 在支持性的教育氛围中提供频繁的形成性反馈和指导
- 在现有活动的结构内为创建档案袋条目提供时间

档案袋的评价
- 为评分者提供考核基准和参考框架培训
- 允许评分者进行讨论，并达成共识
- 使用定性和定量方法进行评估和质控
- 对档案袋的评价结果通过其他方法进行三角互证

参考文献

Accreditation Council for Graduate Medical Education: Clinical Competency Committees: A Guidebook for Programs. (2017). Accreditation council for graduate medical education (2nd ed.), www.acgme.org/What-We-Do/Accreditation/Milestones/Resources accessed 21 Feb 2019.

Arntfield, S., Parlett, B., Meston, C.N., Apramian, T., & Lingard, L. (2016). A model of engagement in reflective writing-based portfolios: Interactions between points of vulnerability and acts of adaptability. *Medical Teacher*, 38(2), 196–205.

Buckley, S., Coleman, J., & Khan, K. (2010). Best evidence on the educational effects of undergraduate portfolios. *Clinical Teacher*, 7(3), 187–191.

Carraccio, C., Wolfsthal, S.D., Englander, R., Ferentz, K., & Martin, C. (2002). Shifting paradigms: From Flexner to competencies. *Academic Medicine*, 77(5), 361–367.

Chertoff, J., Wright, A., Novak, M., Fantone, J., Fleming, A., Ahmed, T., . . . Zaidi, Z. (2016). Status of portfolios in undergraduate medical education in the LCME accredited US medical school. *Medical Teacher*, 38(9), 886–896.

Davis, M.H., Friedman Ben-David, M., Harden, R.M., Howe, P., Ker, J., McGhee, C., Pippard, M.J., & Snadden, D. (2001). AMEE medical education guide # 24: Portfolios as a method of student assessment. *Medical Teacher*, 23, 535–551.

Driessen, E. (2017). Do portfolios have a future? *Advances in Health Sciences Education Theory and Practice*, *22*(1), 221–228.

Driessen, E., van der Vleuten, C., Schuwirth, L., Van Tartwijk., J., & Vermont, J. (2005). The use of qualitative research criteria for portfolio assessment as an alternative to reliability evaluation: A case study. *Medical Education*, *39*, 214–220.

Driessen, E., van Tartwijk, J., van der Vleuten, C., & Wass, V. (2007). Portfolios in medical education: Why do they meet with mixed success? A systematic review. *Medical Education*, *41*(12), 1224–1233.

Epstein, R.M., Siegel, D.J., & Silberman, J. (2008). Self-monitoring in clinical practice: A challenge for medical educators. *The Journal of Continuing Education in the Health Professions*, *28*(1), 5–13.

Eva, K.W., & Regehr, G. (2008). "I'll never play professional football" and other fallacies of self-assessment. *The Journal of Continuing Education in the Health Professions*, *28*(1), 14–19.

Friedman Ben-David, M., Davis, M.H., Harden, R.M., Howie, P.W., Ker, J., & Pippard, M.J. (2001). AMEE medical education guide no. 24: Portfolios as a method of student assessment. *Medical Teacher*, *23*(6), 535–551.

Friedman, K.A., Raimo, J., Spielmann, K., & Chaudhry, S. (2016). Resident dashboards: Helping your clinical competency committee visualize trainees' key performance indicators. *Medical Education Online*, *21*, 29838.

Gadbury-Amyot, C.C., Bray, K.K., & Austin, K.J. (2014). Fifteen years of portfolio assessment of dental hygiene student competency: Lessons learned. *Journal of Dental Hygiene*, *88*(5), 267–274.

Ginsburg, S., van der Vleuten, C.P., & Eva, K.W. (2017). The hidden value of narrative Comments for assessment: A quantitative reliability analysis of qualitative data. *Academic Medicine*, *92*(11), 1617–1621.

Gordon, J.A., & Campbell, C.M. (2013). The role of ePortfolios in supporting continuing professional development in practice. *Medical Teacher*, *35*(4), 287–294.

Govaerts, M.J., van der Vleuten, C.P., Schuwirth, L.W., & Muijtjens, A.M. (2007). Broadening perspectives on clinical performance assessment: Rethinking the nature of in-training assessment. *Advances in Health Sciences Education Theory and Practice*, *12*(2), 239–260.

Holmboe, E.S., Edgar, L., & Hamstra, S. (2016). *The milestones guidebook*. Chicago, IL: Accreditation Council for Graduate Medical Education. Retrieved from www.acgme.org/What-We-Do/Accreditation/Milestones/Resources. Accessed July 2, 2019.

Kinnear, B., Warm, E.J., & Hauer, K.E. (2018). Twelve tips to maximize the value of a clinical competency committee in postgraduate medical education. *Medical Teacher*, *40*(11), 1110–1115.

Knowles, M. (1975). *Self-directed learning: A guide for learners and teachers*. New York: Associated Press.

Kolb, D. (1984). *Experiential learning: Experience as a source of learning and development*. Englewood Cliffs, NJ: Prentice Hall.

Lomis, K.D, Russell, R.G., Davidson, M.A., Fleming, A.E., Pettepher, C.C., Cutrer, W.B., Fleming, G.M., & Miller, B.M. (2017). Competency milestones for medical students: Design, implementation, and analysis at one medical school. *Medical Teacher*, *39*(5), 494–504.

Mann, K., van der Vleuten, C., Eva, K., Armson, H., Chesluk, B., Dornan, T., . . . Sargeant, J. (2011). Tensions in informed self-assessment: How the desire for feedback and reticence to collect and use it can conflict. *Academic Medicine*, *86*(9), 1120–1127.

McEwen, L.A., Griffiths, J., & Schultz, K. (2015). Developing and successfully implementing a competency-based portfolio assessment system in a postgraduate family medicine residency program. *Academic Medicine*, *90*(11), 1515–1526.

Melville, C., Rees, M., Brookfield, D., & Anderson, J. (2004). Portfolios for assessment of pediatric specialist registrars. *Medical Education*, *38*, 1117–1125.

Moores, A., & Parks, M. (2010). Twelve tips for introducing e-Portfolios with undergraduate students. *Medical Teacher*, *32*(1), 46–49.

Nabors, C., Forman, L., Peterson, S.J., Gennarelli, M., Aronow, W.S., DeLorenzo, L., . . . Frishman, W.H. (2017). Milestones: A rapid assessment method for the clinical competency committee. *Archives of Medical Science*, *13*(1), 201–209.

Nagler, A., Andolsek, K., & Padmore, J.S. (2009). The unintended consequences of portfolios in graduate medical education. *Academic Medicine*, *84*(11), 1522–1526.

O'Brien, C.L., Sanguino, S.M., Thomas, J.X., & Green, M.M. (2016). Feasibility and outcomes of implementing a portfolio assessment system alongside a traditional grading system. *Academic Medicine*, *91*(11), 1554–1560.

O'Sullivan, P.S., Cogbill, K.K., McClain, T., Reckase, M.D., & Clardy, J.A. (2002). Portfolios as a novel approach for residency evaluation. *Academic Psychiatry*, *26*, 173–179.

O'Sullivan, P.S., Reckase, M.D., McClain, T., Savidge, M.A., & Clardy, J.A. (2004). Demonstration of portfolios to assess competency of residents. *Advances in Health Sciences Education*, *9*, 309–323.

Oudkerk Pool, A., Govaerts, M.J.B., Jaarsma, D.A.D.C., & Driessen, E.W. (2017). From aggregation to interpretation: How assessors judge complex data in a competency-based portfolio. *Advanves in Health Sciences Educaction: Theory and Practice*, *23*(2), 275–287.

Paulson, F.L., Paulson, P.P., & Meyer, C.A. (1991). What makes a portfolio a portfolio? *Educational Leadership*, *48*, 60–63.

Pinsky, L.E., & Fryer-Edwards, K. (2004). Diving for PERLS: Working and performance portfolios for evaluation and reflection on learning. *Journal of General Internal Medicine*, *19*, 582–587.

Pitkala, K., & Mantyranta, T. (2004). Feelings related to first patient experiences in medical school: A qualitative study on students' personal portfolios. *Patient Education and Counseling, 54*, 71–177.

Pitts, J. (2007). Portfolios, personal development and reflective practice. Pages 1–24. Association for the Study of Medical Education (ASME) Edinburgh.

Pitts, J., Coles, C., Thomas, P., & Smith, F. (2002). Enhancing reliability in portfolio assessment: Discussions between assessors. *Medical Teacher, 24*(2), 197–201.

Rees, C. (2005). The use (and abuse) of the term "portfolio". *Medical Education, 39*, 436–437.

Rees, C., & Sheard, C. (2004). The reliability of assessment criteria for undergraduate medical students' communication skills portfolios: The Nottingham experience. *Medical Education, 38*, 138–144.

Regehr, G.E.K. (2006). Self-assessment, self-direction, and the self-regulating professional. *Clinical Orthopedics and Related Research, 449*, 34–38.

Roberts, C., Newble, D., & O'Rourke, A. (2002). Portfolio-based assessments in medical education: Are they valid and reliable for summative purposes? *Medical Education, 36*, 899–900.

Roberts, C., Shadbolt, N., Clark, T., & Simpson, P. (2014). The reliability and validity of a portfolio designed as a programmatic assessment of performance in an integrated clinical placement. *BMC Medical Education, 14*, 197.

Ryan, R.D.E. (2000). Self-Determination Theory and the Facilitation of Intrinsic Motivation, Social Development, and Well-Being. *American Psychologist, 55*(1), 68–78.

Sargeant, J.A.H., Chesluk, B., Dornan, T., Eva, K., Holmboe, E., Lockyer, J., Loney, E., Mann, K., & van der Vleuten, C. (2010). The processes and dimensions of informed self-assessment: A conceptual model. *Academic Medicine, 85*, 1212–1220.

Schmitz, C.C., Whitson, B.A., Van Heest, A., & Maddaus, M.A. (2010). Establishing a usable electronic portfolio for surgical residents: Trying to keep it simple. *Journal of Surgical Education, 67*(1), 14–18.

Schön, D.A. (1987). *Educating the reflective practitioner*. San Francisco: Jossey-Bass Publishers.

Schumacher, D.J., King, B., Barnes, M.M., Elliott, S.P., Gibbs, K., McGreevy, J.F., de Rey, J.G., Michelson, C., Schwartz, A., and Members of the APPD LEARN CCC Study Group. (2018). Influence of clinical competency committee review process on summative resident assessment decisions. *The Journal of Graduate Medical Education, 10*(4), 429–437.

Schumacher, D.J., Michelson, C., Poynter, S., Barnes, M.M., Li, S.T., Burman, N., . . . the APPD LEARN CCC Study Group. (2018). Thresholds and interpretations: How clinical competency committees identify pediatric residents with performance concerns. *Medical Teacher, 40*(1), 70–79.

Sklansky, D.J., Frohna, J.G., & Schumacher, D.J. (2017). Learner-driven synthesis of assessment data: Engaging and motivating residents in their milestone-based assessments. *Medical Science Educator, 27*(2), 417–421.

Tochel, C., Haig, A., Hesketh, A., Cadzow, A., Beggs, K., Colthart, I., & Peacock, H. (2009). The effectiveness of portfolios for post-graduate assessment and education: BEME guide no 12. *Medical Teacher, 31*(4), 299–318.

van der Vleuten, C. (1996). The assessment of professional competence: Developments, research and practical implications. *Advances in Health Sciences Education, 1*, 41–67.

Van Tartwijk, J., & Driessen, E.W. (2009). Portfolios for assessment and learning: AMEE guide no. 45. *Medical Teacher, 31*(9), 790–801.

Watling, C.D.E., van der Vleuten, C.P.M., & Lingard, L. (2012). Learning from clinical work: The roles of learning cues and credibility judgements. *Medical Education, 46*, 192–200.

Ward, M., Gruppen, L., & Regehr, G. (2002). Measuring self-assessment: Current state of the art. *Advances in Health Sciences Education: Theory and Practice, 7*, 63–80.

Webb, C., Endacott, R., Gray, M., Jasper, M., Miller, C., McMullan, M., & Scholes, J. (2002). Models of portfolios. *Medical Education, 36*(10), 897–898.

Williams, M., & Jordan, K. (2007). The nursing professional portfolio. *Journal for Nurses in Staff Development, 23*(3), 125–131.

第 3 篇

专　题

第 13 章

关键特征方法

Georges Bordage and Gordon Page

李海潮　译

Elstein 和 Shulman（1978）的研究表明，医疗问题的解决是个案特异性的，关键特征（key features，KFs）方法由此被引入，作为"重点评价每种临床情况下独特而具有挑战性的决策"的手段（Norman et al.，1985）。KFs 方法的目的不是评价考生的基本知识或推理过程，而是仅侧重于关键的、针对具体情况的决策或行动。基于 KF 问题的优点包括，可以使用不同类型的问题，根据临床任务的性质进行最适合的评价，并且，因为用于评价的任务的复杂性，可以允许有多个正确答案。我们先从 KF 案例的开发和评分过程开始介绍，最后讨论 KFs 方法如何解决对效度的两个主要威胁，即构念代表性不足和与构念无关变量。

KF 案例一般从患者年龄、性别和临床情况等情境开始，例如，"一名三十多岁的不知名男子在等公交车时晕倒在人行道上，被救护车送到急诊室。摔倒后，他开始抽搐了一会儿……等等"。场景之后是两个或三个问题，具体评价解决目前问题所特有的挑战性决策和行动，即问题的关键特征（KFs）。通常，用一个问题来测试一个 KF，偶尔会用一个问题测试两个 KF，例如问"你下一步做什么？"可以同时测试一个检查的 KF 和治疗的 KF。KF 案例和问题的开发需要经过三个独立且有序的步骤，即选择临床问题、确定 KFs 和准备考试资料（即临床场景、问题和评分的关键点）。

选择 KF 问题

选择考试的临床问题的目标是针对考生所应掌握的内容，选择具有代表性和足够数量的问题（Bordage，1987；Page & Bordage，1995）。例如，想要在加拿大获取执业资格的医学毕业生需要掌握的内容被界定为一系列的临床表现（如胸痛、腹盆腔包块、跌倒、癫痫发作、家庭暴力等）（Medical Council of Canada，2018a）。问题的选择要参照考试蓝图，可以通过从相关领域中随机选择问题，或者是根据一个或多个组织维度，如学科或器官系统、照护重点（Touchie & Streefkerk，2018），或患者年龄组来进行选择（Bordage，1987）。考试中包括的问题数量可以用 Spearman-Brown 预测公式估算，以获得最佳的特定信度水平（内部一致性），例如，对于当地考试，要求信度为 0.70，对于高利害考试，如资格考试或执照考试，则要求 0.80 或 0.90（见第 3 章）；后一种情况下，意味着需要 35～40 个案例（Bordage & Page，2018）。

确定 KFs

开发一个基于 KF 的考试通常需要与临床命题委员会中的专家合作。一旦根据考试蓝图选定了临床问题，会请 1～2 位委员会成员利用文献和自己与同事的经验确定一套问题的 KFs，并作为家庭作业进行布置。注意，对于同样的问题，KFs 会因为备考人知识和经验水平的不同而不同，如医学生与住院医师或专家间的差别。给定问题的特定 KFs 也取决于问题发生的临床情况（Bordage，1987）。比如，根据要评价的是病因尚未明确的充血性心力衰竭还是一个多系统事件或需要预防性照护，会产生不同的 KFs。

KF 可以被看作一个案例在实践中的困难或最可能导致错误的行动（Page，Bordage，& Allen，1995）；例如，这种情况下，实习生错在哪里？这些都是特殊的关键性决定，可以从强到弱最好地区分从能力很强到能力很弱的考生（Bordage & Page，2018）。框 13.1 是一个关于癫痫发作问题的 KFs 的例子，被设定为一个成年人危及生命的情况，计划用于医学毕业生的考试。

研究表明，每个案例有 2～3 个 KFs 可以使考试分数的信度最大化（Norman，Bordage，Page，& Keane，2006）；每个案例更少的 KFs 会降低考试的信息以及考试分数的信度，而 KFs 超过 3 个时，只能提供冗余的测试信息，造成考试时间的浪费。

然后可以将 KFs 的初稿整体提交给考试委员会或同事，以进行可能的改进或被批准。KF 的确定与所选择的临床问题相关的病例范围有关，而不仅仅是命题人最近看到的某一个特殊病例。编写一个考试案例，问题是各自独立的，按顺序设置，要考虑所选择的用于评价的问题和 KFs。

准备 KF 考试资料

手头有了 KFs 后，就要求命题人准备考试材料，即：①根据需要考核的 KFs，设计一个开放的临床场景；②考试问题只评价 KFs；③每个 KF 的评分要点；④支持 KFs 考试的 1～2 篇文献。命题人的选择和培训是影响考试材料质量的关键因素。选择标准包括命题人已有的临床专业知识以及他们曾经作为特定类型考生（例如医学生、住院医师、专科培训医师、全科医生或专科医师）的持续经验。

框 13.1　癫痫发作问题的 KFs 示例

一名成年人因多次癫痫发作被送到急诊室，患者尚未恢复意识，作为一名即将毕业的医学生（新实习生）需要做的事情有：

1. 做出癫痫持续状态的初步诊断；
2. 立即开始初始治疗：保护气道，给予复合维生素，静脉注射高渗葡萄糖，抗癫痫药物；
3. 即刻进行检查以明确针对癫痫发作可能进行的病因治疗：乙醇浓度，动脉血气，脑 CT 或 MRI，血清钙，血清学检查和药物筛查。注：电解质和血糖检查也应该进行，但不包括在 KF 中，因为在这种情况下，这两个项目是常规检查的一部分，无法区分实习生的水平。

资料来源：经授权改编自加拿大医学委员会的《关键特征问题和试题案例开发指南》，2012

初始场景必须包含足够数量的信息，以便考生能对信息进行解释并做出决策。Eva、Wood、Riddle、Touchie 和 Bordage（2010）对在场景中使用非专业用语与医学专业术语的影响进行了对比研究，推荐使用非专业用语，以使考试分数的信度和考试时间最优化。

应答形式

对考试问题的回答可以通过使用构念反应性或选择反应性试题形式获得，例如简答题、笔试或口试（例如，在目前的情况下你最主要的初步诊断是什么？能否列出两种以上的可能诊断？）、多项选择题（短菜单，少则 3～4 个选项，或多则 25～30 个选项，取决于任务；例如，此时你要进行的实验室检查有哪些？选择不超过 6 项），或机考、对话框式长菜单（Rotthoff et al., 2006）。具体的回答形式取决于考试任务的性质；例如，在申请实验室检查或影像学检查时使用短菜单或实际处方形式，就像在实践中通常会发生的那样，或在做出初步诊断后直接书写。书写式回答主要用于需要简短的诊断和治疗问题的回答（如两三句话），特别是在通过与否的及格线附近的分数更有区分性（Page，Boulais，Blackmore，& Dauphinee，2000；Bordage & Page，2018）。

虽然 KFs 法最初用于笔试，但也可用于其他考试形式，如多项选择题、OSCE 或结构化口试（Jacques，Sindon，Bourque，Bordage，& Ferland，1995）。在 OSCEs 的情况下，当为临床任务选择核查表条目时，命题者并不寻求全面性，而是希望专注于那些最能区分参加 OSCE 的考生表现水平的条目。因此，这种重点突出、具有高区分度的核查表"能提高核查表评分的信度，并减少达到考试可接受信度所需的考站数"（Daniels，Bordage，Gierl，& Yudkowsky，2014）。

评　分

KF 可能有一个或多个正确答案，"取决于所涉及挑战的复杂性"（Bordage & Page，2018）；例如，初始的处理可能包括气管插管和补充高渗葡萄糖、维生素 B 和使用抗癫痫药物。每个 KF 可使用二分法（0/1）评分（即包括所有正确答案）或部分分数（百分数）打分（例如，选中所给出的四个正确答案中的三个时，得 0.75）。使用部分分数将最大限度地提高考试分数的信度，因为包含了比二分法更多的评价信息（Page & Bordage，1995；Hrynchak，Glover Takahashi，& Nayer，2014）。

书面答卷可以人工评分或自动评分系统评分。研究表明，自动化系统评分的结果如果不是更好的话，至少应和人工评分一样好（Gierl，Latifi，Lai，Boulais，& deChamplain，2014；Latifi，Gierl，Boulais，& deChamplane，2016）。

KF 考试评分

KF 考试的测量单位是案例，而不是问题或 KFs，因为从心理测量学的角度看，考试中的试题必须是相互独立的（Bordage & Page，2018）。因此，在一个有多个问题的 KF 案例中，对于任何给定的回答，都可能影响对案例中其他问题的回答，从而违反了试题独立的原则。

每个案例中的 KFs 得分权重都相同，因此 KFs 得分的平均值就是该案例的得分［例如，一个包含三个 KFs 的案例得分为：（1 + 0.75 + 0.60）/3 = 0.78］。采用同等权重是因为"权重不同不会提高考试分数的信度"（Norcini & Guille，2002；Bordage & Page，2018），而且会让考试委员会花掉很多没有意义的时间。Schuwirth（1998）还发现，"将所有试题的分数简单相加，而不对一个问题中的不同选项的分数进行调整或设置不同的权重"在实证上并无异议（Bordage & Page，2018）。

对于基于 KF 的整体考试来说，案例得分也被平均化，每个案例的权重相等［例如，对于包含 36 个案例的考试：（0.67 + 0.75……）/36 = 0.78，即该考生平均掌握了考试中 36 个案例中每个案例的 78% 的 KF］。KF 测试的及格 / 不及格切分可使用标准的、以试题为中心的方法来设定，如直接或修改的 Angoff 程序（第 6 章；Page & Bordage，1995）或书签法（Medical Council of Canada，2018b）。

准备一个 KF 案例的最后一步是要有 1 ～ 2 篇参考文献，以提供 KFs 恰当设置的依据。这点在框 13.2 中进行了说明，其中包含了一个针对即将毕业医学生的多部分 KF 案例示例，并附上评分要点和参考文献。这个案例中的问题对本章前面示例中的三个 KFs 进行了评价。

框 13.2　多部分关键特征（三个部分，三个问题）案例示例及评分要点

临床情境

一名三十多岁的不知名男子被救护车送至急诊室，他在等公共汽车时瘫倒在道路旁的步道上。一名目击者立即叫来救护车，并报告称，男子在倒地之前，看起来神志不清，情绪激动，还在和自己争吵。摔倒后，他开始抽搐了一小会儿，脸色发青，随后全身抽动，并持续约 1 分钟。

随后，他部分恢复了意识，但仍很迷糊。在救护车里的 12 分钟，他出现了类似的发作，意识没有完全恢复，救护人员给予劳拉西泮 2 mg 静脉注射，并置入了一根生理盐水静脉注射通路。

在到达急诊室后，他出现了第三次发作，正如你看到的。他的生命体征：脉搏 74 次 / 分，脉律齐；呼吸频率 16 次 / 分，非用力性；血压 122/74 mmHg；体温 37.8℃；呼吸室内空气，氧饱和度为 89%。他看起来很虚弱，且意识不清。没有亲戚或朋友陪伴。他的毛细血管血糖值为 4.6 mmol/L。

第一部分

问题 1：此时你的主要初步诊断有哪些？你可以列出 1 ～ 2 个。

　　1. _____

　　2. _____

注意：你一旦完成这部分进入下一部分，就不能返回这部分并修改你目前给出的答案。

第二部分

问题 2：此时你需要即刻采取的处理措施（除了检查）是什么？要具体；列出 6 项以内措施。

　　1. _____

　　2. _____

　　3. _____

　　4. _____

　　5. _____

　　6. _____

注意：你一旦完成这部分进入下一部分，就不能返回这部分并修改你目前给出的答案。

（续）

第三部分

问题 3：你无法联系到任何可能认识他的人，此时你需要采取的检查是什么？你可以选择觉得合适的数量。如果不想开出辅助检查的医嘱，可选择第 35 项。

1. 谷丙转氨酶（ALT）
2. 乙醇浓度
3. 醛缩酶血清
4. 血清碱性磷酸酶
5. 血清淀粉酶
6. 动脉血气分析（ABG）
7. 天冬氨酸转氨酶（AST）
8. 脑 CT 扫描
9. 脑磁共振成像
10. 脑 PET 扫描
11. 血清钙
12. 颈动脉多普勒超声
13. 脑血管造影
14. 脑脊髓液检查
15. 全血细胞计数
16. C 反应蛋白
17. 血肌酸磷酸激酶
18. 血清肌酐
19. 血清药物筛查
20. 尿液药物筛查
21. 埃可病毒血清学检查
22. 描记脑电图
23. 电解质（钠、钾、氯）
24. γ- 谷氨酰转移酶
25. 血清葡萄糖
26. 血清乳酸脱氢酶
27. 莱姆病血清学检查
28. 血浆蛋白电泳
29. 游离 T_4
30. 颞动脉活检
31. 促甲状腺激素
32. 血浆总蛋白
33. 血清尿素
34. 性病研究实验室，血清学检查
35. 目前不需要检查

案例结束。

评分要点

注意：正确回答关键特征的每个部分都可获得部分分数。过度治疗、过多检查、有害的决定或超过规定的答题时间，其整体关键特征得分计为 0 分。

（续）

问题 1：**KF-1**：一名癫痫反复发作的成人被送至急诊，并且没有完全恢复意识状态，你作为即将毕业的医学生（新实习医师）会给出癫痫持续状态的初步诊断。

分数	关键答题点
1	癫痫状态。注：这两部分都必须有；不接受只有癫痫的情况。
0	写出两个以上的诊断。

注：如果 KF 案例采用机考或者口试的方式，要看计算机或考官可否同意考生列出比允许答案数量更多的答案。

问题 2：**KF-2**：立即开始初步处理：通畅气道，使用复合维生素 B，静脉推注高渗葡萄糖，抗癫痫药物。

分数	关键答题点
0.25	气管插管、机械通气或通畅气道。注：只给予吸氧是不够的。
0.25	维生素 B、维生素 B_1 或硫胺素。
0.25	葡萄糖、高渗、静脉推注。注：所有三个元素都是必需的。
0.25	［劳拉西泮或地西泮或氯硝西泮］和［苯妥英或丙戊酸钠或左乙拉西坦］
0	列出了五个以上的答案，或"一个都没有回答"。

问题 3：**KF-3**：即刻检查癫痫的可能病因，并确定潜在的可治疗病因，如乙醇浓度、动脉血气分析、脑 CT 或 MRI、药物筛查试验、血清钙。

分数	关键答题点
0.20	2. 乙醇浓度
0.20	6. 动脉血气分析（ABG）
0.20	8. 脑 CT 或 9. 脑磁共振成像
0.20	11. 血清钙
0.20	19. 血清药物筛查 或 20. 尿液药物筛查
0	选择 8 个以上选项（即过度检查）或选第 35 项

参考文献

Brophy，G.M.，Bell，R.，Claassen，J.，Alldredge，B.，Bleck，T.P.，Glauser，T.，Laroche，S.M.，Riviello，J.J.，Jr.，Shutter，L.，Sperling，M.R.，Treiman，D.M.，Vespa，P.M.（2012）. Neurocritical Care Society Status Epilepticus Guideline Writing Committee. Guidelines for the Evaluation and Management of Status Epilepticus. *Neurocritical Care*，17，3-23.
资料来源：经授权改编自加拿大医学委员会《关键特征问题的开发和试题案例开发指南》（2012）中的案例

  一旦考试材料准备就绪，就要将其作为一个整体提交给委员会或一组同事进行讨论并批准。这些对 KFs 和考试材料的同行评议确认，以及进行相应的修订大大有助于确保考试的高质量。同时，强烈建议在实际应用这些案例之前先进行试验。试题分析数据和信度估计，以及考生对测试的评论或以往管理部门提供的信息，都可以用来修改题意不明或没有区分度的考题。

  基于 KF 的考试已经用于各级培训的评价，包括医学生（例如，Hatala & Norman，2002）、住院医师（例如，Hinchy & Farmer，2005）和执业医疗卫生专业人员（例如，Trudel，Bordage，& Downing，2008），对考生做出通过与否的决定，提供形成性反馈，或针对遴选的目标对考生进行排名。KF 案例也可用于研究和教学目的。"KF 案例开发和考试指南"已出版［例如，Farmer & Page，2005；Kopp，Möltner，& Fischer，2006（德语）；MCC Guidelines，2012（法语和英语）]。用途和指南的详细清单见 Bordage 和 Page（2018）的文献。

如果考试结果用于形成性目的，那么就需要在考试后向考生和他们的导师提供更为详细的信息，以帮助制订学习计划。信息包含考生在每个案例中的表现，这些表现可以通过信息丰富的得分点进行捕捉，包括在考试的案例集中所采取的潜在有害操作的数量。

KF 法是为了解决对效度的主要威胁而开发的，即构念代表性不足和构念无关变量。

构念代表性不足

在准备 KFs 案例和考试时，可以采取三种方法来解决构念代表性不足的问题。首先，KF 案例将对评价对象从一般的临床推理和问题解决技能转移到"只关注每个案例中最具挑战性的临床决策和行动，结果就出现了许多简短且重点突出的案例"（Bordage & Page，2018）。其次，KF 考试可以包含所需数量的案例，以使信度系数在 0.7 ～ 0.9 的范围内，具体取决于考试的重要程度。相应地，KF 考试包含范围广泛的各种各样的案例，比如与口试相比，可以从所要考核的领域中抽样出更具代表性的案例。

构念无关变量

可以采取两种方法专门解决构念无关变量。首先，命题人可以使用各种回答方式，以更好地适应所要评价的临床任务的性质。此外，可以通过书面回答或类似于临床实践中用于开医嘱的短菜单，以尽可能地减少提示。其次，每个决定或行动的评分只与 KFs 案例相关，然而，在过去，评分的覆盖面很广，尽管事实上广覆盖对表现的预测性很差（Elstein & Shulman，1978；Bordage & Page，2018）。

从宏观上讲，使用《教育和心理测试标准》（AERA，APA，& NCME，2014）中的构念效度的统一框架，Bordage 和 Page（2018）提供了迄今为止收集到的对 KFs 法构念效度证据的详细分析。所收集的 KFs 法效度证据有力地支持了 KFs 法。

总之，KFs 法的目的是评价应用知识的掌握、针对某个案例的特定决策和行动，即米勒金字塔的"理解"（knows how）层级。它不是一道试题或考试形式，或者是对临床推理的评价。一个 KF 考试包含了有代表性的足够的临床问题和评分程序，只对考生在考试时所掌握的具有挑战性的关键决策或行动进行确认。可以针对 KF 问题或考试选择不同类型的回答方式，以最好地适应所要评价的临床任务的性质。最后，可采用试题中心法（item-centered approach）的标准，以设定经得起检验的及格线。

致　谢

感谢加拿大医学委员会允许我们对他们的一个 KF 案例进行修改，感谢 Nendaz 博士和 Bandiera 博士（加拿大多伦多）对 KF 案例的贡献。

参考文献

American Educational Research Association AERA, American Psychological Association APA, Joint Committee on Standards for Educational, Psychological Testing (US), & National Council on Measurement in Education NCME. (2014). *Standards for educational and psychological testing.* Washington, DC: American Educational Research Association.

Bordage, G. (1987). An alternative approach to PMPs. The "key features" concept. In I.R. Hart & R.M. Harden (Eds.), *Further developments in assessing clinical competence* (pp. 59–75). Montreal: Can-Heal Publications.

Bordage, G., & Page, G. (2018). The key-features approach to assess clinical decisions: Validity evidence to date. *Advances in Health Sciences Education*, 1–32.

Daniels, V.J., Bordage, G., Gierl, M.J., & Yudkowsky, R. (2014). Effect of clinically discriminating, evidence-based checklist items on the reliability of scores from an Internal Medicine residency OSCE. *Advances in Health Sciences Education*, 19(4), 497–506.

Elstein, A., Shulman, L., & Sprafka, S.A. (1978). *Medical problem solving.* Cambridge, MA: Harvard University Press.

Eva, K.W., Wood, T.J., Riddle, J., Touchie, C., & Bordage, G. (2010). How clinical features are presented matters to weaker diagnosticians. *Medical Education*, 44(8), 775–785.

Farmer, E.A., & Page, G. (2005). A practical guide to assessing clinical decision-making skills using the key features approach. *Medical Education*, 39(12), 1188–1194.

Gierl, M.J., Latifi, S., Lai, H., Boulais, A.P., & de Champlain, A. (2014). Automated essay scoring and the future of educational assessment in medical education. *Medical Education*, 48(10), 950–962.

Hatala, R., & Norman, G.R. (2002). Adapting the key features examination for a clinical clerkship. *Medical Education*, 36(2), 160–165.

Hinchy, J., & Farmer, E. (2005). Assessing general practice clinical decision making skills: The key features approach. *Australian Family Physician*, 34(12), 1059.

Hrynchak, P., Glover Takahashi, S., & Nayer, M. (2014). Key-feature questions for assessment of clinical reasoning: A literature review. *Medical Education*, 48(9), 870–883.

Jacques, A., Sindon, A., Bourque, A., Bordage, G., & Ferland, J.J. (1995). Structured oral interview. One way to identify family physicians' educational needs. *Canadian Family Physician*, 41, 1346.

Kopp, V., Möltner, A., & Fischer, M.R. (2006). Key-Feature-Probleme zum Prüfen von prozeduralem Wissen: Ein Praxisleitfaden. *GMS Zeitschrift Für Medizinische Ausbildung*, 23(3), 2006–2023.

Latifi, S., Gierl, M.J., Boulais, A.P., & de Champlain, A.F. (2016). Using automated scoring to evaluate written responses in English and French on a high-stakes clinical competency examination. *Evaluation & the Health Professions*, 39(1), 100–113.

Medical Council of Canada. (2012). *Guidelines for the development of key feature problems and test cases.* Ottawa, ON: Medical Council of Canada. Retrieved from http://mcc.ca/wp-content/uploads/CDM-Guidelines.pdf.

Medical Council of Canada. (2018a). *Exam objectives overview.* Retrieved from http://mcc.ca/objectives/.

Medical Council of Canada. (2018b). *MCCQE part I annual technical report.* Canada, 2016. Retrieved from http://mcc.ca/wp-content/uploads/MCCQE-Part-I-Annual-Technical-Report-2016-EN.pdf.

Norcini, J.J., & Guille, R. (2002). Chapter 25: Combining tests and setting standards. In: G.R. Norman, C.P.M. van der Vleuten, & D.I. Newble (Eds.), *International handbook of research in medical education.* Springer International Handbooks of Education. New York: Springer-Verlag.

Norman, G., Bordage, G., Curry, L., et al. (1985). Review of recent innovations in assessment. In R. Wakeford (Ed.), *Directions in clinical assessment.* Report of the Cambridge Conference on the Assessment of Clinical Competence. Cambridge: Office of the Regius Professor of Physic.

Norman, G., Bordage, G., Page, G., & Keane, D. (2006). How specific is case specificity? *Medical Education*, 40(7), 618–623.

Page, G., & Bordage, G. (1995). The Medical Council of Canada's key features project: A more valid written examination of clinical decision-making skills. *Academic Medicine: Journal of the Association of American Medical Colleges*, 70(2), 104–110.

Page, G., Bordage, G., & Allen, T. (1995). Developing key-feature problems and examinations to assess clinical decision-making skills. *Academic Medicine*, 70(3), 194–201.

Page, G., Boulais, A.P., Blackmore, D., & Dauphinee, D. (2000). *Justifying the use of short answer questions in the KF problems of the MCCC's qualifying exam.* Proceedings of the 9th Ottawa Conference on Medical Education, Cape Town.

Rotthoff, T., Baehring, T., Dicken, H.D., Fahron, U., Richter, B., Fischer, M.R., & Scherbaum, W.A. (2006). Comparison between long-menu and open-ended questions in computerized medical assessments. A randomized controlled trial. *BMC Medical Education*, 6(1), 50.

Schuwirth, L.W.T. (1998). *An approach to the assessment of medical problem solving: Computerised Case-based Testing.* Doctoral dissertation. Maastricht, The Netherlands: Maastricht University.

Touchie, C., & Streefkerk, C. (2018). *Blueprint project—qualifying examinations blueprint and content specifications.* Ottawa, ON. Retrieved from http://mcc.ca/wp-content/uploads/Blueprint-Report.pdf.

Trudel, J.L., Bordage, G., & Downing, S.M. (2008). Reliability and validity of key feature cases for the self-assessment of colon and rectal surgeons. *Annals of Surgery*, 248(2), 252–258.

第 14 章

基于模拟的评价

Luke A. Devine, William C. McGaghie, Barry Issenberg
李 力 译

导 言

本章介绍了模拟在医疗实践和培训评价中的作用，强调但不重复第 9 章（表现测评）和第 10 章（基于工作场所的评价）的内容。本章将讨论如何设计和实施基于模拟的评价（simulation-based assessment，SBA）。在许多机构和项目中，模拟已成为医学教育的重要组成部分。模拟通过使学习者参与模仿"内在"条件的职业情境，为评价提供了背景。

本章重点介绍模拟在终结性评价中的应用。值得注意的是，模拟是一种强有力的教学工具，在形成性评价中也经常使用。当用于形成性评价时，反馈和复盘就成为模拟的重要组成部分（Issenberg, Mcgaghie, Petrusa, Gordon, & Scalese, 2005）。反馈是提供给学员的关于期望的和观察到的表现之间差距的具体信息，目的是改进未来的表现（van de Ridder, Mcgaghie, Stokking, & ten Cate, 2015）。反馈有多种来源，包括模拟器、标准化病人（SP）、同伴和导师，可以在模拟活动期间，也可以在之后进行（Motola, Devine, Chung, Sullivan, & Issenberg, 2013）。复盘包括促进学习者反思以改善未来学习和表现的互动（Cheng et al., 2014）。

本章共分六节。前两节讨论关键的背景问题：①什么是模拟？为什么要使用它？②何时使用模拟进行评价？接下来的一节为教育者提供实用的建议：③如何在评价中使用模拟来实现他们的评价目标？接着讨论：④ SBA 效度威胁；⑤实施 SBA 所需的教师发展；⑥ SBA 的结果和教育影响。我们假设读者已经阅读了本书的导论章节，并且对效度（第 2 章）、信度（第 3 章）和标准设定（第 6 章）的概念有基本的了解；熟悉这些章节和其他章节中讨论的评价原则，将使教育者更容易地确定如何在评价计划中使用模拟。

什么是模拟？ 为什么要使用模拟？

模拟常见的一种定义来自 Gaba（2007，p. 126）："模拟是一种方法——而不是技术——用引导的体验来代替或放大真实体验，以充分互动的方式唤起或复制真实世界的实质性方面。要重点关注的是，模拟是一种以可靠的方式反映真实世界状况的方法，而模拟器是用于模拟的设备。本章中使用的例子主要集中于基于技术的模拟形式，如局部任务训练器、反应式模拟人和虚拟现实设备。模拟可以像书面或基于计算机的病人问题一样简单，也可以涉及SP 的使用。当本章在广义层面讨论模拟时，所描述的原则也适用于 SP 和其他形式的模拟，SP 在第 9 章已进行了详细讨论。

许多原因使模拟的应用变得广泛。模拟允许学员进行训练、接受反馈和评价，而不会给患者带来伤害的风险（Ziv, Wolpe, Small, & Glick, 2006）。模拟器可以在任何时间（包括下班后）用于自主学习（Brydges, Nair, Ma, Shunks, & Hatala, 2012），可以呈现一系列临床疾病，包括罕见和危及生命的疾病。美国国家护理委员会全国理事会进行的一项大型研究表明，多达 50% 的传统床旁学习可以用模拟培训代替（Hayden, Smiley, Alexander, Kardong-Edgren, & Jeffries, 2014）。因为技术改进能够模仿越来越多的临床情况，模拟的应用也日益扩展。而最重要的是，基于模拟的医学教育（simulation-based healthcare education, SBHE）是一种已被研究证明有效的强有力的教学工具（Cook, Brydges, Zendejas, Hamstra, & Hatala, 2013；McGaghie, Issenberg, Cohen, Barsuk, & Wayne, 2011）。

何时在评价中使用模拟？

在医务人员的评价中，模拟有很多好处。SBA 是评价①操作技能、②批判性思维和对不断变化的环境的反应、③压力下的行为、④沟通技巧和⑤团队合作的极好方法。尽管SBA 可用于米勒金字塔中"知道"和"理解"两个层级的评价，但它最适合"展示"这一层级。与使用 SP 评价表现类似，SBA 能以标准化的方式持续地、重复地向学员呈现临床情境。标准化很重要，为了提高信度，我们必须尽量减少与被评价者表现无关因素（例如，标准化病人、模拟器或考官）的变化或误差。模拟器通常可以采集表现数据，这些数据可以单独使用，也可以结合考官的观察来评分。通过模拟能创建无数的临床情境，因此可以在SBA 项目中尝试评价广泛的内容。

SBA 越来越多地被纳入"高利害"评价的认证和执照考试，包括加拿大内科学（Hatala, Kassen, Nishikawa, Cole, & Issenberg, 2005）、以色列麻醉学（Berkenstadt, Ziv, Gafni, & Sidi, 2006）和许多行政辖区的护理学考试（Ziv, Berkenstadt, & Eisenberg, 2013）。SBA 也用于医学教育项目应试者遴选（Eva et al., 2012）、进阶培训（Papadakis, 2004）、认证项目维持（Holmboe, Rizzolo et al., 2011），以及再培训和补习活动（Levine, Schwartz, Bryson, & DeMaria Jr, 2012）。

如何在评价中使用模拟？

开发 SBA 的团队必须具备相关专业知识，并共同努力设计适当和有效的评价。教育专家和心理测量学家必须与内容专家、模拟专家合作，以确保创建可靠的测量标准。我们赞同采用评价设计的"七步计划"，该计划从多个资料中提取出来以创建评价项目的框架（Downing, 2006；Nehring & Lashley, 2010；Scalese & Issenberg, 2008）。这个计划中的步骤通常是迭代的，并不总是连续的。该计划是教师和项目主管的实用指南，用于将教育评价目标与合适的 SBA 相匹配。表 14.1 列出了评价计划的 7 个步骤，下面的讨论详述了每一步。

确定学习结果

设计评价项目最重要的步骤是确定和定义要评价的学习结果，这些结果是关于成功的学员在培训结束或在预定的时间点可以展示什么的描述，并且必须与课程的总体目标和宗旨保持一致（Dent，Harden，& Hunt，2017）。在选择和使用 SBA 方法之前，医学教育工作者需要阐明一个或多个学习结果；结果–方法匹配是本章最重要的信息，在不了解评价目标、结果、背景和后果的情况下，教育者不应使用模拟方式进行学员评价。

与其他评价一样，SBA 的内容最好由蓝图（第 2 章）获取，该蓝图确定评价中要包括（并推断排除）的案例、任务或其他内容，以及它们将如何引发待评估的响应。响应可能包括诊断、执行操作、制定诊疗计划或知道何时寻求帮助。

表 14.2 和表 14.3 展示了 3 年级内科住院医师年终客观结构化临床考试（OSCE，见第 9 章）的 SBA 蓝图示例。为了说明目的，这个 OSCE 仅包括四个站点；但是，根据评价的目的和风险，需要纳入其他站点和内容，以提高信度并确保对内容进行充分抽样。表 14.2 概述了基于 CanMEDS 框架（Frank，Snell，& Sherbino，2015）的期许的住院医师核心胜任力，以及在给定站点评价的细节。SBA 内容也可以根据其他标准进行蓝图设计，包括某些

表 14.1 规划基于模拟的评价的七个步骤

步骤	特征
确定学习结果	● 确定要评价的内容 ● 匹配课程 ● 恰当的蓝图
选择评价方法	● 对于给定的结果，确定模拟是否是最合适的方法 ● 考虑效度、信度、教育影响、成本、可接受性（van der Vleuten，1996）
选择模拟模式	● 有正常和（或）异常发现的局部任务训练器 ● 反应式模拟人 ● 虚拟或增强现实 ● 标准化病人 ● 多模态模拟
开发评价情境	● 概述必要的设备、环境和模拟器 ● 创建提示、脚本和场景流程图 ● 预测试
评分	● 确定如何从模拟活动中获得数据，并开发数据收集方法 ● 可以是核查表或整体评级数据、自动记录的过程数据或来自活动的"产品"评价的数据
评价标准设定	● 运用与风险评价相适应的标准设定流程（第 6 章） ● 在适当情况下考虑基于考生的标准
标准化考试条件	● 标准化模拟 / 情境和考官评分 ● 预测试，以确定考生行为的可能范围，以便在 SBA 中规划适当的模拟器和 SP 响应

表 14.2　基于模拟的评价蓝图，将 OSCE 的四个站点匹配到 CanMEDS 胜任力

站点	医学专家	交流者	合作者	领导者	健康倡导者	学者	职业素养
1	×	×			×		×
2	×	×					×
3	×	×	×				
4		×	×	×	×	×	

表 14.3　基于模拟的 OSCE 的四个站点的评价结果和描述

站点	结果	描述	模拟 / 模拟器类型
1	引导与急性病患者的替代决策者讨论生前预嘱和医疗目标。展示对替代决策者在代表患者做出决策时必须使用的原则的理解	向学员提供患者的背景信息：这是一位患有晚期痴呆症和多种合并症的老年患者，并已因严重脓毒症入院。他被认为先前的生活质量低，有 < 5% 的机会存活下来，并恢复到他最近的生活质量。学员与患者的配偶（替代决策者）会面，讨论预后，并确定他这次住院的治疗目标和生前预嘱	标准化病人（SP）（在本例中，标准化照护者或决策者——患者伴侣）
2	展示膝关节穿刺术的有效性。展示获得手术知情同意的能力。保持对患者舒适性的感知和关注	局部任务训练器是一个用于关节穿刺的超声兼容的膝关节。模拟器放置在床上的 SP 旁边，SP 被覆盖，这样模拟的膝盖看起来就是他的（Stroud & Cavalcanti，2013）。SP 扮演了一位 42 岁男性，患有急性右膝单关节炎，怀疑为化脓性。学员必须获得手术的知情同意，然后在与 SP 互动的同时执行整个操作。SP 对操作感到焦虑	包含 SP 和局部任务训练器的多模态模拟
3	进行心脏综合体检。识别心脏异常发现。与外科同事交流临床信息并推荐管理方案	向学员提供择期膝关节置换术术前评估的有关背景信息。学员必须整合来自问题描述和心肺模拟器体检的信息，以便向参与患者医疗的外科医生和麻醉师提出建议。在检查完模拟器后，学员将口述一个简短的记录	局部任务训练器——能够显示心前综合检查组件的心肺模拟器
4	在初级受训人员向值班住院医师交接时，监督她并提供有关她使用结构化交接工具的反馈	向学员提供背景材料，材料概述了三名接受胃肠病学服务的患者的临床信息。她被要求监督一名最后一年的医学生向值班住院医生交接这些患者。她被要求应用当地培训情境中使用的框架，向该学生提供有关交接技能的反馈和教学	基于 SP 的脚本角色：由 SP 扮演医学生提供移交和住院医师接收移交

任务（病史采集、体格检查、临床操作等）和特定内容范畴。蓝图以预期结果和现行课程为依据。表 14.3 概述了采用七步法设计的 SBA 站点，以评价预期结果。

SBA 还允许培训和评价团队合作、现代医疗环境中的核心胜任力（Capella et al.，2010）。一个由胜任的个人组成的团队并不会自动成为一个胜任的团队（Lingard，2012），必须教导和评价具体的领导力和团队合作（Salas，Rosen，& King，2007）。基于模拟的团队培训和评价能以一种比在真实环境中更可控的方式来测量和观察这些复杂的技能。在设计涉及团队的场景时，重要的是要确定感兴趣的结果，并确保场景设计引出要评价的行为。我们的目标不是评价可以在复杂团队互动之外评价的个人胜任力。相反，评价的重点是团

队合作技能，如沟通、情境意识、领导力和其他（Gaba，Howard，Fish，Smith，& Sowb，2001）。如果评价个人的团队合作技能，模拟中的其他团队成员可能是盟友（模拟中的嵌入式参与者），他们知道模拟的结果，并编写脚本来帮助引导场景、增加现实感，以确保被评价的个人有标准化的体验（Nestel，Mobley，Hunt，& Eppich，2014）。SBA 还允许对整个团队进行更复杂的评价，以找出团队合作潜在的缺陷，并推进培训和教育以改进团队功能（框 14.1）。

框 14.1　使用反应式模拟人的团队合作场景模板

　　结果（团队）-展示团队高效整合、建立领导力、展示有效沟通和提供相互支持的能力。

　　结果（个人 / 团队领导）-确保存在患者问题和诊疗计划的共享心理模型，并保持适当的情境感知。

　　描述-一个多学科的创伤小组由通常对创伤做出响应的同一小组成员组成，其被召集到创伤室，评估一名 24 岁女性，她右上腹部有枪伤。从急救中心转院后，她的生命体征是心率 140 次 / 分，血压 84/62 mmHg，呼吸频率 16 次 / 分，氧饱和度 91%（使用 30% 的 FiO$_2$）。

　　小组成员到达后，在创伤急救区中找到了反应式模拟人，上面的生命体征已进行编程，并用印痕（使用化妆或其他方法模拟损伤）呈现枪弹进入部位。该场景计划让患者对所提供的医疗干预措施做出实际反应。在场景开始 3 分钟后，患者病情恶化的脚本将为团队提供额外的挑战，以展示适当的团队合作技能。

　　该场景可以在模拟实验室中进行，也可以在实际的临床环境中以预定或未通知的方式进行。可以规划额外或替代性的挑战，以触发可以评价预期行为的情况。例如，其中一个团队成员可以是盟友，其角色作用是分散领导者的注意力，以削弱他们保持情境感知的能力，或者是由于与团队领导者没有以协作的方式互动而产生沟通挑战。

选择评价方法

　　在判断一种评价方法对给定结果的效用时，必须考虑评价方法的信度、效度、可接受性、教育影响和成本（van der Vleuten，1996）。教育者必须确保 SBA 在影响最大、成本效益最高的情况下使用。SBA 非常适合难以使用基于工作场所评价（WBA）的活动，例如罕见和危及生命的情况、沟通困难、团队合作情况以及操作技能。

　　胜任力导向的医学教育（CBME）的国际化趋势使胜任力评价机制日益受到重视。CBME 是一种掌握性学习方法（见第 18 章），它关注预期的结果，并认识到学员可能需要不同的时间来达成学习成果和发展胜任力（Frank et al.，2010）。尽管频繁的形成性 WBA 是 CBME 评价项目的基石（见第 10 章），但包括模拟在内的其他评价方法仍然是提供各个领域胜任力更多信息的重要组成部分。SBA 非常适合用作掌握性学习模式实践阶段的一部分（第 18 章）。

　　随着医学教育监管机构和培训项目实施以胜任力为导向的培训计划，他们正在确定胜任力领域，以及这些领域中学员和专业人员在不同培训阶段被期许达成的结果，如 CanMEDS 框架（Frank et al.，2015）、ACGME 里程碑（Nasca，Philibert，Brigham，& Flynn，2012）或 VetPro 框架（Bok，2015）。相反，各专业的教育者也在努力确定哪些评价方法（包括模拟）最适合评价所需的结果。成功实施胜任力导向课程的一个早期例子是矫形外科毕业后教育（住院医师）培训项目，该项目将模拟作为教学和评价的关键组成部分（Ferguson et al.，2013）。在这个项目中，模拟被用于"新兵训练营"，以确保所有受训者在完成其他模块之前能够展示基本的技能，并定期在特定胜任力的形成性和终结性评价中使用模拟（Nousiainen et al.，2016）（框 14.2）。新兵训练营被证明可以极大地提高在整个培训过程中保留的知识和技能（Nousiainen et al.，2016）。

框 14.2　多伦多矫形外科新兵训练营：包含一个重要模拟部分的胜任力导向课程示例

多伦多大学矫形外科在 2010 年为毕业后教育学员创建了一个新颖的、胜任力导向的综合课程。所有受训者都要完成一个"新兵训练营"，在那里学习基本的外科技能。新兵训练营包含五个关键原则（Mironova，Girardi，Burns，& Safir，2018）。

1. 翻转课堂
   - 提高参与度，最大限度地延长"动手"模拟时间。

2. 近同伴促进者
   - 更多资深学员提供指导和反馈；
   - 这提高了导师与学员的比例，提高了社会化程度，并减少了初级学员的焦虑；医师职员还可以提供更多的投入和帮助。

3. 渐变的复杂性
   - 从基础开始，构建复杂性，以避免认知过载。

4. 基于案例的学习
   - 为所有模拟提供情境；
   - 结构类似于口头认证考试案例。

5. 形成性反馈
   - 教师发展（导师如何提供反馈）。

除了频繁的形成性反馈外，学员还完成了基线的客观结构化技术性技能评价（objective structured assessment of technical skill，OSATS）和全面的结课考试。未达到最低通过标准的住院医师将接受非惩罚性补习，并重新参加考试，直至达到标准。

选择模拟模式

一旦确定 SBA 是评价学习结果的最佳方法，教育者必须选择要使用的模拟模式。模拟模式包括 SP、纸面案例和其他不使用专业技术的方法。一种针对先进技术的分类方案将模拟方式分为局部任务训练器、反应式模拟人以及虚拟和增强现实设备。因为许多新的模拟器组合了来自多个类别的元素，这些模式之间的区别正在减小。

局部任务训练器是解剖模型和单个任务训练器（例如，静脉穿刺手臂和气管插管头部模型）（图 14.1）。这些模型通常提供有限的反馈信息，例如静脉置管成功后血液回流。局部任务训练器通常不包括技术组件。在实践和评价某些任务的过程中，越来越多地采用某些性能（例如超声兼容性）或对工作表现提供反馈的方法（例如手部运动分析）来增加真实感（Matsumoto，Hamstra，Radomski，& Cusimano，2002；Perry，Bridges，& Burrow，2015）。

反应式模拟人（图 14.2）通常是实物大小且可编程的，以使其能够按需呈现各种临床情况，并对学员的操作（例如除颤、给药或麻醉气体的管理、产科急症的管理）做出动态反应

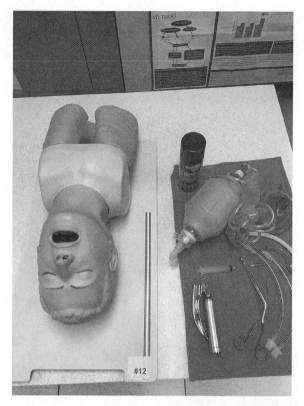

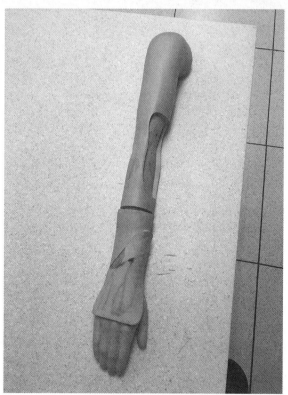

图 14.1　用于气道管理、静脉切开术和静脉插管模拟的局部任务训练器
来源：图片获得多伦多大学外科技能中心授权使用

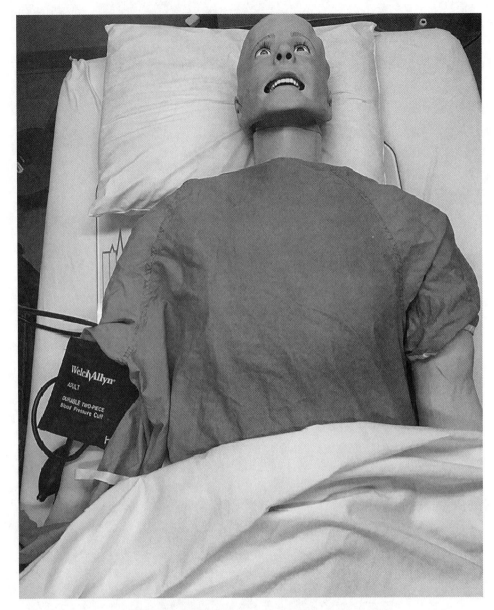

图 14.2 用于模拟教育和评价的反应式模拟人
来源：图片获得多伦多大学西奈山医院 SimSinai 中心授权使用

（Scalese，2018）。它们可以成为评估个人和团队复杂技能（比如领导力、沟通能力和批判性思维）的有力工具。

　　虚拟和增强现实模拟器包含数字生成的显示器，可用于模拟现实世界的一部分（图14.3）。学员通过各种接口与它们互动，例如类似于在视频游戏中使用的基本控制器，以及在实际临床操作中使用的仪器。这些模拟器可以提供视听以及触觉反馈（例如触摸、振动、压力等）来响应学员的操作。在医疗培训中有许多此类模拟器，包括用于培训内科医生进行乳房检查（Laufer et al.，2015）、外科医生进行腹腔镜手术（Grantcharov et al.，2004）和神经外科手术（Yudkowsky et al.，2013）的模拟器。这些模拟器也被用于许多其他领域的教学和评价，包括牙周病治疗（Steinberg，Bashook，Drummond，Ashrafi，& Zefran，2007）和兽医静脉注射（Lee et al.，2013）。尽管这些模拟器通常用于教学和评价操作性技能，但也可以用于评价团队合作和其他技能，这些技能评价使用整个虚拟病房、手术室或急诊室，其中，虚拟化身由一个或多个学习者控制（Halvorsrud，Hagen，Fagernes，Mjelstad，& Romundstad，2003）。

　　选择模拟方式的底线很简单，由要评价的结果决定评价方式的选择。应选择一种适合学习者水平、可行、能为评价创造所需环境的方式。

　　在一个模拟项目中，越来越多地将来自不同类别的多个模拟器一起使用，通常被称为混合或多模态模拟（Kneebone et al.，2005）。多模态模拟可以利用各种方式的优势，并允许以新颖的方法评价学习结果。例如，将超声引导下中心静脉置管的局部任务训练器放置在位于悬垂布下的 SP 旁，该 SP 受 Kevlar 防护装置保护以防意外针刺。可以要求住院医师在术前和术中与 SP、护士互动时进行超声引导下中心静脉置管（图 14.4）。

开发评价场景

　　规划 SBA 的下一步是开发一个特定的场景，它将引出所要评价的目标行为。场景是模拟仿真的临床活动，包括考虑场景中的设备（不仅是模拟器）、人员（包括 SP、盟友或评分者）、运行模拟的环境以及预期模拟随时间推移展开的方式。重要的是，开发场景必须从明确确定的适合学员水平的结果开始（框 14.3）。文献中有许多基于既定方法的场景创建模板

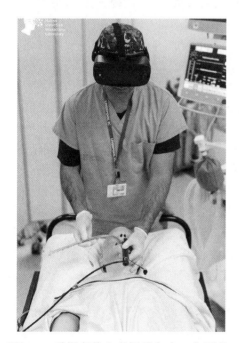

图 14.3　受训者戴上虚拟现实（VR）耳机，参加虚拟现实插管练习
来源：图片获得多伦多大学协作式人类沉浸式交互实验室（CHISIL）授权使用

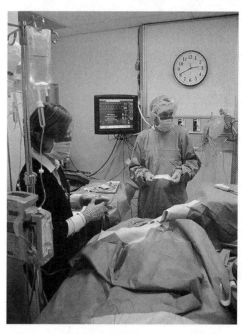

图 14.4　中心静脉置管的多模态模拟。一个局部任务训练器被放置在一个标准化病人旁边，病人被凯夫拉纤维保护，以免被意外针扎。学习者必须在执行过程中与 SP 和护士（嵌入模拟中的助手）进行沟通
来源：图片获得多伦多大学健康网络希望香港卓越教育与实践中心授权使用

框 14.3 场景开发步骤

- 确定要评价的学习成果
- 开发场景概述
- 选择将发生场景的环境和要包括的设备
- 确定所需的额外人员（盟友）并提供脚本
- 制定考生提示 / 说明
- 计划情景的进展 / 流程，确定计划的事件 / 行动 / 触发因素；这些事件 / 行动 / 触发因素将促使采取具体行动，并确定对可能发生的学员行动的反应
- 技术员和导师 / 评价者的简要说明 / 注释
- 模拟器编程（如有必要）
- 制定评价工具和复盘问题（如适用）

（Benishek et al.，2015；Childs，Sepples，& Chambers，2007）。"最佳实践"是基于事件的培训方法（event-based approach to training，EBAT），是一种将关键事件引入模拟活动以触发可被教育者观察和评价的行为的方法（Folkes，Dwyer，Oser，& Salas，1998）。

为了评价某些结果，最好在与实际临床情境尽可能相似的环境中使用模拟。当事件发生频率不高或由于伤害患者的潜在风险而无法进行 WBA 时，这可能是评价某些目标唯一可行的方法。在这些情况下，模拟情境可以尽可能接近临床情境。或者可以将必要的模拟设备带到实际的临床环境中在现场进行 SBA——例如在真实的病房中进行模拟的复苏活动。现场方法是评价个人和团队在其实际环境中如何操作的强有力的方法，它可以发现在模拟中心可能无法发现的优势，或系统和表现的差距。

在实施 SBA 时有许多实际考虑。技术设备并不总是可靠的，在模拟器发生故障时，有一个备份的模拟器或其他计划是重要的。评价者应提前并在评价当天对所有设备进行测试。还需要确定给定的场景是否需要模拟技术人员来操作某些设备，或是否将这些设备设置为自动化，或由评价者控制。至关重要的是，对一个新的 SBA 进行预测试以确保它能激发要评价的行为。意外事件可能在模拟中发生，学习者可以根据他们对临床情境的理解自主地做出多种决策。可以采用将特定事件嵌入情境的 EBAT 方法，以确保可以评价情境的预期结果。例如，如果 SBA 的目标是让学员认识到患者正在经历过敏反应，然后处理该反应，则必须制订计划，以确保学员在自己无法识别过敏反应的情况下得到提示。这可以通过几种方法来完成，例如让一个盟友指出荨麻疹的存在，并提醒学员患者刚刚接受了一种已知有过敏反应的抗生素（Dieckmann，Lippert，Glavin，& Rall，2010）。显然，尽管学员在识别过敏反应能力上的得分可能不如不需要提示的学员，但这种干预将使其展示出处理这种情况的能力。最后，重要的是在评价结束时，对在未来使用前需要改进的所有方面进行记录。

对评价进行评分

来自 SBA 的数据可以是数值的、分类的（例如，符合预期）或定性的。在大多数评价情境中，模拟都依赖训练有素的评价者来观察学员、记录数据并判断其表现。这些评价数据将转换为数值分数，或由适当的专家进行解释，以便根据预先设定的标准做出评价决策。

一些模拟器会自动进行数据收集、记录和评分，从而使处理过程更快，也不容易出现观察者误差。自动化数据可以提供许多高度准确的信息，包括操作完成时间、手部动作的效

率、操作对周围解剖结构的损伤，或动作的强度和深度（例如胸部按压）。根据要评价的结果，评价者结合模拟器数据或独自对学员表现做出整体判断，并评价不易量化或测量的技能（如领导力、沟通和团队合作能力）。

为了获得高质量的数据，通常必须针对特定的临床情境创建专用评价工具，如核查表和整体评分量表（第 9 章）；这可以通过召集临床专家和评价专家来完成。对于核查表，必须确定各条目的相对重要性（权重），以及是否有某些条目非常重要，以至于遗漏或错误完成它们可能导致自动失败。评价工具还必须考虑模拟的特定属性，并且可以在预测试期间进行改进。必须确定来自模拟器或模拟产品的附加数据，是否以及如何与核查表和等级评定表成绩相结合。例如，在评价遵循高级心脏生命支持（ACLS）规程的能力时，评价可以结合使用包括呼叫援助、启动高质量 CPR 和连接除颤仪等步骤的核查表，同时还可获取将从反应式模拟人中获得的有关胸外按压的充分性（例如，频率、深度等）和除颤时间的信息相结合。情境中整体表现相关的其他信息（包括总体方法、组织和问题解决）也可以通过评价专家使用整体评分量表（框 14.4）收集。

框 14.4　将模拟器数据与核查表、整体评级量表措施相结合的评价工具模板

该工具在某场景中使用，该场景聚焦于学员对心室颤动继发心脏骤停患者进行医疗处理的能力。模拟中复苏团队的其他成员遵循特定脚本、以联盟成员的方式开展工作，以确保受训人员的团队合作技能能够以标准化的方式进行评价。条目的相对权重、最低及格分数以及将该工具的数据整合为更广泛评价或评价项目的一部分，将根据规定的结果确定。

核查表	正确	不正确
检查响应能力	1	0
寻求帮助	1	0
呼叫 AED/ 除颤器	1	0
检查脉搏	1	0
启动 CPR	1	0
确保 CPR 质量	1	0
开放气道	1	0
给氧	1	0
连接除颤器	1	0
检查心律 / 识别心室颤动	1	0
充电到适当的能量	1	0
清理	1	0
除颤	1	0
立即恢复 CPR	1	0
确保 CPR 质量	1	0
建立静脉通路	1	0
肾上腺素 1 mg IV/IO 推注	1	0
总计		

（续）

模拟人数据	完成目标的时间百分比			
按压频率（100～120 次 / 分）	< 70%	70%～80%	80%～90%	> 90%
按压深度（2～2.4 英寸）	< 70%	70%～80%	80%～90%	> 90%
胸廓回弹	< 70%	70%～80%	80%～90%	> 90%

整体评级量表	1	2	3	4	5
领导力	经常失去控制，无法做出决策		不经常 / 短暂地失去对形势的控制。自信地做大多数决策，很少延迟		始终掌控全局，高效自信地做出决策
沟通能力	不与其他团队成员沟通或以模糊或不明确的方式传达信息		通常向团队成员提供具体、清晰和简明的信息。偶尔使用 SBAR 和闭环沟通		可靠地为团队成员提供具体、清晰、简洁的信息。始终如一地使用 SBAR 和闭环沟通
情景感知	未能监控患者、团队或环境，或经常未能预见情形的变化。频繁的固定错误		很少失去对患者、团队或环境变化的觉察。固定错误不多		在没有提示的情况下，保持对患者、团队或环境的警觉，并预测其变化。避免固定错误
相互支持	未能提供优化团队功能的支持和反馈		为团队提供间断的支持、反馈和直接援助		通过提供反馈和直接援助为团队提供最佳支持

注：SBAR ＝情境、背景、评价、建议

　　使用 SBA 评价团队合作会带来其他挑战。评价的结果必须明确，并且必须注意区分个人层面和团队层面的表现。领导力、沟通能力、情境感知和相互支持等难以直接测量的技能通常是人们感兴趣的结果。这需要使用多种测量方法，包括专家使用合适的行为锚定等级评定（团队合作中每个组成部分的总体表现）对表现进行判断。为此，已经创建了多个量表，例如 Trauma NOTECHS（Steinemann et al.，2012），以及沟通和团队技能评价（Frankel，Gardner，Maynard，& Kelly，2007）。情境设计的 EBAT 方法在团队合作 SBA 中尤其有价值，因为可以在模拟的预定时间引入要求团队响应的关键事件，从而使评分者可以集中注意力确定团队是否展示了预期的行为（Rosen et al.，2008）。框 14.5 展示了 TeamSTEPPS 团队表现观察工具。

为评价设定标准

　　深思熟虑的标准设定是做出可置信决策的必要条件。标准设定很重要，因为它详细说明了每次评价或每个评价项目的最低通过分数（minimum passing score，MPS）或标准，并为学生设定了期望值。SBA 标准的注意事项与一般情况以及其他基于表现的测验类似（第6 章和第 9 章）；但也有一些特殊的考虑。例如，在制订操作技能标准时应考虑采用患者安

框 14.5　团队表现观察工具

等级评定表（若评定为 1 或 2，请做出评论）
1 ＝非常差，2 ＝差，3 ＝可接受，4 ＝良好，5 ＝优秀

1. 团队架构	评级
a. 组建一个团队	
b. 分配或确定团队成员的角色和责任	
c. 让团队成员负责	
d. 将患者和家属作为团队的一部分	
评论：	
综合评分－团队架构	
2. 沟通能力	
a. 向团队成员提供简短、明确、具体和及时的信息	
b. 从所有可用来源寻求信息	
c. 使用检查－返回来验证所传达的信息	
d. 使用 SBAR、呼叫和交接技术与团队成员有效沟通	
评论：	
综合评分－沟通能力	
3. 领导力	
a. 确定团队目标和愿景	
b. 有效利用资源，最大限度地提高团队表现	
c. 平衡团队内的工作量	
d. 酌情委派任务或作业	
e. 进行简报、交接和复盘	
f. 团队行为榜样	
评论：	
整体评分－领导力	
4. 情况监测	
a. 监测患者的状态	
b. 监督团队成员以确保安全并防止错误	
c. 监控环境的安全性和资源的可用性（如设备）	
d. 监测目标的进展情况，并确定可能改变诊疗计划的变化	
e. 促进沟通，确保团队成员有一个共享心智模型	
评论：	
整体评级－情况监测	
5. 相互支持	
a. 提供与任务相关的支持和帮助	
b. 向团队成员提供及时和建设性的反馈	
c. 有效地倡导患者安全，使用自信的陈述、双挑战规则或 CUS（关注、不舒服、安全）	
d. 使用双挑战规则或 DESC 脚本（描述、表达、建议、后果）来解决冲突	
评论：	
整体评级－相互支持	
团队表现评级	

来源：获得授权并改编自 TeamSTEPPS® 指导者手册（Agency for Healthcare Research and Quality，2014）

全方法，该方法可以确认必须正确完成以使受训者获得及格分数的关键条目（Yudkowsky，Tumuluru，Casey，Herlich，& Ledonne，2014）。在掌握性学习模型中使用 SBA 时，需要严格的标准设定流程来确定合适的最低通过标准（第 18 章）（Barsuk，Cohen，Wayne，McGaghie，& Yudkowsky，2018；Yudkowsky，Park，Lineberry，Knox，& Ritter，2015）。

标准设定依赖于对学员预期表现专家判断的系统收集（Downing，Tekian，& Yudkowsky，2006；Norcini & Guille，2002）。SBA 通常聘请精通 SBA 的专家作为评价者，专家往往是经验丰富的医疗专业人员——通常是教师。这使得以考生为基础的标准设定方法（如对比组法和边界组法）特别适合 SBA。还必须考虑如何将 SBA 的评价数据纳入更广泛的评价项目（第 16 章）。

SBA 标准设定没有最佳方法。必须与评价的利害关系相适应，并且必须在实际限制条件下（如所需的教师时间）可行。对于任何评价，标准设定的严格程度都应与考试的利害关系相称。

使评价条件标准化

与其他学员评价方法一样，SBA 的条件需要标准化才能产生最佳结果。在 SBA 中，"固定"条件可以包括①患者（模拟人，SP）、②训练有素的考官、③评价工具（核查表、等级评定表）、④房间或实验室空间和⑤时间分配。在使用 SP、虚拟现实和反应式模拟人的动态模拟中，模拟器或 SP 需要灵活、逼真地响应考生的行为，但应在设定的参数范围内进行。在实施 SBA 时，确保以标准化的方式管理模拟流程也很重要。这包括通过保证每个学员所有设备的包装和放置方式相同来确保每个学员的模拟以相同的方式开始，且模拟器和盟友对学员行为的响应一致。通过遵循七步计划，必须标准化的要素变得显而易见。

评价数据的信度取决于通过标准化测评条件排除外来误差（噪声）。有两种不同类型的评价噪声：随机误差或不可靠性，系统误差或构念无关变量（第 2 章和第 3 章）。当然，目标是减少这两种类型的噪声（误差），以提高从评价数据中得出的推论的强度。

基于模拟的评价的效度威胁

表 14.4 总结了对 SBA 效度的威胁。我们的讨论将集中在前面章节中讨论的主要威胁：构念代表性不足（CU）和构念无关变量（CIV）（第 2 章）。与表现测评相关的 CU 和 CIV 问题（第 9 章）在 SBA 中也是如此。我们还将描述一些额外的注意事项。

如果没有对足够的内容进行抽样，或者如果所选样本没有系统地代表正在评价的内容领域，那么构念代表性不足可能会威胁 SBA。例如，如果腰椎穿刺局部任务模拟器仅代表一个解剖变异，则无法推断受训者对具有解剖变异的患者（例如儿童、肥胖或老年患者）有进行腰椎穿刺的能力。如果解剖或任务的其他重要方面没有得到充分的代表，并且对预期结果的评价受到限制，则可能会损害评价的效度。

随着技术的不断发展，能够解决这些问题并代表广泛临床情况的模拟器将被开发出来。在此期间，模拟教育者应该重新审视七步计划，以确定是否还有其他方法来评价学习结果。现有的模拟器或其他设备可加以修改，使其能满足需求。大多数模拟实验室都有熟练的技术

表 14.4　基于模拟的评价（SBA）的效度威胁

	问题	补救措施
构念代表性不足（CU）"抽样不足"	没有能模拟期望任务的模拟器，或任务显著变化	重新检查结果，以确定是否可以使用其他评价方法对其进行充分评价 与模拟专家合作改进现有设备或创建新设备以满足需要
	标准化病人（SP）或模拟器无法呈现某些异常临床发现	使用多模态模拟（例如，SP 与模拟器结合，演示异常发现）
	模拟无法重现在复杂临床环境中执行任务的挑战	SBA 可以精心设计，为给定的学员水平创造适当的现实和挑战，也可以在工作现场进行
	成本可能会限制纳入 SBA 的能力或限制纳入足够数量 SBA 以进行可靠评价的能力	模拟专家或技术人员可以找到节省资金的创造性方法（如重复使用某些一次性设备或创建成本较低的模拟器） 充分论证 SBA 是评价某些结果的最佳方法，吸引领导层参与
构念无关变量（CIV）"系统误差"	情境难度不适合学员的水平	预测试
	有模拟 / 特定模拟器 / 类似技术的经验	在课程中嵌入模拟，确保所有学员在评价前熟悉模拟环境、模拟器和模拟
	模拟背景下的"表现焦虑"	确保学员定期充分接触、体验无威胁模拟，使他们能够在接受模拟评价时感到自如
	评分者误差	充分的评分者培训，包括熟悉模拟

人员和模拟专家，他们可以设计出创建模拟器和情境的方法，从而引出所需的结果并产生所需的变化。

我们可以从 SBA 表现得出推论的另一个局限在于，SBA 通常是在情境中进行的，这些情境不会呈现在实际临床环境中发现的所有情境性挑战中（例如繁忙的急诊室或手术室）。真正的患者可能不会像任务训练器那样静止，也不会像 SP 那样容易沟通。这些问题通常可以通过精心开发的模拟（采用诸如多模态模拟和原位模拟等策略）来解决。

为做出有效决策，需要确保对足够内容组数的抽样，这就对模拟器的成本以及执行高质量 SBA 所需的时间和精力要求很高，可能会成为使用的阻碍。应重新审视评价效用的各种因素（效度、信度、教育影响、可接受性和成本）（van Der Vleuten，1996），以判断 SBA 的优势是否可以抵消其相对于其他评价方法可能更高的成本。如果基于效用考虑，将 SBA 判定为最佳方法，那么模拟教育者和技术人员可以开发符合预期目的的低成本替代方案。否则，与教育领导层合作以确保分配到必要的资源是至关重要的。

SBA 中也可能发生 CIV。对于目标学员而言，未经预测试的设计不良的情境可能太容易或太难。情境中可能包含增加无关认知负荷的干扰因素，无意中分散了学员的注意力，且无法正确评价目标构念（Fraser et al.，2012）。对模拟环境中"表演"的评估忧虑或焦虑也可能影响表现评价（McGaghie，2018）。如果一些学员之前对某个模拟器或类似模拟器和相关设备有丰富的经验，而其他人没有此类接触，则可能发生 CIV。在这种情况下，评价可能只是测量熟悉程度，而不是实际的目标构念。可以通过将 SBA 中使用的模拟器整合到现有课程中，至少对模拟器的功能、模拟环境和模拟中的预期行为提供充分说明（预先简介）（Rudolph, Raemer, Raemer, & Simon, 2014）来减轻这种影响。最后，SBA 可能容易出现系统的或不一致的评级误差。发生这种情况可能因为评分者是特定内容领域的专家，但对与给定的 SBA 特别相关的注意事项没有足够的准备和说明，例如哪些行为应该像在"现实生活中"那样进行，哪些可以模拟，以及 SBA 中模拟器响应的限制。如第 9 章所述，评分者培训对于 SBA 至关重要。

教师发展需求

尽管在医学教育中越来越多地使用模拟，但仍需加强教师培训和发展，以有效使用模拟技术来提升学员成绩以及评价学习效果（Holmboe, Ward et al., 2011）。除非医学教师准备好担任模拟教育者，否则无论简单还是复杂的模拟技术，都将是无效或被滥用的。

结果及教育影响

作为教育项目的一部分，实施低利害的 SBA 可以对学习产生重大影响。基于掌握性学习原则（见第 18 章）的模拟培训和评价项目已经证明可以提高成绩、降低成本和改善患者预后（Barsuk, Cohen, Feinglass, McGaghie, & Wayne, 2009; Barsuk, McGaghie, Cohen, O'Leary, & Wayne, 2009; McGaghie, 2011; Zendejas et al., 2011）。SBA 的使用还可能促使更广泛地采用 SBHE，并影响与安全和质量有关的整体教育和组织文化（Siassakos, Crofts, Winter, Weiner, & Draycott, 2009）。

当 SBA 用于终结性评价时，即使是作为大型高利害评价项目的一小部分，也必须考虑模拟作为学习工具的潜在影响。许多使用模拟的教育者努力确保 SBHE 发生在没有威胁的模拟情境中。他们必须有足够的安全感，知道自己可以犯错误，他们会在学习中得到支持，不会感到尴尬或被老师嘲笑（Rudolph et al., 2014）。当"模拟中发生的事情"不再真正"停留在模拟中"时，维持这种安全的学习环境会变得更加困难。教育者必须找到模拟作为学习工具和评价工具的最佳平衡点。

小 结

本章介绍了各种模拟技术在医疗专业学员评价中的应用。重点在于评价规划，实现待评价结果与评价方法之间的匹配，目的是将模拟技术合理地整合到医学课程中。我们认为模拟并不是评价或指导的灵丹妙药。相反，模拟是医学教育者可以使用的许多工具之一；深思熟虑地使用这些工具将增加教育者和学员达到其评价目标的可能性。

参考文献

Agency for Healthcare Research and Quality. (2014). *Team performance observation tool*. Retrieved from www. ahrq.gov/teamstepps/instructor/reference/tmpot.html.

Barsuk, J.H., Cohen, E.R., Feinglass, J., McGaghie, W.C., & Wayne, D.B. (2009). Use of simulation-based education to reduce catheter-related bloodstream infections. *Archives of Internal Medicine, 169*(15), 1420–1423.

Barsuk, J.H., Cohen, E.R., Wayne, D.B., McGaghie, W.C., & Yudkowsky, R. (2018). A comparison of approaches for mastery learning standard setting. *Academic Medicine, 93*(7), 1079–1084.

Barsuk, J.H., McGaghie, W.C., Cohen, E.R., O'Leary, K.J., & Wayne, D.B. (2009). Simulation-based mastery learning reduces complications during central venous catheter insertion in a medical intensive care unit. *Critical Care Medicine, 37*(10), 2697–2701.

Benishek, L.E., Lazzara, E.H., Gaught, W.L., Arcaro, L.L., Okuda, Y., & Salas, E. (2015). The template of events for applied and critical healthcare simulation (TEACH Sim): A tool for systematic simulation scenario design. *Simulation in Healthcare, 10*(1), 21–30.

Berkenstadt, H., Ziv, A., Gafni, N., & Sidi, A. (2006). Incorporating simulation-based objective structured clinical examination into the Israeli National Board Examination in Anesthesiology. *Anesthesia & Analgesia, 102*(3), 853–858.

Bok, H.G. (2015). Competency-based veterinary education: An integrative approach to learning and assessment in the clinical workplace. *Perspectives on Medical Education, 4*(2), 86–89.

Brydges, R., Nair, P., Ma, I., Shanks, D., & Hatala, R. (2012). Directed self-regulated learning versus instructor-regulated learning in simulation training. *Medical Education, 46*(7), 648–656.

Capella, J., Smith, S., Philp, A., Putnam, T., Gilbert, C., Fry, W., . . . Baker, D. (2010). Teamwork training improves the clinical care of trauma patients. *Journal of Surgical Education, 67*(6), 439–443.

Cheng, A., Eppich, W., Grant, V., Sherbino, J., Zendejas, B., & Cook, D.A. (2014). Debriefing for technology-enhanced simulation: a systematic review and meta-analysis. *Medical Education, 48*(7), 657–666.

Childs, J., Sepples, S., & Chambers, K. (2007). Designing simulations for nursing education. In N.L.F. Nursing (Ed.), *Simulation in nursing education*. New York: National League for Nursing.

Cook, D.A., Brydges, R., Zendejas, B., Hamstra, S.J., & Hatala, R. (2013). Mastery learning for health professionals using technology-enhanced simulation: A systematic review and meta-analysis. *Academic Medicine, 88*(8), 1178–1186.

Dent, J., Harden, R.M., & Hunt, D. (2017). *A practical guide for medical teachers*. Edinburgh: Elsevier Health Sciences.

Dieckmann, P., Lippert, A., Glavin, R., & Rall, M. (2010). When things do not go as expected: scenario life savers. *Simulation in Healthcare, 5*(4), 219–225.

Downing, S.M. (2006). Twelve steps for effective test development. In S.M. Downing & T.M. Haladyna (Eds.), *Handbook of test development* (pp. 3–25). Mahwah, NJ: Lawrence Erlbaum Associates.

Downing, S.M., Tekian, A., & Yudkowsky, R. (2006). Procedures for establishing defensible absolute passing scores on performance examinations in health professions education. *Teaching and Learning in Medicine, 18*(1), 50–57.

Eva, K.W., Reiter, H.I., Rosenfeld, J., Trinh, K., Wood, T.J., & Norman, G.R. (2012). Association between a medical school admission process using the multiple mini-interview and national licensing examination scores. *JAMA, 308*(21), 2233–2240.

Ferguson, P.C., Kraemer, W., Nousiainen, M., Safir, O., Sonnadara, R., Alman, B., & Reznick, R. (2013). Three-year experience with an innovative, modular competency-based curriculum for orthopaedic training. *The Journal of Bone and Joint Surgery. American Volume, 95*(21), e166(1)–e166(6).

Fowlkes, J., Dwyer, D.J., Oser, R.L., & Salas, E. (1998). Event-based approach to training (EBAT). *The International Journal of Aviation Psychology, P*(3), 209–221.

Frank, J.R., Snell, L., Sherbino, J. (2015). *CanMEDS 2015 physician competency framework*. Ottawa, ON: Royal College of Physicians and Surgeons of Canada.

Frank, J.R., Snell, L.S., ten Cate, O., Holmboe, E.S., Carraccio, C., Swing, S.R., . . . Harris, K.A. (2010). Competency-based medical education: theory to practice. *Medical Teacher, 32*(8), 638–645.

Frankel, A., Gardner, R., Maynard, L., & Kelly, A. (2007). Using the communication and teamwork skills (CATS) assessment to measure health care team performance. *Joint Commission Journal on Quality and Patient Safety, 33*(9), 549–558.

Fraser, K., Ma, I., Teteris, E., Baxter, H., Wright, B., & McLaughlin, K. (2012). Emotion, cognitive load and learning outcomes during simulation training. *Medical Education, 46*(11), 1055–1062.

Gaba, D., Howard, S., Fish, K., Smith, B., & Sowb, Y. (2001). Simulation-based training in Anaesthesia Crisis Resource Management (ACRM): A decade of experience. *Simulation 7 Gaming, 32*(2), 175–193.

Gaba, D.M. (2007). The future vision of simulation in healthcare. *Simulation in Healthcare, 2*(2), 126–135.

Grantcharov, T.P., Kristiansen, V.B., Bendix, J., Bardram, L., Rosenberg, J., & Funch-Jensen, P. (2004). Randomized clinical trial of virtual reality simulation for laparoscopic skills training. *The British Journal of Surgery*, 91(2), 146–150.

Halvorsrud, R., Hagen, S., Fagernes, S., Mjelstad, S., & Romundstad, L. (2003). Trauma team training in a distributed virtual emergency room. *Studies in Health Technology and Informatics*, 94, 100–102.

Hatala, R., Kassen, B.O., Nishikawa, J., Cole, G., & Issenberg, S.B. (2005). Incorporating simulation technology in a Canadian internal medicine specialty examination: A descriptive report. *Academic Medicine*, 80(6), 554–556.

Hayden, J.K., Smiley, R.A., Alexander, M., Kardong-Edgren, S., & Jeffries, P.R. (2014). The NCSBN national simulation study: A longitudinal, randomized, controlled study replacing clinical hours with simulation in prelicensure nursing education. *Journal of Nursing Regulation*, 5(2), C1–S64.

Holmboe, E., Rizzolo, M.A., Sachdeva, A.K., Rosenberg, M., & Ziv, A. (2011). Simulation-based assessment and the regulation of healthcare professionals. *Simulation in Healthcare*, 6(7), S58–S62.

Holmboe, E.S., Ward, D.S., Reznick, R.K., Katsufrakis, P.J., Leslie, K.M., Patel, V.L., . . . Nelson, E.A. (2011). Faculty development in assessment: The missing link in competency-based medical education. *Academic Medicine*, 86(4), 460–467.

Issenberg, S.B., McGaghie, W.C., Petrusa, E.R., Lee Gordon, D., & Scalese, R.J. (2005). Features and uses of high-fidelity medical simulations that lead to effective learning: A BEME systematic review. *Medical Teacher*, 27(1), 10–28.

Kneebone, R., Kidd, J., Nestel, D., Barnet, A., Lo, B., King, R., . . . Brown, R. (2005). Blurring the boundaries: Scenario-based simulation in a clinical setting. *Medical Education*, 39(6), 580–587.

Laufer, S., Cohen, E.R., D'Angelo, A.L., Yudkowsky, R., Boulet, J.R., McGaghie, W.C., & Pugh, C.M. (2015). Sensor technology in assessments of clinical skill. *The New England Journal of Medicine*, 372(8), 784–786.

Lee, S., Lee, J., Lee, A., Park, N., Song, S., Seo, A., . . . Eom, K. (2013). Augmented reality intravenous injection simulator based 3D medical imaging for veterinary medicine. *The Veterinary Journal*, 196(2), 197–202.

Levine, A.I., Schwartz, A.D., Bryson, E.O., & DeMaria Jr., S. (2012). Role of simulation in US physician licensure and certification. *Mount Sinai Journal of Medicine: A Journal of Translational and Personalized Medicine*, 79(1), 140–153.

Lingard, L. (2012). Rethinking competence in the context of teamwork. In B.D. Hodges & L. Lingard (Eds.), *The question of competence: Reconsidering medical education in the twenty-first century* (pp. 42–69). Ithaca: Cornell University Press.

Matsumoto, E.D., Hamstra, S.J., Radomski, S.B., & Cusimano, M.D. (2002). The effect of bench model fidelity on endourological skills: A randomized controlled study. *The Journal of Urology*, 167(3), 1243–1247.

McGaghie, W.C. (2018). Evaluation apprehension and impression management in clinical medical education. *Academic Medicine*, 93(5), 685–686.

McGaghie, W.C., Issenberg, S.B., Cohen, E.R., Barsuk, J.H., & Wayne, D.B. (2011). Does simulation-based medical education with deliberate practice yield better results than traditional clinical education? A meta-analytic comparative review of the evidence. *Academic Medicine*, 86(6), 706–711.

Mironova, P., Girardi, B., Burns, D., & Safir, O. (2018). Toronto Orthopaedic Boot Camp (TOBC). In O. Safir, R. Sonnadara, P. Mironova, & R. Rambani (Eds.), *Boot camp approach to surgical training* (pp. 19–29). Cham, Switzerland: Springer International Publishing.

Motola, I., Devine, L.A., Chung, H.S., Sullivan, J.E., & Issenberg, S.B. (2013). Simulation in healthcare education: A best evidence practical guide. AMEE Guide No. 82. *Medical Teacher*, 35(10), e1511–e1530.

Nasca, T.J., Philibert, I., Brigham, T., & Flynn, T.C. (2012). The next GME accreditation system—Rationale and benefits. *New England Journal of Medicine*, 366(11), 1051–1056.

Nehring, W.M., & Lashley, F.R. (2010). *High-fidelity patient simulation in nursing education*. Sudbury, MS: Jones & Bartlett Publishers.

Nestel, D., Mobley, B.L., Hunt, E.A., & Eppich, W.J. (2014). Confederates in health care simulations: Not as simple as it seems. *Clinical Simulation in Nursing*, 10(12), 611–616.

Norcini, J., & Guille, R. (2002). Combining tests and setting standards. In G.R. Norman, C.P.M. van der Vleuten, & D.I. Newble (Eds.), *International handbook of research in medical education* (pp. 811–834). Dordrecht, The Netherlands: Kluwer Academic Publishers.

Nousiainen, M.T., McQueen, S.A., Ferguson, P., Alman, B., Kraemer, W., Safir, O., . . . Sonnadara, R. (2016). Simulation for teaching orthopaedic residents in a competency-based curriculum: Do the benefits justify the increased costs? *Clinical Orthopaedics and Related Research*, 474(4), 935–944.

Papadakis, M.A. (2004). The step 2 clinical-skills examination. *New England Journal of Medicine*, 350(17), 1703–1705.

Perry, S., Bridges, S.M., & Burrow, M.F. (2015). A review of the use of simulation in dental education. *Simulation in Healthcare*, 10(1), 31–37.

Rosen, M.A., Salas, E., Wilson, K.A., King, H.B., Salisbury, M., Augenstein, J.S., . . . Birnbach, D.J. (2008). Measuring team performance in simulation-based training: Adopting best practices for healthcare. *Simulation in Healthcare*, 3(1), 33–41.

Rudolph, J.W., Raemer, D.B., & Simon, R. (2014). Establishing a safe container for learning in simulation: The role of the presimulation briefing. *Simulation in Healthcare*, 9(6), 339–349.

Salas, E., Rosen, M., & King, H. (2007). Managing teams managing crises: Principles of teamwork to improve patient safety in the emergency room and beyond. *Theoretical Issues in Ergonomics Science*, 8(5), 381–394.

Scalese, R.J. (2018). Simulation-based assessment. In E.S. Holmboe, S.J. Durning, & R.E. Hawkins (Eds.), *Evaluation of clinical competence* (pp. 215–255). Philadelphia: Elsevier.

Scalese, R.J., and Issenberg, S.B. (2008). Simulation-based assessment. In E.S. Holmboe & R.E. Hawkins (Eds.), *Practical guide to the evaluation of clinical competence* (pp. 179–200). Philadelphia: Elsevier.

Siassakos, D., Crofts, J., Winter, C., Weiner, C., & Draycott, T. (2009). The active components of effective training in obstetric emergencies. *BJOG: An International Journal of Obstetrics & Gynaecology, 116*(8), 1028–1032.

Steinberg, A.D., Bashook, P.G., Drummond, J., Ashrafi, S., & Zefran, M. (2007). Assessment of faculty perception of content validity of Periosim©, a haptic-3D virtual reality dental training simulator. *Journal of Dental Education, 71*(12), 1574–1582.

Steinemann, S., Berg, B., DiTullio, A., Skinner, A., Terada, K., Anzelon, K., & Ho, H.C. (2012). Assessing teamwork in the trauma bay: Introduction of a modified "NOTECHS" scale for trauma. *The American Journal of Surgery, 203*(1), 69–75.

Stroud, L., & Cavalcanti, R.B. (2013). Hybrid simulation for knee arthrocentesis: Improving fidelity in procedures training. *Journal of General Internal Medicine, 28*(5), 723–727.

van de Ridder, J.M., McGaghie, W.C., Stokking, K.M., & ten Cate, O.T. (2015). Variables that affect the process and outcome of feedback, relevant for medical training: A meta-review. *Medical Education, 49*(7), 658–673.

van der Vleuten, C.P. (1996). The assessment of professional competence: Developments, research and practical implications. *Advances in Health Sciences Education, 1*(1), 41–67.

Yudkowsky, R., Luciano, C., Banerjee, P., Schwartz, A., Alaraj, A., Lemole Jr., G.M., . . . Byrne, R. (2013). Practice on an augmented reality/haptic simulator and library of virtual brains improves residents' ability to perform a ventriculostomy. *Simulation in Healthcare, 8*(1), 25–31.

Yudkowsky, R., Park, Y.S., Lineberry, M., Knox, A., & Ritter, E.M. (2015). Setting mastery learning standards. *Academic Medicine, 90*(11), 1495–1500.

Yudkowsky, R., Tumuluru, S., Casey, P., Herlich, N., & Ledonne, C. (2014). A patient safety approach to setting pass/fail standards for basic procedural skills checklists. *Simulation in Healthcare, 9*(5), 277–282.

Zendejas, B., Cook, D.A., Bingener, J., Huebner, M., Dunn, W.F., Sarr, M.G., & Farley, D.R. (2011). Simulation-based mastery learning improves patient outcomes in laparoscopic inguinal hernia repair: A randomized controlled trial. *Annals of Surgery, 254*(3), 502–511.

Ziv, A., Berkenstadt, H., & Eisenberg, O. (2013). Simulation for licensure and certification. In A.I. Levine, S. DeMaria Jr., A.D. Schwartz, & A.J. Sim (Eds.), *The comprehensive textbook of healthcare simulation* (pp. 161–170). New York: Springer.

Ziv, A., Wolpe, P.R., Small, S.D., & Glick, S. (2006). Simulation-based medical education: An ethical imperative. *Simulation in Healthcare, 1*(4), 252–256.

第 15 章

情境判断测试

Harold I. Reiter，Christopher Roberts

王　钢　译

导　言

许多人曾认为，还有一些人仍然相信，一个人的能力可以通过个人简历、推荐信、档案资料审查和传统的一对一或小组面试进行准确衡量。然而事实并非如此。在医学（Albanese，Snow，Skochelak，Huggett，& Farrell，2003）和其他医疗专业（Salvatori，2001）领域的文献综述中，个人简历、推荐信和传统面试未能显示预测效度，而当加入简单公式算法后，档案资料审查反而会削弱预测效度（Burgess，1928；Sarbin，1943；Grove & Meehl，1996）。当有些医学院校（荷兰医学院）已经对应用分级加权法进行评估失去希望的时候，其他的一些院校却还继续抱有希望，使用被推翻的选拔方法（Edwards，Johnson，& Molidor，1990）。随着多站式小型面试（MMI）的出现（Eva, Rosenfeld, Reiter, & Norman, 2004）（见第 8 章），第三种选择出现了。像 MMI 这样的新方法，更符合公认的心理测量学原则，可能会对个人能力提供有效的测量，而不需使用 MMI 的资源。在过去的 15 年里，世界各地许多团体都聚焦于情境判断测试（situational judgment test，SJT）的开发。本章是为那些希望实施、完善或解释 SJTs 的人编写的。

练习 15.1

SJT 试题有三个部分——展示的情境、提出的问题和要求的应答。这三个部分都有很大的变化。以下提供 SJT 试题的两个示例。请对两个示例中关键组成元素的不同之处进行分析。

SJT 示例 1

你是一名医生助理，负责三天周末的第一天在外科病房照护住院患者。一个患者向你询问自己的肺活检结果，到底是良性还是恶性。她说她必须尽快制定自己的业务计划，这取决于她在未来几个月可以用来安排的时间。你知道患者的主治医生三天后回来上班，预计会向患者告知活检结果。你也恰好知道不幸的是患者的活检结果显示为恶性。患者要求获知结果的态度越来越坚决。这时候该怎么办呢？请你按照从最优先到最不优先的顺序对以下选项进行排序。

A. 告知患者活检显示为恶性。

B. 告诉患者，活检三天后出结果。

C. 联系在家中休息的该患者的主治医生，要求她／他当天告知患者活检结果。

D. 向患者解释说，活检结果确实出来了，但根据规定，只能由主治医生告知患者。

E. "不小心"把活检报告的复印件遗留在患者床边。

F. 在不具体告知活检结果的情况下，非常详细地描述通常在肺癌活检结果阳性之后的进一步检查和治疗的过程。

SJT 示例 2

在视频开始前显示 10 秒的案例说明，显示："你是新世界公司的一名雇员，正在和两位密友坐在咖啡厅里"。

【淡入。内景拍摄，咖啡厅。摄像机是从一个坐在三人小圆桌旁的人的角度拍摄的。另外两个人坐在桌边，两人都是二十来岁，穿着休闲，喝着咖啡。女士叫乔治娜，坐在左边。男士叫马库斯，坐在右边。马库斯和乔治娜转身面向对方】

马库斯：工作找得怎么样了？

乔治娜：上周我接到"永远的小狗"的工作邀请，但那并不是我想要找的工作。我对上周在新世界公司的面试感到更兴奋，因为那才完全符合我的要求。我觉得面试真的很顺利，他们应该过几天就会给我答复。【乔治娜转身面对镜头】非常感谢您能向贵公司推荐我。你的老板很酷，如果能在一起工作就太好了。

马库斯：你需要什么时候答复"永远的小狗"？

乔治娜：【转向马库斯】这就是我的问题。他们想在今天之前让我做出决定。如果我不接受他们的邀请，他们就会顺位去找下一个候选人。【转向镜头】您知道你的老板会给我这个职位吗？

【淡出】

你共有 5 分钟时间通过录入方式对全部三个问题进行回答：

问题 1：你知道你的老板强烈倾向于把公司招聘的这个职位给另一个应聘者。公司规定，不得对外透露关于招聘的任何内部讨论信息。你该怎样跟你的朋友乔治娜说？最影响你这么做的因素是什么？

问题 2：你知道你的老板正计划把这个职位提供给你的朋友乔治娜。然而，公司管理团队已经秘密通知公司员工，很可能很快就会发生公司变动，导致所提供的这个职位在几个月内不复存在。这些信息均不得向公司外部透露。你该怎样跟乔治娜说？最影响你这么做的因素是什么？

问题 3：因为当时有你的另一位密友马库斯在场，这是否会改变你对前两个问题的回答？为什么会或者为什么不会？

练习 15.2

对以下三个案例进行研究，并考虑所涉及的问题。你将如何应对每个挑战？在阅读本章时，请记住这些案例。

案例分析 1

你是一所本科医学院校的招生办公室主任，学校每年收到超过 10 000 份申请，只招收 200 名学生。在过去的 5 年里，该校在全国医学院媒体排名中下降了 15 个位次，院长对这一变化导致校友资金严重缩水，进而影响到学校几项核心活动的开展深表担忧。与此同时，学生事务办公室注意到，过去 10 年来，关于学生缺乏职业素养的报告缓慢但稳步增加，主张调整学生遴选方案。除此以外，仅在 2 年前开始的流水线项目集成已经开始取得成效，层级多样性略有增加，社区利益相关方坚决希望保持住这一成果。每年使用成绩、标准化认知测试、个人简历、推荐信和档案资料审查生成了 800 份面试邀请。最近已经考虑从传统的面试转向使用 MMI，但在学校可自由支配资金正在削减的背景下，这样做将需要额外的资源。有人建议使用 SJT，但理想情况下会是什么样？它会解决日益增长的担忧吗？

案例分析 2

你是一位本科护理培训项目的项目主任，该项目依靠招聘国内外学生提供经费支持。部分缘于不同国度学生间的文化差异，报道了少数不当行为事件，不管是否公平，这些事件使你所在的学校名誉扫地，并对学校毕业生的就业能力产生了负面影响。有人问你，录取学员在第一年早期参加的 SJT 是否有助于确定少数最有可能从额外培训和支持中受益的学生，这样可以更好地加速他们的文化适应。

案例分析 3

你是一家市中心医院家庭医学住院医师培训项目的项目主任。该项目设置了 20 个职位，每年会收到 100 份申请。长期以来，基层地区一直缺少愿意将为医疗水平不高的地区提供服务作为自己执业重点的家庭医学毕业生。你已经确定了与该终端相关的一些人口统计特征，但你也意识到，你公开表露的将为医疗水平不高的地区提供服务作为工作任务会使许多申请者倾向于在个人简历和面试中根据该信息错误地歪曲他们的申请答复。你想知道 SJT 是否更能反映申请人的真实意图。

情境判断测试在医学教育评价中的发展近况

需求被承认

自 20 世纪 50 年代（Stokes，1952）起，就出现了投诉医生的浏览路径记录，主要是由于在职业素养方面的失误，但一直未能纳入选拔和培训任务的范围，主要是因为缺乏需要我们关注的硬数据。如果患者想得到更好的照护，学员就要被汇聚到最符合他们个人优势（或缺乏优势）的职业，关于职业素养缺失的文献就需要客观化。在一项由 Maxine Papadakis 领导的研究计划中，研究者把加州医学委员会对医学院毕业生纪律处分的季度报告作为动因和出发点，将这些孤立的数据点转变成较大的对学生在校期间不良行为的描述，也预示着他们在未来实践中的不良行为（Papadakis，Hodgson，Teherani，& Kohatsu，2004）；此外，还更多地关注到学生的个人能力，发现在针对医生的可识别的纪律处分中，有近 95% 是由于职业素养方面的失误（Papadakis et al.，2005），仅在美国，每年由于这方面造成的财政损失就超过 500 亿美元（Mello，Chandra，Gawande，& Studdert，2010）。

这些发现促进了更大范围的问责制运动，并由医疗保健监管机构推动，即使用胜任力导向的模型：包括加拿大医学委员会（Medical Council of Canada，MCC）的"医师角色"（Physicians & Canada，2000）、美国毕业后医学教育认证委员会（ACGME）的"核心胜任力"（Reisdorff，Hayes，Carlson，& Walker，2001）、英国医学总会的"良好医疗实践"（General Medical Council，2017），以及国际医学教育委员会的"全球医学教育最低基本要求"（Schwarz & Roy，2000）。在一个不断变化的世界中，人们渴望"进行根本性的变革，以遴选出那些具有在未来的医疗保健体系中执业所需要的学术、人际和个人内在胜任力的医师"（Mahon，Henderson，& Kirch，2013）。

两个世界的碰撞

在医学教育评价中，SJTs 独立地产生于两套学科体系——人事心理学（personnel psychology）和医学教育。随着时间的推移和研究成果的推广传播，由这两个来源产生的 SJT 逐渐聚拢，并共享更多的中间立场。

根据人事心理学的文献研究发现，与更多资源密集型评估中心相比，SJTs 被视为一系列对工作场所较低仿真度的模拟。SJTs 在历史上曾被用于选录公务员和军队征兵（Lievens，Peeters，& Schollaert，2008），最近应用于人力资源管理，这种类型的 SJT 与内隐行为理论相一致（Motowidlo，Hooper，& Jackson，2006；Koczwara et al.，2012），其中，行为的亲社会因素受到这些行为对工作成效重要性以及工作任务分析至关重要的信念所驱动。该方法产生的 SJTs 的特征包括：①注重行为和程序性知识（Motowidlo & Beier，2010）；②选择型应答（例如，多项选择题、排序题或评价提供的每个选项的独特价值）；③在测试实施前分配应答选项的正确程度分数；④由行业专家（subject matter experts，SMEs）判断；设置的情境倾向于任务特定性（工作特定性），而非技能特定性（Krumm et al.，2015）。从以下这篇文献搜集的内容显示，最近，医学教育评价中的 SJTs 已经更多地转向技能特定性，与监管机构支持的基于胜任力的模型更加接近（Patterson et al.，2017；Roberts et al.，2018）。

在医学教育文献中，客观结构化临床考试（OSCE）（Harden & Gleeson，1979）以及迷你多站式面试（MMI）（Eva et al.，2004）的创建表明，对临床和个人能力进行准确测量的历史性失败并非由于主观性，而是由于缺乏足够的抽样。主观性本身既不能排除也不能保证测试的有效性。此外，根据对医学住院医生伦理决策的文献综述（Ginsburg et al.，2000），得出的结论是，学员的行为选择不如做出这些选择的原因重要。这与计划行为理论的综合模型相一致（Fishbein，Hennessy，Yzer，& Douglas，2003）——每个个体都以潜在可预测的方式对其行为进行自我控制，但不一定与工作场所相关。从这种方法中出现的 SJT 的特点包括：关注行为、个人态度和社会环境的结合（Jha，Brockbank，& Roberts，2016；Rees，& Knight，2007）；建构应答（打字或录音或视听记录）；情境平衡（没有对错答案，而是内在价值的平衡）；由人工评分者生成的后测评分，评分者了解情境内包含的内在价值；通常是与特定技能相关而不是与特定任务相关的情境。见表 15.1。

表 15.1　情境判断测试的两种方法

SJTs 的人事心理学方法	SJTs 的医学教育方法
注重行为和程序性知识	注重对行为、个人态度和社会背景的结合
选择应答（例如，多项选择、排序或评价每个选项的独特价值）	建构应答（打字或录音、视听记录）
在测试实施前分配应答选项的正确程度分数	情境平衡（没有正确或错误的答案，而是内在价值的平衡）
由行业专家（SMEs）评判	人工评分者根据所提供情境中包含的对内在价值的洞察做出成绩评判
设置的情境倾向于技能特定性，而非任务特定性	设置的情境倾向于任务特定性（或者工作特定性），而非技能特定性

界定情境判断测试的关键组成部分及预期结果

将研究结果转化为实践

随着越来越多的机构开发和研究用于医学教育评价的 SJT，研究结果推动两种方法的支持者趋向更多的共同点。新兴的共生方法可能会使缺乏经验者感觉这一过程要求过高，并会因为研究人员与实践操作者之间从根本上的不和谐而使问题进一步复杂化。研究人员可能会通过这样一个问题来寻求对理论的更好的理解："如果我改变 SJT 的某些方面，结果会是什么？"而 SJT 的最终使用者更有可能会问："如果我想要一个特定的结果，我应该选择 SJT 的哪些方面？"在一篇关于人事选拔考试的文献综述中精彩地阐释了研究人员的这一方法（Lievens & Sackett，2017），该文献认为，测试的任何关键组成部分的单一变化都可能会对结果产生引人注目的、独立的或相互依存的影响。基于该文献中描述的模块化方法，本章将采取相反的方法。考虑到期望的结果，你应该选择 SJT 中的哪些关键组成部分呢？

关键组成部分

评价工具基本上是由一系列刺激（stimuli）、应答和分数组成的。SJTs 中刺激的关键组成部分与题干（呈现的情境）和问题有关，包括题干格式、情境、情境化程度和刺激一致性。SJTs 中应答和得分的关键组成部分与应答说明、应答形式和得分一致性有关。

SJTs 中的**刺激（题干）**形式几乎总是书面或视听（或视频剪辑）。

SJT 中的**题干情境**通常是基于任务的（例如，模拟感兴趣的工作场所中发生的关键事件）或基于技能的（模拟一个或多个监管者定义的能力，通常在非工作场所情境）。

情境化程度反映了所呈现情境的仿真度或现实主义的水平。例如，具有详细和高度现实场景的视频剪辑将比书面题干具有更大程度的情境化。

当所有被试都接受同等测验时，**刺激一致性**高。SJT 可以是固定的、假分支（pseudo-branched）的或者是真分支（branched）的。在固定的 SJT 中，每个问题彼此独立，每个问题产生独立的分数，无论一个题干只产生一个问题还是产生多个问题，这都是正确的。在假分支 SJT 中，每个题干使用多个相互依赖的问题，从该单个题干内的所有回答产生一个总得分。在真分支 SJT 中，每个题干都使用多个相互依赖的问题，由考生对第一个问题的不同回答触发的第二个问题是不同的。对于固定 SJT 和假分支 SJT，刺激一致性较高，对于真分支 SJT，刺激一致性较低。目前，关于真分支 SJT 的研究很少。

SJT 中的**应答指令**可以是行为性指令（例如，"请描述一种情境，当你作为小组一员为实现共同目标而努力合作时，你是如何处理的？"），或者是情境化和个性化的（例如，"鉴于这种具体情况，你会怎么做？"），或者是情境化和去个性化的（例如，"鉴于这种具体情况，应该怎么办？"）。

SJT 中的**应答形式**运用选择型应答或者构念型应答。选择型应答的示例是从选项列表中选择单个最佳选项（多选），对所有列出的选项按照从最优选到最不优选进行排序，或者在根本不选到高度优选的尺度上独立地对每个选项进行评级。构念型应答可以是书写／打字、录音的或是音像记录的。

选择型应答 SJTs 的**评分一致性**要求行业专家（SMEs）之间判断每个可能应答的正确程度具有高度一致性，之后进行自动化测试后评分。情境和问题必须足够简单，以获得较高的 SME 一致性，但不能简单到让所有考生都得高分。构念型应答 SJTs 的评分一致性要求测试后人工评分者间的评分高度一致性。这需要广泛关注评分者的选聘、培训、认证，并提供对每个题干进行基准测试所需的背景、理论和能力（比较不同的考生反应，并在实施过程中对分数进行相应调整）。

参见表 15.2，就所述关键组成部分对 SJT 示例 1 和 SJT 示例 2 进行比较。两者均被设计为评价伦理、沟通能力和团队合作能力的样本题目。虽然第一个例子更多地反映了从人事心理学文献中查到的 SJT 试题，第二个例子更多地反映了从医学教育文献中查到的 SJT 试题，但随着更多研究结果的出现，来自两个学派的测试设计者继续调整 SJT 关键组成部分，淡化了两者间的界限。

表 15.2　练习 15.1 的答案

	SJT 例 1	SJT 例 2
刺激形式	书面	音视频
题干语境	基于任务（临床背景）	基于技能（非临床背景）
语境化程度	中等高	非常高
刺激一致性	固定	假分支
应答指令	情境去人性化	情境人性化
应答形式	选择—排序	构念—书面
评分稳定性	行业专家一致性	记分员共识

设计情境判断测试

在设计 SJT 时，第一步是确定需要评价的构念。在创建内容时，测试设计者必须确保题目能与所需评价的构念相匹配，并且对关注的构念要适当地抽取到足够数量的题目。如果在不同时间进行平行测试，应努力使分别进行的测试公平地实施。

理想结果

作为终端用户，你期望的结果是相当适中的。简单来说，你需要的评价工具将：①增加多样性；②区分较好和较差的学员；③实施具有经济、政策和法律保障。类似地，你可以把这三个想象成临床试验。第一期，毒性有多大？（即，是否会阻碍多样性目标？）第二期，有用吗？（即，是否能确定想要的学员？）第三期，该不该用？（即，是否能负担得起？能不这么做吗？）。第一期和第二期试验提出了生物学问题，这些问题研究的是评价科学的一般原则，因此在理论基础上引发研究人员的极大关注。反之，第三期试验提出了务实的问题，是与个别学校实际情况相关的问题，在 SJT 文献中出现得不多。

关于 SJT 影响多样性和学员优劣区分度的研究可能很困难，但可以从构念特异性和构念敏感性角度对它们进行简化。其中"构念"是指想要测量的指标。就 SJTs 而言，感兴趣的构念是典型的个人能力，如伦理、职业素养、团队合作、沟通和文化胜任力。

第一期——毒性有多大？增强多样性，也就是构念特异性

你见过认知技能测试结果显示亚组间不存在显著差异吗？即使排除了偏倚，亚组间的差异仍然存在（Young，2001）。最常见的原因是在有受教育机会和没有受教育机会之间存在着差异。出于对认知技能测试关键组件的考虑，如果使用构念型应答，而非选择型应答，则可以缩小但不能消除这些亚组间的差异（Arthur Jr，Edwards，& Barrett，2002）。

你见过个人能力测试结果显示亚组间不存在显著差异吗？尽管对于 SJTs 是不一致的（McDaniel，Psotka，Legree，Yost，& Weekley，2011；Juster et al.，in press；Lievens，Patterson，Corstjens，Martin，& Nicholson，2016；Work Psychology Group，2017），但的确存在这种情况（Terregino，McConnell，& Reiter，2015；Lievens，Sackett，Dahlke，Oostrom，& De Soete，2018）。因此，与认知技能不同，有能力和没能力的人之间个人能力的平均水平可能不会存在显著差异。如果这是真的，那么任何专门只测试个人能力并最大限度减少认知技能影响的评价工具在理想情况下都不会显示出亚组间的显著差异。

由于同时且无意地测量了其他构念，有许多用于测量个人能力的测试方法受到来自与构念无关的污染（表 15.3）。为能最大程度地避免这些干扰，应考虑到不同测试关键组件所产生的不当影响。

刺激形式——书面题干可测量视听题干所不能测量的阅读技能（Weekley & Jones，1997；Chan & Schmitt，1997；Christian，Edwards，& Bradley，2010）。而对于代表性不足群体成员中的申请者，视听题干也比书面题干更能促进测试感知的积极呈现（Chan & Schmitt，1997；Richman-Hirsch，Olson-Buchanan，& Drasgow，2000；Schmitt，Gilliland，Landis，& Devine，1993；Kanning，Grewe，Hollenberg，&

表 15.3　有效性威胁：情境判断测试

	问题	补救措施
构念代表性不足（CU）	问题太少，无法充分域抽样	增加情境数量
	非代表性域抽样	蓝图确定考试系统地域抽样
	增加逼真度（使更逼真）	视听题干而非文字题干 视听而非书面的建构应答
	保证足够的测试难度水平	选择应答：将问题复杂性提高到行业专家一致性的最低可接受限度 构念应答：为评分者提供背景和理论，让他们与其他申请者进行比较
构念无关变量（CIV）	辅导效果	让情况变得复杂，抑制简单的应答策略
	有缺陷或不适当的案例场景或其他提示	预测试案例和提示
	测量阅读技能	视听题干而非文字题干
	测量程序性知识	基于技能而非基于任务的题干 问个性化而不是去个性化的问题
	测量应答歪曲能力（造假值）	快速测试
	按照过于狭隘的文化价值观来衡量	运用项目反应理论（见第 19 章）
	测量应试能力	构建应答而非选择应答
	测量写作技巧	对于构念响应，使用视听而非书面应答

注：有关 CU 和 CIV 对有效性的威胁的更多信息，请参见第 2 章。

Hadouch，2006）。积极的测试印象与较好的测试表现呈正相关（Hausknecht，Day，& Thomas，2004）。

题干情境——基于任务的题目衡量的是基于技能的题目所不具备的对工作及其相关程序性知识的熟悉程度（Lievens & Patterson，2011；Stegers-Jager，2018）。测试结果与对国家文化的熟悉程度有关，强调了使用 STJ 的学校根据国家文化描述情境的重要性（Rockstuhl，Ang，Ng，Lievens，& Van Dyne，2015；Stegers-Jager，2018）。例如，在一个没有医生助理或不允许女性经营企业的国家，SJT 示例 1 在文化上是不和谐的。

情境化程度——当避免认知相关的任务型情境时，没有令人信服的证据来确定情境的真实性程度是否会影响亚组间差异。然而，有一个假设的考虑将有利于高度的语境化。对于认知测试（Koenig & Leger，1997）和选择型应答 SJT（Lievens，Buyse，& Sackett，2005a）而言，重复测试通常会导致更高的平均分，这种实践效果对有（并且能够更好地承受重新测试）的人比没有的人更有益，但这在一项在线视频-题干构念型应答 SJT 的研究中并不存在（Dore，Reiter，Kreuger，& Norman，2017）。如果练习效应是测试熟悉度的函数，那么情境化程度较高的变化可能会减少测试熟悉度的获得，因为个人通常不能在一个情境和另一个情境之间转换（Salomon & Perkins，1989），从而抵消了测试技能对个人能力构念的污染。

刺激一致性——可能是因为刺激一致性在所有一般 SJT（固定或假分支）使用中趋向于高一致性。没有明确的证据表明一个比另一个具有更小的亚组间差异。

应答指令——去个性化情境问题——问"应该做什么"与认知技能的相关性更强（McDaniel，Hartman，Whetzel，& Grubb Ⅲ，2007），大概是基于其与程序性知识的一致性，相比个性化情境问题问"你会怎么做？"，从个性化指令变为去个性化指令可能与亚组间差异的增加有关（Work Psychology Group，2014，2017）。已经发现，快速测试通常可以减少认知技能测试的亚组间差异（Arthur，Glaze，Villado，& Taylor，2009），可能是通过增加认知负荷，限制应答允许时间，以降低应试者运用认知技能可信地歪曲他们对个人能力问题的应答。

应答形式——由于较高的相关认知负荷，与构念型应答测试相比，选择型应答测试往往具有显著较高的亚组间差异（Arthur et al.，2002；Lievens et al.，2018）。此外，当教师不能传授简单的策略，以及当 SJT 应答需要复杂的方法时，考试准备课程的任何有收益的辅导效果都会被抵消（Cullen，Sackett，& Lievens，2006），甚至到了完全逆转亚组间差异的地步。在构念型应答形式选项中，书面应答比视听应答具有更大的亚组间差异（Lievens et al.，2018），或许是由于通过写作技巧体现的个人能力构念的污染。至少一项在更多交互（分支式）与更少交互（固定式）应答形式之间进行的研究得出结论：互动性较强的应答形式在代表性不足的群体中更受好评（Kanning et al.，2006）。已经发现，积极的测试感知与较好的测试表现呈正相关（Hausknecht et al.，2004）。

评分一致性——有时初始分数可能无意中歧视某一特定群体；可以使用项目反应理论（IRT）（Tiffin，Finn，& McLachlan，2011）探索评分系统，以帮助确定要避免的题目（见第 19 章）。还有进一步的间接信息支持更大的评分一致性和更低的亚组间差异之间的关联。人事心理学中的元分析已经证明，对更高公平性和一致性的感知对代表性不足的群体成员的工作兴趣水平具有有益的影响（Hausknecht et al.，2004），并在测试感知和测试表现之间发现存在正相关（Hausknecht et al.，2004）。

第二期——有用吗？识别较好和较差表现的学习者，又称构念敏感性

SJTs 不一定专门用于衡量个人能力。相反，它是一种可用于测量不同构念的测试形式。考虑到开发 SJT 所需的专业知识和资源，如果有些构念使用其他方法测量更容易，那么使用 SJT 来测量是没有意义的。平均成绩（GPA）和标准化考试（如医学院入学考试，MCAT）是评价认知技能更简单的选择；OSCE 是评价临床技能更简单的选择。因此，与传统的面试和 MMIs 一样，SJT 通常是留给评价个人能力构念使用的。个人能力构念的覆盖广度和总体构念敏感性在理想情况下都应该转化为预测未来个人能力表现的效力——预测效度。覆盖范围的任何不足都将被视为构念代表性不足（表 15.3）。

预测效度包括与未来表现的收敛（正相关）和区分（不相关）相关性（Messick，1995）。如果对于相同或重叠的构念有不同的评价工具可供选择，如何将它们加以整合以获得最大的预测优势？仅仅知道所提供的预测效度是不够的。GPA 和 MCAT 都能预测未来的认知评估表现，并且彼此之间有很好的相关性。将 MCAT 分数添加到 GPA 可以提供很强的增量预测效度，而将 GPA 添加到 MCAT 分数只能提供少量的增量预测效度。本节描述了 SJT 的不同关键组件如何影响个人能力评价的预测效度和增量效度。对于与认知评价分数的相关性，一些 SJTs 的结果强烈收敛，另一些 SJTs 的结果强烈发散；与其他个人能力评价工具的相关性

也是如此。此外，它的增量价值怎样呢？例如，如果 SJT 和 MMI 密切相关，两者是否都能对以后的表现结果提供独立的、增量的预测效度？两者同时使用是否值得？到目前为止，除了最后一个关于分数合成的问题以外，研究结果几乎提供了全部问题的答案。在知道 SJT 和 MMI 相对贡献程度的研究结果之前，在考虑两者的使用时，学校很可能更多地受到第三期的驱动，即对实际情况的考虑。

刺激形式——视听题干在 SJTs 上显示出比书面题干更高的预测效度（Lievens & Sackett，2006）。

题干情境——基于任务和基于技能的 SJTs 都可以提供小到中等强度的预测效度（参考文献完整列表参见下面的"应答形式"）。

情境化程度——至少一项研究（Krumm et al.，2015）得出结论，情境化程度对实现预测效度并不关键。

刺激一致性——测试间刺激的一致性——平行测试形式——当特定 SJT 具有足够长的跟踪记录以允许使用项目反应理论时，则更容易实现（Tiffin et al.，2011），以确保从一个测试到下一个测试都在测量平行的基础构念，这种方法同样适用于固定或假分支形式。

应答指令——去个性化情境问题——问"应该做什么？"——与个性化情境问题相比，与应答歪曲（造假能力）的相关性较小（Whetzel & McDaniel，2009）。为了保持更高的测试可靠性并优化潜在的预测效度，理想情况下应消除应答歪曲的机会。使用非个性化情境问题是一种方法，但会带来更大的亚组间差异；如果这是一个问题，可以考虑其他对抗应答歪曲的方法，如快速测试，而不选择使用非个性化问题。

应答形式——当设计适当时，构念型应答 SJTs 和选择型应答 SJTs 都已被证明对未来表现具有预测效度，两者间直接比较显示构念型应答的结果更好（Funke & Schuler，1998）。在专门针对医学教育评价的 SJT 文献中，选择型应答 SJT 与个人能力测量的指标相关性范围在 $r = 0.09 \sim 0.57$（Lievens, Buyse & Sackett，2005b；Lievens & Sackett，2012，2006；Husbands, Rodgerson, Dowell, & Patterson 2015；Lievens & Patterson，2011；Patterson, Baron, Carr, Plint, & Lane，2009；Patterson, Knight, McKnight, & Booth，2016；Patterson et al.，2009；Patterson et al.，2016；Cousans et al.，2017；Patterson, Roe, & Parsons，2017；Patterson, Lievens, Kerrin, Munro, & Irish，2013），与认知能力测量的指标相关性范围在 $r = -0.11 \sim 0.53$（Lievens et al.，2005b；Lievens & Sackett，2012；Lievens & Coetsier，2002；Lievens & Sackett，2006；Husbands et al.，2015；Lievens & Patterson，2011；Patterson et al.，2009，2013，2016；Koczwara et al.，2012；Work Psychology Group，2013，2014，2015）。在间接比较中，构念型应答 SJTs 与个人能力测量的指标相关性范围在 $r = 0.30 \sim 0.51$（Dore et al.，2009，2017），与认知能力测量的指标相关性范围在 $r = -0.45 \sim 0.17$（Dore et al.，2017）。然而，对于选择型应答 SJTs 和构念型应答 SJTs 测量的是否为同一事物尚不清楚。Rockstuhl 等在 2015 年提出了这样的假设，即"在 SJTs 中增加对人们如何感知并解读情境（情境判断）的评价，将会提供超出典型的聚焦选择最佳应答（应答判断）的增量信息"。一系列研究证明，两者在预测未来表现方面具有增量和相对等同的价值（这里不包括对组织公民行为的测量，对这

种行为，只有构念性应答"情境判断"被证明是具有预测性的）。此外，在构念型应答形式选项内，视听应答产生的预测效度比书面 / 打字应答更高（Lievens，De Corte，& Westerveld，2015；Lievens et al.，2018）。

评分一致性——鉴于情境不是简单直接的，难以实现 SME 评分一致性（Ginsburg，Regehr，& Lingard，2004；Beesley et al.，2017）。因为构念型应答 SJTs 依赖于 SME 的评分一致性，所以构念既足够简明直接以获得 SME 评分一致性，又足够复杂以将成绩分布曲线顶端的应试者很好区分开的试题是具有挑战性的。因此，选择型应答 SJTs 的成绩分布曲线倾向于向右倾斜，平均测试分数范围在 75% ～ 86%（Patterson et al.，2017；Patterson，Roe，& Parsons，2017）；试题不太能区分中等水平到高水平表现的考生（Strahan，Fogarty，& Machin，2005），这导致了天花板效应。相反，构念型应答 SJT 的分数分布倾向于近似平均测试分数为 50% 的钟形曲线（Dore et al.，2009）。

第三期——该不该用？基于现实世界的考虑

由于有许多存在于理论和心理测量学原则之外的基于现实世界的考虑推动着研究，而且这些考虑往往更多地受到局部关注而不是普遍关注的驱动，因此在文献中可用于推动形成结论的内容相对较少。因此，本节更多地是以问题而非答案的方式来进行阐释。

资源——与你目前所使用的资源相比，实施 SJT 是否需要更多、更少或相同的资源？如果由本地机构进行开发创建，就需要有心理测量师、测试平台开发人员、测试内容开发人员，以及由 SMEs 在测试前评分或由评分者在测试后评分。如果由国家或商业渠道提供 SJT 测试，谁来为学员参加测试付费？测试的构念是否符合你的项目任务目标？测试结果分数如何解读？国家开发的测试是否与现有的当地学校个人能力测试足够相关，如 MMI（Dore et al.，2009）？ SJT 的实施将允许减少一部分现有的招生程序，并节省当地资源吗（Yingling，Park，Curry，Monson，& Girotti，2018）？

测试与分数合成——你能否从外部利益相关者、教师和管理机构合规地获取足够的政策支持来开展测试？是否存在难以规避的行政或法律障碍？该测试的申请者与录取者人数比是否高到足可选取诸如 SJT 这样一个额外的工具？如何将 SJT 分数合成以最好地匹配当地学校的任务目标？一项研究对 12 种不同的公式方法进行建模，将 SJT 分数与 GPA 和 MCAT 分数进行合成，将模拟结果与多样性和资源使用的历史基准进行比较，并确定了最符合当地学校任务目标的模型（Juster，Baum，Ly，Risucci，& Dore，2017；Juster et al.，in press）。当地学校开发的 SJT 与使用国家开发的 SJT 相比哪个更好？国家开发的 SJT 也许无法反映对个别学校最关键的独特的个人能力。当地学校开发的 SJT 无法实现在不同学校间进行数据比较。

练习 15.2 的解答

案例分析 1

本案例的诉求来自各方。关于多样性所取得的成果或关于驱动学校排名的认知技能测量，重复出现这些情况是不被接受的，但需要提高选定学生的个人能力，同时保持资源利用不变或减少。为了保持多样性，至少要考虑与高构念特异性相关的 SJT 关键组件，这些 SJT 试题是视听的、基于技能的、高仿真度的、要求个性化的构念型应答。使用模拟模型合成 SJT 分数，该模型将建议至少保持平均入学班级 GPA 和 MCAT 分数的解决方案。考虑采用同时具有视听题干和应答的 SJT，以获得更高的预测效度。为了节省资源和进一步增强对未来职业的预测效度，寻找一个与 MMIs 密切相关的 SJT，允许你从有 800 个面试名额的传统面试系统切换到面试名额少得多的 MMI 形式。利用与 MMI 分数密切相关的 SJT，可以根据 SJT 分数较低的情况，从邀请名单中剔除那些不太可能在 MMI 中取得足够好成绩的人——减少面试人数，降低成本。或者，鉴于 SJT 导致的面试者个人能力高水平的范围限制，你可以选择保持成本不变，但选取较少的面试者和较多的 MMI 考站，提高 MMI 测试的信度和预测效度，以与未来的个人能力表现具有收敛相关性。

案例分析 2

你有一个要解决的关键问题，即尽早识别那些对你本国文化最不适应的学生。任何高度情境化的 SJT，无论是地方还是国家命制的，都应该确定那些在文化适应方面存在固有挑战的人。除了那些关键组件以外，你的决策应该由资源和测试集成的地方性考虑来驱动。与案例分析 1 中的职业门槛相反，这里的利害关系适中而非很高，因此应对资源的使用意愿进行相应的判断。

案例分析 3

你有一个要解决的关键问题，即识别那些最有可能将服务弱势群体作为自己职业生涯终点的申请者。如果通过审查发现国家开发的 SJT 不具有支持这一构念的相关性，你可能必须要考虑使用本地创建的 SJT。该计划的申请者知道你正在寻找的学员价值观类型，许多人可能会试图让你（和他们自己）相信，他们真的希望能为弱势群体提供服务，因此你必须尽量减少应答歪曲的机会——考虑使用构念型应答、快速测试和高度情境化的测试组件，使用允许你隐藏希望评价技能的情境环境（例如，把服务弱势群体的价值观隐藏在另一个涉及其他价值观的问题中，并迫使申请者证明他们认为哪些价值是最重要的）。由于在医学团体中代表性不足的成员更倾向于为弱势群体提供服务（Xierali & Nivet，2018），你可能需要考虑与高构念特异性 / 更高多样性相关的 SJT 关键组件，这些组件是视听的、基于技能的、高仿真的、要求个性化的构念型应答。

后　记

应用于医学教育评价的情境判断测试仍在不断变化。在针对每个不同的目的（选拔、晋升）、计划任务说明以及可以实施 SJTs 的区域或国家现实关键组成部分优化之前，还有许多领域需要探究。鉴于在更好的预测效度和多样性方面取得的初步成效，尽管一致性水平不同，它们似乎仍然很有可能在未来几年越来越常见。

参考文献

Albanese, M.A., Snow, M.H., Skochelak, S.E., Huggett, K.N., & Farrell, P.M. (2003). Assessing personal qualities in medical school admissions. *Academic Medicine*, *78*(3), 313–321.

Arthur Jr., W., Edwards, B.D., & Barrett, G.V. (2002). Multiple-choice and constructed response tests of ability: Race-based subgroup performance differences on alternative paper-and-pencil test formats. *Personnel Psychology*, *55*(4), 985–1008.

Arthur, W., Glaze, R.M., Villado, A.J., & Taylor, J.E. (2009). Unproctored Internet-based tests of cognitive ability and personality: Magnitude of cheating and response distortion. *Industrial and Organizational Psychology*, *2*(1), 39–45.

Beesley, R., Sharma, A., Walsh, J.L., Wilson, D.J. (2017). Situational judgment tests: Who knows the right answers? *Medical Teacher*, *39*(12), 1293–1294.

Burgess, E.W. (1928). Factors determining success or failure on parole. *The Workings of the Indeterminate Sentence Law and the Parole System in Illinois*, 221–234.

Chan, D., & Schmitt, N. (1997). Video-based versus paper-and-pencil method of assessment in situational judgment tests: Subgroup differences in test performance and face validity perceptions. *Journal of Applied Psychology*, *82*(1), 143.

Christian, M.S., Edwards, B.D., & Bradley, J.C. (2010). Situational judgment tests: Constructs assessed and a meta-analysis of their criterion-related validities. *Personnel Psychology*, *63*(1), 83–117.

Cousans, F., Patterson, F., Edwards, H., Walker, K., McLachlan, J.C., & Good, D. (2017). Evaluating the complementary roles of an SJT and academic assessment for entry into clinical practice. *Advances in Health Sciences Education*, *22*(2), 401–413.

Cullen, M.J., Sackett, P.R., & Lievens, F. (2006). Threats to the operational use of situational judgment tests in the college admission process. *International Journal of Selection and Assessment*, *14*(2), 142–155.

Dore, K.L., Reiter, H.I., Eva, K.W., Krueger, S., Scriven, E., Siu, E., . . . Norman, G.R. (2009). Extending the interview to all medical school candidates—Computer-Based Multiple Sample Evaluation of Noncognitive Skills (CMS-ENS). *Academic Medicine*, *84*(10), S9–S12.

Dore, K.L., Reiter, H.I., Kreuger, S., & Norman, G.R. (2017). CASPer, an online pre-interview screen for personal/professional characteristics: prediction of national licensure scores. *Advances in Health Sciences Education*, *22*(2), 327–336.

Edwards, J.C., Johnson, E.K., & Molidor, J.B. (1990). The interview in the admission process. *Academic Medicine*, *65*(3), 167–177.

Eva, K.W., Rosenfeld, J., Reiter, H.I., & Norman, G.R. (2004). An admissions OSCE: The multiple mini-interview. *Medical Education*, *38*(3), 314–326.

Fishbein, M., Hennessy, M., Yzer, M., & Douglas, J. (2003). Can we explain why some people do and some people do not act on their intentions? *Psychology, Health & Medicine*, *8*(1), 3–18.

Funke, U., & Schuler, H. (1998). Validity of stimulus and response components in a video test of social competence. *International Journal of Selection and Assessment*, *6*(2), 115–123.

General Medical Council. (2017). Good medical practice. General Medical Council, UK. Retrieved from www.gmc-uk.org/-/media/documents/good-medical-practice—english-1215_pdf-51527435.pdf. Accessed March 15, 2019.

Ginsburg, S., Regehr, G., Hatala, R., McNaughton, N., Frohna, A., Hodges, B., . . . Stern, D. (2000). Context, conflict, and resolution: A new conceptual framework for evaluating professionalism. *Academic Medicine*, *75*(10), S6–S11.

Ginsburg, S., Regehr, G., & Lingard, L. (2004). Basing the evaluation of professionalism on observable behaviors: A cautionary tale. *Academic Medicine*, *79*(10), S1–S4.

Grove, W.M., & Meehl, P.E. (1996). Comparative efficiency of informal (subjective, impressionistic) and formal (mechanical, algorithmic) prediction procedures: The clinical—Statistical controversy. *Psychology, Public Policy, and Law*, *2*(2), 293.

Harden, R.M., & Gleeson, F.A. (1979). Assessment of clinical competence using an objective structured clinical examination (OSCE). *Medical Education*, *13*(1), 41–54.

Hausknecht, J.P., Day, D.V., & Thomas, S.C. (2004). Applicant reactions to selection procedures: An updated model and meta-analysis. *Personnel Psychology*, *57*(3), 639–683.

Husbands, A., Rodgerson, M.J., Dowell, J., & Patterson, F. (2015). Evaluating the validity of an integrity-based situational judgement test for medical school admissions. *BMC Medical Education*, *15*(1), 144.

Jha, V., Brockbank, S., & Roberts, T. (2016). A framework for understanding lapses in professionalism among medical students: Applying the theory of planned behavior to fitness to practice cases. *Academic Medicine*, *91*(12), 1622–1627.

Juster, F., Baum, R., Ly, A., Risucci, D., & Dore, K.L. (2017). In H.I. Reiter (Ed.), *How a Hybrid holistic-formulaic approach using situational judgment tests may promote diversity and lessen resource expenditure*. Poster presented at the Association of American Medical Colleges (AAMC), Boston.

Juster, F., Baum, R.C., Reiter, H., Zou, C., Risucci, D., Anhphan, T., Miller, D.D., & Dore, K. Addressing the diversity-validity dilemma using situational judgment tests. *Academic Medicine*, in press.

Kanning, U.P., Grewe, K., Hollenberg, S., & Hadouch, M. (2006). From the Subjects' point of view. *European Journal of Psychological Assessment, 22*(3), 168–176.

Koczwara, A., Patterson, F., Zibarras, L., Kerrin, M., Irish, B., & Wilkinson, M. (2012). Evaluating cognitive ability, knowledge tests and situational judgement tests for postgraduate selection. *Medical Education, 46*(4), 399–408.

Koenig, J.A., & Leger, K.F. (1997). A comparison of retest performances and test-preparation methods for MCAT examinees grouped by gender and race-ethnicity. *Academic Medicine, 72*(10 Suppl 1), S100–S102

Krumm, S., Lievens, F., Hüffmeier, J., Lipnevich, A.A., Bendels, H., & Hertel, G. (2015). How "situational" is judgment in situational judgment tests? *Journal of Applied Psychology, 100*(2), 399.

Lievens, F., Buyse, T., & Sackett, P.R. (2005a). Retest effects in operational selection settings: Development and test of a framework. *Personnel Psychology, 58*(4), 981–1007.

Lievens, F., Buyse, T., & Sackett, P.R. (2005b). The operational validity of a video-based situational judgment test for medical college admissions: Illustrating the importance of matching predictor and criterion construct domains. *Journal of Applied Psychology, 90*(3), 442.

Lievens, F., & Coetsier, P. (2002). Situational tests in student selection: An examination of predictive validity, adverse impact, and construct validity. *International Journal of Selection and Assessment, 10*(4), 245–257.

Lievens, F., De Corte, W., & Westerveld, L. (2015). Understanding the building blocks of selection procedures: Effects of response fidelity on performance and validity. *Journal of Management, 41*(6), 1604–1627.

Lievens, F., & Patterson, F. (2011). The validity and incremental validity of knowledge tests, low-fidelity simulations, and high-fidelity simulations for predicting job performance in advanced-level high-stakes selection. *Journal of applied psychology, 96*(5), 927.

Lievens, F., Patterson, F., Corstjens, J., Martin, S., & Nicholson, S. (2016). Widening access in selection using situational judgement tests: Evidence from the UKCAT. *Medical Education, 50*(6), 624–636.

Lievens, F., Peeters, H., & Schollaert, E. (2008). Situational judgment tests: A review of recent research. *Personnel Review, 37*(4), 426–441.

Lievens, F., & Sackett, P.R. (2006). Video-based versus written situational judgment tests: A comparison in terms of predictive validity. *Journal of applied psychology, 91*(5), 1181.

Lievens, F., & Sackett, P.R. (2012). The validity of interpersonal skills assessment via situational judgment tests for predicting academic success and job performance. *Journal of Applied Psychology, 97*(2), 460.

Lievens, F., & Sackett, P.R. (2017). The effects of predictor method factors on selection outcomes: A modular approach to personnel selection procedures. *Journal of Applied Psychology, 102*(1), 43.

Lievens, F., Sackett, P.R., Dahlke, J., Oostrom, J., & De Soete, B. (2018). Constructed response formats and their effects on minority-majority differences and validity. *Journal of Applied Psychology, 104*(5), 715–726.

Mahon, K.E., Henderson, M.K., & Kirch, D.G. (2013). Selecting tomorrow's physicians: The key to the future health care workforce. *Academic Medicine, 88*(12), 1806–1811.

McDaniel, M.A., Hartman, N.S., Whetzel, D.L., & Grubb III, W.L. (2007). Situational judgment tests, response instructions, and validity: A meta--analysis. *Personnel Psychology, 60*(1), 63–91.

McDaniel, M.A., Psotka, J., Legree, P.J., Yost, A.P., & Weekley, J.A. (2011). Toward an understanding of situational judgment item validity and group differences. *Journal of Applied Psychology, 96*(2), 327.

Mello, M.M., Chandra, A., Gawande, A.A., & Studdert, D.M. (2010). National costs of the medical liability system. *Health Affairs, 29*(9), 1569–1577.

Messick, S. (1995). Validity of psychological assessment: Validation of inferences from persons' responses and performances as scientific inquiry into score meaning. *American Psychologist, 50*(9), 741.

Motowidlo, S.J., & Beier, M.E. (2010). Differentiating specific job knowledge from implicit trait policies in procedural knowledge measured by a situational judgment test. *Journal of Applied Psychology, 95*(2), 321.

Motowidlo, S.J., Hooper, A.C., & Jackson, H.L. (2006). A theoretical basis for situational judgment tests.

Papadakis, M.A., Hodgson, C.S., Teherani, A., & Kohatsu, N.D. (2004). Unprofessional behavior in medical school is associated with subsequent disciplinary action by a state medical board. *Academic Medicine, 79*(3), 244–249.

Papadakis, M.A., Teherani, A., Banach, M.A., Knettler, T.R., Rattner, S.L., Stern, D.T., . . . Hodgson, C.S. (2005). Disciplinary action by medical boards and prior behavior in medical school. *New England Journal of Medicine, 353*(25), 2673–2682.

Patterson, F., Baron, H., Carr, V., Plint, S., & Lane, P. (2009). Evaluation of three short-listing methodologies for selection into postgraduate training in general practice. *Medical Education, 43*(1), 50–57.

Patterson, F., Carr, V., Zibarras, L., Burr, B., Berkin, L., Plint, S., . . . Gregory, S. (2009). New machine-marked tests for selection into core medical training: Evidence from two validation studies. *Clinical Medicine, 9*(5), 417–420.

Patterson, F., Cousans, F., Edwards, H., Rosselli, A., Nicholson, S., & Wright, B. (2017). The predictive validity of a text-based situational judgment test in undergraduate medical and dental school admissions. *Academic Medicine, 92*(9), 1250–1253.

Patterson, F., Knight, A., McKnight, L., & Booth, T.C. (2016). Evaluation of two selection tests for recruitment into radiology specialty training. *BMC Medical Education, 16*(1), 170.

Patterson, F., Lievens, F., Kerrin, M., Munro, N., & Irish, B. (2013). The predictive validity of selection for entry into postgraduate training in general practice: Evidence from three longitudinal studies. *British Journal of General Practice, 63*(616), e734–e741.

Patterson, F., Roe, V., & Parsons, W. (2017). *A Situational Judgement Test for Admission to the Faculty of Medicine at Memorial University of Newfoundland*. Oral Presentation, Canadian Conference on Medical Education, Winnipeg, Manitoba.

Patterson, F., Rowett, E., Hale, R., Grant, M., Roberts, C., Cousans, F., & Martin, S. (2016). The predictive validity of a situational judgement test and multiple-mini interview for entry into postgraduate training in Australia. *BMC Medical Education, 16*(1), 87.

Physicians, R.C.O., & Canada, S.o. (2000). CanMEDS 2000: Extract from the CanMEDS 2000 project societal needs working group report. *Medical Teacher, 22*, 549–554.

Rees, C.E., & Knight, L.V. (2007). The trouble with assessing students' professionalism: Theoretical insights from sociocognitive psychology. *Academic Medicine, 82*(1), 46–50.

Reisdorff, E.J., Hayes, O.W., Carlson, D.J., & Walker, G.L. (2001). Assessing the new general competencies for resident education: a model from an emergency medicine program. *Academic Medicine, 76*(7), 753–757.

Richman-Hirsch, W.L., Olson-Buchanan, J.B., & Drasgow, F. (2000). Examining the impact of administration medium on examinee perceptions and attitudes. *Journal of Applied Psychology, 85*(6), 880.

Roberts, C., Khanna, P., Rigby, L., Bartle, E., Llewellyn, A., Gustavs, J., ... Thistlethwaite, J. (2018). Utility of selection methods for specialist medical training: A BEME (best evidence medical education) systematic review: BEME guide no. 45. *Medical Teacher, 40*(1), 3–19.

Rockstuhl, T., Ang, S., Ng, K.Y., Lievens, F., & Van Dyne, L. (2015). Putting judging situations into situational judgment tests: Evidence from intercultural multimedia SJTs. *Journal of Applied Psychology, 100*(2), 464.

Salomon, G., & Perkins, D.N. (1989). Rocky roads to transfer: Rethinking mechanism of a neglected phenomenon. *Educational Psychologist, 24*(2), 113–142.

Salvatori, P. (2001). Reliability and validity of admissions tools used to select students for the health professions. *Advances in Health Sciences Education, 6*(2), 159–175.

Sarbin, T.R. (1943). A contribution to the study of actuarial and individual methods of prediction. *American Journal of Sociology, 48*(5), 593–602.

Schmitt, N., Gilliland, S.W., Landis, R.S., & Devine, D. (1993). Computer-based testing applied to selection of secretarial applicants. *Personnel Psychology, 46*(1), 149–165.

Schwarz, A.W., Roy, M. (2000). Minimum essential requirements and standards in medical education. *Medical Teacher, 22*(6), 555–559.

Stegers-Jager, K.M. (2018). Lessons learned from 15 years of non-grades-based selection for medical school. *Medical Education, 52*(1), 86–95.

Stokes, W. (1952). The complaints that reach our grievance committee. *The Medical Annals of the District of Columbia, 21*(3), 157.

Strahan, J., Fogarty, G.J., & Machin, M.A. (2005). *Predicting Performance on a Situational Judgement Test: The Role of Communication Skills, Listening Skills, and Expertise*. Paper presented at the Proceedings of the 40th Australian Psychological Society Annual Conference: Past Reflections, Future Directions.

Terregino, C.A., McConnell, M., & Reiter, H.I. (2015). The effect of differential weighting of academics, experiences, and competencies measured by multiple mini interview (MMI) on race and ethnicity of cohorts accepted to one medical school. *Academic Medicine, 90*(12), 1651–1657.

Tiffin, P.A., Finn, G.M., & McLachlan, J.C. (2011). Evaluating professionalism in medical undergraduates using selected response questions: Findings from an item response modelling study. *BMC Medical Education, 11*(1), 43.

Weekley, J.A., & Jones, C. (1997). Video-based situational testing. *Personnel Psychology, 50*(1), 25–49.

Whetzel, D.L., & McDaniel, M.A. (2009). Situational judgment tests: An overview of current research. *Human Resource Management Review, 19*(3), 188–202.

Work Psychology Group. (2013). Technical report—*Analysis of the situational judgement test for selection to the Foundation Programme*: 2013. Retrieve from https://isfporguk.files.wordpress.com/2017/04/fy1-sjt-2013-technical-report.pdf.

Work Psychology Group. (2014). Technical report—*Analysis of the situational judgement test for selection to the Foundation Programme*: 2014. Retrieve from https://isfporguk.files.wordpress.com/2017/04/fy1-sjt-2014-technical-report.pdf.

Work Psychology Group. (2015). Technical report—*Analysis of the situational judgement test for selection to the Foundation Programme*: 2015. Retrieve from https://isfporguk.files.wordpress.com/2017/04/fy1-sjt-2015-technical-report.pdf.

Work Psychology Group. (2017). Technical report—*Analysis of the situational judgement test for selection to the Foundation Programme*: 2017. Retrieve from file:///C:/Users/hreit/Downloads/FY1_SJT_Technical_Report_2016–17_FINAL.pdf.

Xierali, I.M., & Nivet, M.A. (2018). The racial and ethnic composition and distribution of primary care physicians. *Journal of Health Care for the Poor and Underserved, 29*(1), 556.

Yingling, S., Park, Y.S., Curry, R.H., Monson, V., & Girotti, J. (2018). Beyond cognitive measures: Empirical evidence supporting holistic medical school admissions practices and professional identity formation. *MedEdPublish, 7*.

Young, J.W. (2001). Differential validity, differential prediction, and college admission testing: A comprehensive review and analysis. Research report no. 2001–6. New York: College Entrance Examination Board.

第 16 章

程序性评价：通向不同的评价文化

Cees van der Vleuten，Sylvia Heeneman，Suzanne Schut

徐怡琼　译

1996 年，van der Vleuten 发表了一篇论文，其中任何评价的效用都被表示为信度、效度、教育结果和成本等质量特征之间的折衷（van der Vleuten，1996）。质量特征的列表很容易被拓展，正如文中介绍的（Baartman，Bastiaens，Kirschner，& van der Vleuten，2006；Norcini et al.，2011）；评价始终要在这些标准中进行妥协。根据评价的内容和目的，需要不同的折衷。例如，执照考试和培训中评价相比，内容上的折衷就会有很大不同。在执照考试中，不会对评价信度做出任何妥协；而在培训评价中，信度则不那么关键，而是可能会更多地关注评价的教育价值。因此，评价也是一个优化问题——问题是何时优化什么？van der Vleuten 和 Schuwirth（2005）认为在对整个课程的特定层面进行评价时，质量特征可能通过将不同的评价整合在一起而改善。为了解决项目层面的质量问题，开发了一套框架（Dijkstra，van der Vleuten，& Schuwirth，2010），随后还有针对评价项目设置的一系列通用指南（Dijkstra et al.，2012）。根据评价研究的最佳实践（van der Vleuten，Schuwirth，Scheele，Driessen，& Hodges，2010），提出了一种被称为程序性评价的模型（van der Vleuten et al.，2012；Schuwirth & van der Vleuten，2011）。本章将描述程序性评价所包含的内容、目前程序性评价在实践中的经验，并讨论迄今为止有关该主题的文献研究。

传统的评价方法

多数的评价实践的特征是采用模块化方法。教育模块（课时，课程，学期，实习）以最后的评价作为结束；通过评价后，学习者将进入下一个教育模块。完成所有模块后，学习者即完成学习，并获得"胜任力"证书。在某些情况下，还会进行额外的年终评价或最终评价。这与传统的学习观点是一致的：当学习者掌握了学习的每个环节，学习者就是合格的。学习者从一个关卡到另一个关卡，并在短期内掌握当下正在评估的特定领域或主题。当代教育正在从这种学习模式转变为一种更具建构主义的方法，在这种方法中，学习者通过从事具有挑战性的、真实的任务或在工作场所学习来构建自己的知识和胜任力。

建构主义学习理论认为，学习是一个解释性的、递归的、非线性的建构过程，是主动学习者与周围环境、物理和社会世界相互作用的过程。它描述了结构、语言、活动和意义是如何产生的，而不是简单地描述思想的结构和阶段，或孤立通过强化学到的行为。

（Berkhout，Helmich，Teunissen，van der Vleuten，& Jaarsma，2018，p. 37）

教育项目正从基于时间的模式转向基于结果的模式。胜任力导向教育是这种范式转变的答案；胜任力框架已经在世界许多国家得到发展。这些胜任力框架除了注重医学知识和专业知识外，还注重掌握职业素养、协作和沟通等复杂的行为技能。通过在课程中给予它们明确的关注，随着时间的推移，在安全的学习环境中给予适当的反馈，来发展期望的结果（van den Eertwegh，van Dalen，van Dulmen，van der Vleuten，& Scherpbier，2014）。这些复杂的技能通常通过直接观察情境中的行为来评价（Kogan，Hatala，Hauer，& Holmboe，2017）。为此，基于工作场所的非标准化评价技术正在迅速兴起（Kogan，Holmboe，& Hauer，2009）（参见第 10 章）。教育也从教师控制的教育转向学习者控制的教育，在这种教育中，学习者在学习和进步中发挥积极的自我导向作用。这些教育趋势在本科医学培训以及毕业后教育培训中都可以看到。程序性评价的目标正是这种基于胜任力的教育。

传统的评价项目往往导致不良的学习策略（Cilliers，Schuwirth，Adendorff，Herman，& van der Vleuten，2010）和还原论（Harrison，Könings，Schuwirth，Wass，& van der Vleuten，2017）。在传统的终结性评价中，可供学习者使用的信息很少。关于学习者的信息主要以成绩的形式表达；然而，成绩是相对较差的反馈来源（Shute，2008）。特别是在评价复杂技能时，叙述性信息比数值分数传达的意义要大得多（Govaerts & van der Vleuten，2013；Ginsburg，Eva，& Regehr，2013；Ginsburg，van der Vleuten，& Eva，2017）。当在传统的终结性评价系统中提供反馈时，学习者往往不参与或不会利用反馈机制（Harrison，Könings，Schuwirth，Wass，& van der Vleuten，2015）——通过测试会降低运用反馈的动机。对终结性评价的关注阻碍了评价的形成性功能。程序性评价试图解决这些问题，并提出了不同的评价观点。

程序性评价

在程序性评价中，选择了一个总体胜任力框架，如加拿大的 CanMEDS 角色（Frank & Danoff，2007）、美国毕业后医学教育认证委员会（ACGME）的胜任力框架（Batalden，Leach，Swing，Dreyfus，& Dreyfus，2002）或英国医学总会的良好医疗实践领域（General Medical Council，2013）。每一项评价都提供与这一总体框架有关的信息，评价活动的规划方式应使评价方法与总体框架保持一致。

程序性评价有相应的规则（框 16.1）。

1. 不通过某一点的成绩判定是否通过

单个评价事件，如一道多项选择题测试或遇到被观测的患者，都认为是程序性评价中的一个数据点。对于单个数据点，在学习目标上不做任何改变。单个数据点应当为学习者提供有意义的信息。它是以反馈为导向的，而不是面向决策的，因为单个数据点中的信息太少，无法做出高利害决策。打个比方，单个数据点可以与照片中的像素进行比较。通过单个像

框 16.1　程序性评价的指南

1. 不通过某一点的成绩判定是否通过
2. 刻意联合使用多种评价方法
3. 通过与学员的持续对话促进反馈的应用和自主学习
4. 多点评价的数量与评价决策的利害程度呈正相关
5. 高利害评价决策是评价者委员会做出的专业判断

素，我们无法看到照片中的图像。来自单个数据点的反馈可以是定量或定性的。标准化考试通常提供关于学习者相对于同伴所处位置的定量信息和比较信息。非标准化（例如，基于工作场所的）评价也可以报告分数，但也应该包括丰富的叙述性信息。评价提供的信息应为总体框架提供信息；这意味着评价工具的结构应与总体框架保持一致。例如，mini-CEX 表格（见第 10 章）提供了关于所有（相关）胜任力（如沟通）的评级和叙述性信息。以同样的方式构建了一个多源反馈表，使关于沟通技能的信息能够在各种工具之间汇总。总之，单个数据点是为了学习而优化的，而不是为了制订通过或不通过的决策。

2. 刻意联合使用多种评价方法

评价方法的选择基于其与教育目标的一致性。选择是经过深思熟虑的。例如，如果想评价一个人的关键技能，一系列的评价内容可能需要学习者进行笔试、口试、综合能力和操作，并对其进行直接观察。任何方法都可以是有用的、客观的或主观的、定量的或定性的。不特别需要高度依赖单个方法。包括单个数据点的方法是否有用完全取决于在学习程序中的某个时刻使用该方法的教育合理性。

大多数传统的评价是模块化的。然而，为了监测学习者的发展，一些评价应该是纵向的，根据学习的终点来评价学习者。这可以通过以纵向或发展的方式制订标准来实现，ACGME 里程碑就是如此（Holmboe，Edgar，& Hamstra，2016）。认知领域纵向评价的一个例子就是过程测试（Wrigley，van der Vleuten，Freeman，& Muijtjens，2012；Heeneman，Schut，Donkers，van der Vleuten，& Muijtjens，2017）。过程测试是一项综合测试，由代表培训计划最终目标的多项选择题组成。每年对该项目的所有学生进行多次过程测试，并监测知识学习的进展情况。通过混合评价方法，使得培训计划最大限度地与培训目标保持一致。评价优化受到教育目标的强烈影响，有意让评价以期望的方式推动学习。

3. 通过与学员的持续对话促进反馈的应用和自主学习

反馈的提供不保证反馈的利用（Hattie & Timperley，2007）。这在终结性评价程序中尤其如此，学习者倾向于忽略反馈（Harrison et al.，2015）；同时对于最需要反馈的学习者也尤其如此（Harrison et al.，2016）。终结性评价似乎阻碍了评价的形成性使用。因此，反馈的使用在教育上应该是框架式的，通过创建围绕反馈的对话进行。一种方法是通过辅导计划对学生接受辅导（Driessen & Overeem，2013）；通过与值得信赖的人创建关系来促进反思和反馈的使用（Watling，Driessen，van der Vleuten，Vanstone，& Lingard，2013；Telio，Ajjawi，& Regehr，2015）。导师可以获取所有评价信息（和其他学习数据），并定期与学习者讨论这一点。激励学习者对评价的反馈进行反思，并制订相应的学习计划。

4. 多点评价的数量与评价决策的利害程度呈正相关

在某个时间点，需要做出通过 / 不通过或进阶的决策。在程序性评价中，传统的终结性和形成性评价的区别（Lau，2016）被连续性的利害关系所取代。单个数据点是低利害的，因为不涉及通过 / 不通过的后果。这不是"没有利害关系"，因为来自评价的信息可能会在稍后的时刻作为依据提供给更高利害关系的决策。一般来说，所涉及决策的利害关系越大，需要的数据点就越多。用像素来比喻，即需要许多像素才能看到图像。在大多数培训项目中，高利害决策往往与进阶到下一年或毕业有关。明智的做法是全年也要有一个或多个中期决策。一个利害攸关的决策的结果永远不应该让学习者感到惊讶。中期决策提供反馈和前馈信息，并可用于指导计划以定制补习活动。

一般来说，程序性评价中的决策，都是通过足够的数据来进行优化制订的。

5. 高利害的评价决策是评价者委员会做出的专业判断

鉴于评价信息的定量和定性性质，关于通过或不通过的（更）高利害决策不能是统计算法。做决策需要专业的判断，通常在诸如临床胜任力委员会之类的小组中进行（Hauer et al.，2016）。所有评价（和其他学习）信息，通常以电子档案袋的形式，都根据与培训阶段有关的表现标准进行保存，并做出决策。该决策可以是通过或不通过，并且可以包括诸如"杰出"的区分。有时会给出字母等级（Bok et al.，2013）。通常为总体框架的每个要素分别做出决策，然后做出最后的总体决策。委员会还可建议补习活动。

回到沟通的例子，所有与这一胜任力相关的工具上的定量和定性（叙述性）信息都会被综合起来，并判断表现是否构成通过或不通过（或优等）。组合中的所有信息都使用总体框架进行汇总。这与传统的评价方法有本质的不同，在传统的评价方法中，我们通过一种方法汇总以做出一个决定。在程序性评价中，收集跨工具和跨时间汇总信息，以形成源自总体框架的有意义的建构。

可以采取一些措施来进一步提高决策的可信度（Driessen，van der Vleuten，Schuwirth，Van Tartwijk，& Vermunt，2005）：

- 委员会相对于学习者的独立性增加了判断的可信度，因为不会由于直接的社会关系而引入偏见。但是，这也带来了难题。指导者是最了解学习者的人；因此，指导者应该处于判断的最佳位置。然而，允许指导者做出通过 / 不通过的判断会危及学习者和指导者之间的信任关系。实际上，可以创建折衷解决方案。例如，指导者可以提供建议，但最终决策由其他人做出。
- 委员会的规模和评价者的准备程度有助于提高判决的可信度，规模更大的委员会做出更好的决策（Bok et al.，2013）。
- 委员会中的审议工作量和判决的公正性有助于提高决策的可信度。
- 最后，先前的中期决策将提高最终决策的可信度。

所有这些正当程序措施将提高胜任力委员会中决策的可信度。

可以有效地规划委员会会议，以节省时间和资源。对于大多数学习者而言，决策将非常简单，不需要全体委员的关注。委员会会议可以这样一种方式进行规划，即只对需要讨论的学习者进行讨论；基本上根据学习者信息的清晰度来确定委员会或评价者的参与与否。

评价中的高利害决策通过由专家分组判断的许多数据点来优化。判决程序以支持判决可信度的正当程序操作措施为基础。以上创建决策严谨性的措施受定性研究策略的启发（van der Vleuten et al.，2010；Frambach，van der Vleuten，& Durning，2013）。表 16.1 提供了一套与定性严谨性相关的评价策略。

程序性评价是一种综合评价方法，与传统的评价方法形成鲜明对比。表 16.2 提供了两种方法的一些特征的对比。框 16.2 介绍了实施程序性评价的一个例子。

表 16.1 建立严谨的、与定性研究方法有关的评价策略

建立诚信的策略	准则	评价策略
可信度	长期评价	评价者的培训 最了解学生的人员（指导者、同伴）为评价提供信息 在过程中插入间歇反馈周期
	三角互证	许多评价人员都要参与进来，且包括不同的可信度分组 在组内或组间运用多种来源的评价 组织一个顺序判断程序，若其中有相互矛盾的信息则需要收集更多信息
	同伴测量（有时称同伴复盘）	（在之前和过程中）组织评价者之间的讨论，以及对过程和结果进行基准测试和讨论 通过将终结性评价决策从指导者的角色中剥离，将评价者的众多角色分开
	成员检查	将学习者的观点纳入评价程序 在程序中纳入间歇反馈循环
	结构一致性	组织评审委员会对评价数据中的不一致之处进行讨论
通用性	时间采样	在不同情境和患者中广泛采样
	厚度描述（或密度描述）	在评价工具中纳入提供定性、叙述性信息的可能性 在评价过程中给予叙述性信息很大的权重
可靠性	逐步复制	在不同评价者中广泛抽样
可信性 / 确定性	审查	记录评价过程中的不同步骤（考试委员会批准的正式评价计划；每个阶段评价结果的概述） 组织外部审核员进行质量评价 让学员有可能对评价决策提出上诉

来源：经授权使用自 van der Vleuten，C.，Schuwirth，L.，Scheele，F.，Driessen，E.，& Hodges，B.（2010）. The Assessment of Professional Competence：Building Blocks for Theory Development. *Best Practice & Research Clinical Obstetrics & Gynaecology*，24（6），703-719；www.journals.elsevier.com/best-practice-and-researchclinical-obstetrics-and-gynaecology

对程序性评价的评估

尽管程序性评价是基于对评价研究的见解（van der Vleuten，2016），并与程序层面的类似评价需求产生共鸣（Knight，2000；Fielding & Regehr，2017；Eva et al.，2016；Bowe &

表 16.2　传统终结性评价和程序性评价在胜任力评价方面的显著差异概述

特点	传统终结性评价	程序性评价
教育理念	行为主义	建构主义
利用单一数据点	通过 / 不通过决策导向	反馈导向
表现信息	等级	档案分数、叙述性信息、信息丰富的数据
表现导向	模块化的	纵向的、发展的
补救	重考	个性化内容补习活动
使用的方法	限于可靠的方法	不拘一格，取决于教育合理性
信息组合	方法内的跨技能 / 内容领域	跨方法和技能 / 内容领域
学习者的支持	无结构的	指导者的
进阶决定	根据分数	专业判断（委员会）

框 16.2　案例研究：程序性评价方法

马斯特里赫特大学的医学研究生入学项目是一个四年制的项目，非常强调临床研究；这个项目中除了医学博士学位外，还授予理学硕士学位。第 1 年包含了经典的以问题为基础的学习课程。第 2 年接触真实的患者，以此作为学习的起点。第 3 年包括临床轮转。最后一年包括 18 周的研究和 18 周的在学习者选择的专业进行临床工作。CanMEDS 在全国范围使用（Frank & Danoff，2007，p. 21）。荷兰尚没有全国性的执照考试。

前两年的评价计划具有可变的模块相关元素评价形式。用经典的选择题来考核"医学专家"（医学知识）。有些单元使用其他书面形式小测试完成考核。在第 1 年，学员看到模拟病人，在第 2 年，接诊真正的患者。使用类似 mini-CEX 的表格评估与患者的会面（参见第 10 章），对 CanMEDS 框架中的不同胜任力进行评价；表格都是由教师或同伴来完成的。在第 3 年和第 4 年，精心设计的基于工作的评价系统使用现场笔记、mini-CEX 和多源反馈循环来考核。纵向评价以医学专家角色的进度测试的形式进行：所有年级的所有学生每年进行 4 次综合笔试。按照时间轴（与全国 8 个医学院中的 6 个合作）监控知识的增长。所有其他胜任力通过定期自我评价、同行和导师或临床导师进行评定。这些评价的目的是提供反馈，而不是判定学习者通过或失败。用精心制作的（在线）个人评分进行标准化（笔试）测试，并用类似 mini-CEX 的观察性工具进行在线和口头反馈。所有信息都存储在电子档案袋中。

所有学习者都有一位导师，他在 4 年中一直跟随学习者。每位导师大约有 10 个学员。学员和导师定期举行会议，由学员准备，进行反馈的自我分析并制订进一步学习的计划。导师可以访问电子档案袋及其中的所有信息，包括图形化的表现概况和叙述性信息的组合。查询和快速了解学员进步的概况都是很容易的。

年中时，由另一位导师（不是学生的导师）进行中期评价，并在年底由一个委员会做出一个高利害的决定。委员会由导师组成，但导师对他们自己的学员没有发言权。评定的结果是通过、不通过或进行区分。会议由委员会主席牵头。委员会几乎没有花时间在明确的决定上；而是花了大量时间对边缘学员进行了讨论，充分交流，并进行紧张的审议，直到达成共识。对评定为不及格的学员，会给予判定和理由，同时委员会还会提出补救的建议。

Armstrong，2017；Gibbs & Dunbar-Goddet，2009；Harris et al.，2017；Konopasek，Norcini，& Krupat，2016），但关于程序性评价的研究正处于起步阶段。在本科（Dannefer & Henson，2007；Bok et al.，2013；Heeneman，Oudkerk Pool，Schuwirth，van der Vleuten，& Driessen，

2015；Jamieson，Jenkins，Beatty，& Palermo，2017；Schut，Driessen，van Tartwijk，van der Vleuten，& Heeneman，2018）和毕业后教育阶段（Chan & Sherbino，2015；Li，Sherbino，& Chan，2017；Schuwirth，Valentine，& Dilena，2017；McEwen，Griffiths，& Schultz，2015；Perry et al.，2018），关于程序性评价实施的文献正在迅速增长。这些描述通常报道了成功和令人满意的结果，并作为此概念的证明。然而，还需要更多进一步的研究。我们将总结到目前为止所做的一些研究和我们在程序性评价实施方面的一些经验。

程序性评价的关键特征之一是评价的形成性要素和终结性要素之间模糊的区分。一些研究表明，低利害评价可能会被学生视为高利害评价（Bok et al.，2013；Heeneman et al.，2015）。最近的一项研究调查了学习者如何感知利害程度，以及哪些因素影响了这些感知（Schut et al.，2018）。一个核心的发现是，利害程度是由感知到的学习者能动性介导的：当学习者感知到更多的学习者控制权时，利害程度被感知为更低。一些设计因素和文化/关系因素在感知到能动性和利害程度中起中介作用。这些因素包括影响评价结果的机会（例如，在口头评价中与评价者互动的能力）、学习者收集和选择用于表现监控的证据的自由，以及在计划内进行补救的机会。学习者与评价者之间的关系也对这种利害关系有很大影响。当这种关系是安全的，学习者感到被支持时，利害程度被认为是低的。

一项关于不同评价方法（终结性与程序性）的研究也发现了评价文化的重要性（Harrison et al.，2017）。当学生对评价有控制权、评价真实且相关以及在解释反馈时得到支持时，对反馈的接受度就会增加。提供等级或排名信息提供了有益的外部参考信息，但阻碍了对卓越的追求。不提供分数导致最初的不确定性，但之后则促进了追求卓越的愿望。另一项研究（Perry et al.，2018）证实，程序性评价系统中的学习者比终结性系统中的学习者更多地参与反馈。

在新西兰的一个本科医学培训项目中实施程序性评价后，较早地发现了学生的问题，可以减少"未及时察觉而导致的不及格情况"（Wilkinson et al.，2011）。该系统还有助于发现在难以评价的领域（例如职业素养）有困难的学习者。

最后，一项关于以程序性方法进行评价的研究表明，导师的质量和技能影响了自主学习的质量（Heeneman & de Grave，2017）。更多的纵向辅导有助于培养导师的专业知识，并促进创建一个可以分享经验的辅导共同体。

根据我们自己在几个已完成的培训项目中实施的程序性评价的经验，以及我们参与的其他一些实践，可以得出一些结论。第一，执行质量决定程序性评价的成功与否。将传统的终结式方案转变为程序性评价是一项重大操作，需要变革管理。程序性评价要求教师和学习者采取不同的心态，以实现学习和反馈文化。据报道，成功的参与式设计使教师发展和计划的设计齐头并进（Jamieson et al.，2017），但对于教师和学习者而言，在终结性范式之外进行思考可能非常困难（Harrison et al.，2017）。所需要的转变的幅度，可以比作将学校说教的教学方法转变为基于问题的学习（PBL）。与 PBL 类似，转变的实施可能会由于教师的投入不足而失败。正如 PBL 一样，"杂糅"的程序性评价方法将作为对原来预期模型妥协的结果出现，但正如 PBL 一样（Frambach，Driessen，Chan，& van der Vleuten，2012），它们可能只会取得"混杂"的成功。

第二个教训是，从评价中获得高质量的反馈是一个挑战。给予良好的反馈需要教师的时间和精力。叙述性反馈比定量反馈更能提供信息，特别是对于复杂和行为技能而言，但更耗时，因此更难获得。程序性评价依靠评价数据的丰富性来监督进度并得出可信赖的决策。教师在反馈方面的发展很重要，阐明学习者在获得良好反馈方面的角色也很重要。

第三个教训与上述关于指导的研究产生了共鸣（Heeneman & de Grave，2017）。高质量的指导对于反思和反馈的利用至关重要。当通过与信任的人的关系来引导时，自我导向的学习会得到强烈的促进。由于与学员的个人接触，导师发现指导角色很有吸引力。

第四个教训是，关于学习者进步的决策通常是一个平稳的过程，很少导致复杂化或学习者的上诉。当组织良好时，尽管评价者之间存在差异，但相对容易达成共识（Pool，Govaerts，Jaarsma，& Driessen，2018）。

最后一个教训是，电子档案袋极大地促进了这一过程。电子档案袋的基本特征包括收集评价数据的能力（例如，来自多源反馈），以定量或定性的概述和总结来聚集信息的能力，以及访问和导航的便捷性。

程序性评价可通过确保获得内容领域内和跨内容领域的许多数据点来提高内容效度。然而，蓝图已经从测评层面转到程序层面，内容效度将取决于与总体胜任力框架相关的映射数据点。通过跨时间、方法和评分者进行评价，减少了构念无关变量。如果实施得当，程序性评价可以提高结果的效度，因为非常注重提供反馈、为反馈提供教育支持以及创造一种安全的反馈和反思文化。当然，效度证据的所有这些好处都需要进一步的实证验证。

小　结

程序性评价提供了新的评价框架。该方法根据评价目的精心优化了评价设计选择，并改善了决策过程。在很大程度上，它将评价中的数据收集与评价中的决策割裂开，这两个功能传统上是完全混合的。程序性评价有可能在本科和毕业后教育阶段的卫生专业教育中促进更多的建构主义教育。随着越来越多的项目采用程序性评价，以及更多的研究，我们将了解它是否以及如何改变教育实践。

参考文献

Baartman, L.K., Bastiaens, T.J., Kirschner, P.A., & van der Vleuten, C.P. (2006). The wheel of competency assessment: Presenting quality criteria for competency assessment programs. *Studies in Educational Evaluation*, *32*(2), 153–170.

Batalden, P., Leach, D., Swing, S., Dreyfus, H., & Dreyfus, S. (2002). General competencies and accreditation in graduate medical education. *Health Affairs*, *21*(5), 103–111.

Berkhout, J.J., Helmich, E., Teunissen, P.W., van der Vleuten, C.P., & Jaarsma, A.D.C. (2018). Context matters when striving to promote active and lifelong learning in medical education. *Medical Education*, *52*(1), 34–44.

Bok, H.G., Teunissen, P.W., Favier, R.P., Rietbroek, N.J., Theyse, L.F., Brommer, H., . . . Jaarsma, D.A. (2013). Programmatic assessment of competency-based workplace learning: When theory meets practice. *BMC Medical Education*, *13*(1), 123.

Bowe, C.M., & Armstrong, E. (2017). Assessment for systems learning: A holistic assessment framework to support decision making across the medical education continuum. *Academic Medicine*, *92*(5), 585–592.

Chan, T., & Sherbino, J. (2015). The McMaster modular assessment program (McMAP): A theoretically grounded work-based assessment system for an emergency medicine residency program. *Academic Medicine*, *90*(7), 900–905.

Cilliers, F.J., Schuwirth, L.W., Adendorff, H.J., Herman, N., & van der Vleuten, C.P. (2010). The mechanism of impact of summative assessment on medical students' learning. *Advances in Health Sciences Education*, *15*(5), 695–715.

Dannefer, E.F., & Henson, L.C. (2007). The portfolio approach to competency-based assessment at the Cleveland Clinic Lerner College of Medicine. *Academic Medicine, 82*(5), 493–502.

Dijkstra, J., Galbraith, R., Hodges, B.D., McAvoy, P.A., McCrorie, P., Southgate, L.J., . . . Schuwirth, L.W. (2012). Expert validation of fit-for-purpose guidelines for designing programmes of assessment. *BMC Medical Education, 12*(1), 20.

Dijkstra, J., van der Vleuten, C., & Schuwirth, L. (2010). A new framework for designing programmes of assessment. *Advances in Health Sciences Education, 15*(3), 379–393.

Driessen, E.W., & Overeem, K. (2013). Mentoring. In K. Walsh (Ed.), *Oxford Textbook of medical education*. Oxford: Oxford University Press.

Driessen, E., van der Vleuten, C., Schuwirth, L., Van Tartwijk, J., & Vermunt, J. (2005). The use of qualitative research criteria for portfolio assessment as an alternative to reliability evaluation: A case study. *Medical Education, 39*(2), 214–220.

Eva, K.W., Bordage, G., Campbell, C., Galbraith, R., Ginsburg, S., Holmboe, E., & Regehr, G. (2016). Towards a program of assessment for health professionals: From training into practice. *Advances in Health Sciences Education, 21*(4), 897–913.

Fielding, D.W., & Regehr, G. (2017). A call for an integrated program of assessment. *American Journal of Pharmaceutical Education, 81*(4), 77.

Frambach, J.M., Driessen, E.W., Chan, L.C., & van der Vleuten, C.P. (2012). Rethinking the globalisation of problem-based learning: How culture challenges self-directed learning. *Medical Education, 46*(8), 738–747.

Frambach, J.M., van der Vleuten, C.P., & Durning, S.J. (2013). AM last page: Quality criteria in qualitative and quantitative research. *Academic Medicine, 88*(4), 552.

Frank, J.R., & Danoff, D. (2007). The CanMEDS initiative: Implementing an outcomes-based framework of physician competencies. *Medical Teacher, 29*(7), 642–647.

General Medical Council: Good medical practice: Working with doctors for patients. (2013). Retrieved from www. gmc-uk.org/guidance.

Gibbs, G., & Dunbar-Goddet, H. (2009). Characterising programme-level assessment environments that support learning. *Assessment & Evaluation in Higher Education, 34*(4), 481–489.

Ginsburg, S., Eva, K., & Regehr, G. (2013). Do in-training evaluation reports deserve their bad reputations? A study of the reliability and predictive ability of ITER scores and narrative comments. *Academic Medicine, 88*(10), 1539–1544.

Ginsburg, S., van der Vleuten, C.P., & Eva, K.W. (2017). The hidden value of narrative comments for assessment: A quantitative reliability analysis of qualitative data. *Academic Medicine, 92*(11), 1617–1621.

Govaerts, M., & van der Vleuten, C.P. (2013). Validity in work-based assessment: Expanding our horizons. *Medical Education, 47*(12), 1164–1174.

Harris, P., Bhanji, F., Topps, M., Ross, S., Lieberman, S., Frank, J.R., . . . Collaborators, I. (2017). Evolving concepts of assessment in a competency-based world. *Medical Teacher, 39*(6), 603–608.

Harrison, C.J., Könings, K.D., Dannefer, E.F., Schuwirth, L.W., Wass, V., & van der Vleuten, C.P. (2016). Factors influencing students' receptivity to formative feedback emerging from different assessment cultures. *Perspectives on Medical Education, 5*(5), 276–284.

Harrison, C.J., Könings, K.D., Schuwirth, L., Wass, V., & van der Vleuten, C. (2015). Barriers to the uptake and use of feedback in the context of summative assessment. *Advances in Health Sciences Education, 20*(1), 229–245.

Harrison, C.J., Könings, K.D., Schuwirth, L.W., Wass, V., & van der Vleuten, C.P. (2017). Changing the culture of assessment: The dominance of the summative assessment paradigm. *BMC Medical Education, 17*(1), 73.

Hattie, J., & Timperley, H. (2007). The power of feedback. *Review of Educational Research, 77*(1), 81–112.

Hauer, K.E., Cate, O.t., Boscardin, C.K., Iobst, W., Holmboe, E.S., Chesluk, B., . . . O'Sullivan, P.S. (2016). Ensuring resident competence: A narrative review of the literature on group decision making to inform the work of clinical competency committees. *Journal of Graduate Medical Education, 8*(2), 156–164.

Heeneman, S., & de Grave, W. (2017). Tensions in mentoring medical students toward self-directed and reflective learning in a longitudinal portfolio-based mentoring system—An activity theory analysis. *Medical Teacher, 39*(4), 368–376.

Heeneman, S., Oudkerk Pool, A., Schuwirth, L.W., van der Vleuten, C.P., & Driessen, E.W. (2015). The impact of programmatic assessment on student learning: Theory versus practice. *Medical Education, 49*(5), 487–498.

Heeneman, S., Schut, S., Donkers, J., van der Vleuten, C., & Muijtjens, A. (2017). Embedding of the progress test in an assessment program designed according to the principles of programmatic assessment. *Medical Teacher, 39*(1), 44–52.

Holmboe, E.S., Edgar, L., & Hamstra, S. (2016). *The milestones guidebook*. Chicago, IL: American Council for Graduate Medical Education.

Jamieson, J., Jenkins, G., Beatty, S., & Palermo, C. (2017). Designing programmes of assessment: A participatory approach. *Medical Teacher, 39*(11), 1182–1188.

Knight, P.T. (2000). The value of a programme-wide approach to assessment. *Assessment & Evaluation in Higher Education, 25*(3), 237–251.

239

Kogan, J.R., Hatala, R., Hauer, K.E., & Holmboe, E. (2017). Guidelines: The do's, don'ts and don't knows of direct observation of clinical skills in medical education. *Perspectives on Medical Education*, 6(5), 286–305.

Kogan, J.R., Holmboe, E.S., & Hauer, K.E. (2009). Tools for direct observation and assessment of clinical skills of medical trainees: A systematic review. *Jama*, 302(12), 1316–1326.

Konopasek, L., Norcini, J., & Krupat, E. (2016). Focusing on the formative: Building an assessment system aimed at student growth and development. *Academic Medicine*, 91(11), 1492–1497.

Lau, A.M.S. (2016). "Formative good, summative bad?"—A review of the dichotomy in assessment literature. *Journal of Further and Higher Education*, 40(4), 509–525.

Li, S.A., Sherbino, J., & Chan, T.M. (2017). McMaster Modular Assessment Program (McMAP) Through the years: Residents' experience with an evolving feedback culture over a 3-year period. *AEM Education and Training*, 1(1), 5–14.

McEwen, L.A., Griffiths, J., & Schultz, K. (2015). Developing and successfully implementing a competency-based portfolio assessment system in a postgraduate family medicine residency program. *Academic Medicine*, 90(11), 1515–1526.

Norcini, J., Anderson, B., Bollela, V., Burch, V., Costa, M.J., Duvivier, R., . . . Perrott, V. (2011). Criteria for good assessment: Consensus statement and recommendations from the Ottawa 2010 Conference. *Medical Teacher*, 33(3), 206–214.

Perry, M., Linn, A., Munzer, B.W., Hopson, L., Amlong, A., Cole, M., & Santen, S.A. (2018). Programmatic assessment in emergency medicine: Implementation of best practices. *Journal of Graduate Medical Education*, 10(1), 84–90.

Pool, A.O., Govaerts, M.J., Jaarsma, D.A., & Driessen, E.W. (2018). From aggregation to interpretation: How assessors judge complex data in a competency-based portfolio. *Advances in Health Sciences Education*, 23(2), 275–287.

Schut, S., Driessen, E., van Tartwijk, J., van der Vleuten, C., & Heeneman, S. (2018). Stakes in the eye of the beholder: An international study of learners' perceptions within programmatic assessment. *Medical Education*, 52(6), 654–663.

Schuwirth, L., Valentine, N., & Dilena, P. (2017). An application of programmatic assessment for learning (PAL) system for general practice training. *GMS Journal for Medical Education*, 34(5).

Schuwirth, L.W., & van der Vleuten, C.P. (2011). Programmatic assessment: From assessment of learning to assessment for learning. *Medical Teacher*, 33(6), 478–485.

Shute, V.J. (2008). Focus on formative feedback. *Review of Educational Research*, 78(1), 153–189.

Telio, S., Ajjawi, R., & Regehr, G. (2015). The "educational alliance" as a framework for reconceptualizing feedback in medical education. *Academic Medicine*, 90(5), 609–614.

Van den Eertwegh, V., van Dalen, J., van Dulmen, S., van der Vleuten, C., & Scherpbier, A. (2014). Residents' perceived barriers to communication skills learning: Comparing two medical working contexts in postgraduate training. *Patient Education and Counseling*, 95(1), 91–97.

van der Vleuten, C.P. (1996). The assessment of professional competence: Developments, research and practical implications. *Advances in Health Sciences Education*, 1(1), 41–67.

van der Vleuten, C.P. (2016). Revisiting "Assessing professional competence: From methods to programmes". *Medical Education*, 50(9), 885–888.

van Der Vleuten, C.P., & Schuwirth, L.W. (2005). Assessing professional competence: From methods to programmes. *Medical Education*, 39(3), 309–317.

van der Vleuten, C.P., Schuwirth, L., Driessen, E., Dijkstra, J., Tigelaar, D., Baartman, L., & van Tartwijk, J. (2012). A model for programmatic assessment fit for purpose. *Medical Teacher*, 34(3), 205–214.

van der Vleuten, C., Schuwirth, L., Scheele, F., Driessen, E., & Hodges, B. (2010). The assessment of professional competence: Building blocks for theory development. *Best Practice & Research Clinical Obstetrics & Gynaecology*, 24(6), 703–719.

Watling, C., Driessen, E., van der Vleuten, C.P., Vanstone, M., & Lingard, L. (2013). Music lessons: Revealing medicine's learning culture through a comparison with that of music. *Medical Education*, 47(8), 842–850.

Wilkinson, T.J., Tweed, M.J., Egan, T.G., Ali, A.N., McKenzie, J.M., Moore, M., & Rudland, J.R. (2011). Joining the dots: Conditional pass and programmatic assessment enhances recognition of problems with professionalism and factors hampering student progress. *BMC Medical Education*, 11(1), 29.

Wrigley, W., van der Vleuten, C.P., Freeman, A., & Muijtjens, A. (2012). A systemic framework for the progress test: Strengths, constraints and issues: AMEE guide no. 71. *Medical Teacher*, 34(9), 683–697.

第17章

评价影响学习

Matthew Lineberry

王维民 译

本章从一个完全不同的角度出发来看待评价，其重点关注不在于评价如何衡量学习过程和结果，而在于评价如何影响学习过程和结果。这种观点似乎是合适的事后思考：有趣，但次于测量目标。但是，此处概述的理论和证据表明，评价效果可能与其测量属性一样甚至更重要。评价也可能是促进学习的最有力方法之一，甚至优于许多复杂的教育方法。

本章是基于对未来的展望而作，而那时，评价影响学习（assessment affecting learning，AAL）与对学习的评价（assessment of learning，AOL）一样，都会成为经过充分研究和完善的观点。首先，我将探讨目前的评价术语，并且就 AAL 的观点如何引导我们对这些术语进行不同的思考提出建议。其次，我将汇总有关评价如何在教育的四个阶段（包括课程开发、评价事件的预期、评价事件本身及评价后反思和改进）中影响学习的研究。在本章结束时，我们尚未得出一套规范性的 AAL 设计指南。但是，我希望这可以作为该领域的一张地图，为其探索和早期应用提供机会。

在继续之前，我想邀请你参加一个"突击测验"。这应该会让你对本章的概念有直接体会，并且强化你所学到的评价知识。我将分享第 2 章"效度和质量"中的两个问题。如果你愿意，请把答案写下来——如果你不想在这本书标记的话，也可以在一张纸上写出。在回答时，请注意你产生的想法或情绪。完成后，可以使用本章末尾的"答案"检查自己的作答。

问题 1：

迈克尔·凯恩的评价效度框架列出了我们解释和使用评价分数时所涉及的四个主要推论（或"假设"）。它们是什么？对每个推论给出一个词的术语，外加一句简短的定义。

	凯恩推论（一个词）	简短的定义
1		
2		
3		
4		

问题 2：

在病理生理学知识（或其他你喜欢的任何内容领域）的选择题中，两种导致构念无关变量的效度影响因素是什么？

1

2

完成后：感谢你的参与！现在，请思考在回答这些问题并查看答案时你的想法和情绪：

● 在此期间你最突出的想法是什么？
  最明显的情绪是什么？
● 如果我使用不同的回答形式，例如使用选择题而不是自由作答，你认为你的想法和情绪会有什么不同？
● 回答这样的问题是否感觉很自然（也许你通常在阅读后进行自我测评）？或者回答问题不是你接触这些材料的正常方式吗？

在阅读本章时，请坚持那些自我反思的原则（我保证，其中不包含任何进一步的测验），看看它们是否反映在关于 AAL 的关键理论和发现中。

重新考虑关键概念和术语

在本章中，当我说到"评价"时，指的是整个社会和技术系统，它要求一个人或多个人执行任务，然后收集和解释数据，看看他们的表现是否展示了知识、技能、能力，或者其他感兴趣的关键得分点的特征（knowledge，skill，ability，or other characteristics，KSAOs）。评价不仅仅是我们的测评形式或内容，认证考试不仅仅是"一叠卷子上的一大堆问题"。相反，评价是一个参与者的系统，例如学习者、教育者、管理人员和测评开发人员；社会结构，例如权力动态及学习者和教育者之间的人际关系；任务，例如开发评价、准备评价、管理活动（以及相关的通信、后勤等）、完成评价以及对评价进行反思和采取行动；物理和概念上的技术，例如评价方法、数据收集工具、评分过程和报告格式（图 17.1）。在我们探索评价能够影响学习的方式时，评价的"系统性"将成为关键考虑因素。例如，认识到尽管评价技术很重要，但考生和教育者之间的社会动态也很重要。

此外，根据以上定义，我认为许多活动都可以算作评价——而不仅仅是"由教育者举办的正式考试"。例如，如果几个学习者完成了一个模拟病例，然后与教育者一起回顾他们所采取的行动是否符合关键的临床实践指南，即使没有记录"分数"，那也是一种评价，至少就目前而言是这样。

在医学教育中，我们经常提到两种评价类型。"终结性"评价涉及决策和分配重要标签或结果，例如分数或获得后续机会。同时，"形成性"评价缺乏这样的决策，其旨在支持学习。这些术语还与"利害"概念密切相关，在这个概念中，终结性评价通常被描述为"高利害"，意思是它们对考生产生重大影响，而形成性评价则被标记为"低利害"。这些术语

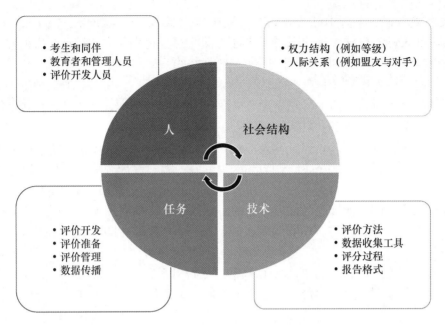

图 17.1 作为社会技术系统的评价

是合理的，但可能有其局限性。首先，它们的使用意味着判断与学习的一分为二，而实际上每次评价都会涉及某种判断，而每次评价都可能以明显的方式影响学习。其次，这些术语侧重于教育者的意图，但可能没有反映出评价是如何被体验的。即使教育者认为评价是低利害的，学习者也会认为它是高利害的（Bok et al.，2013；Heeneman，Oudkerk Pool，Schuwirth，van der Vleuten，& Driessen，2015；Schut，Driessen，van Tartwijk，van der Vleuten，Heeneman，2018；Watling & Ginsburg，2019），甚至终结性评价，如国家执照考试，也会对学习行为产生显著影响（London et al.，2016；Mehta，Hull & Young，2016；Prober，Kolars，First，& Melnick，2016）。最近的文献提出了两个新术语："对学习的评价"（assessment of learning，AOL）和"促进学习的评价"（assessment for learning，AFL；Dannefer，2013）。然而，这些术语可能使意图与效果的混杂永久化，就像说一件事是"为了促进"（for）某种目的暗示着意图一样。这些术语也可能继续暗示着一种错误的二分法，尤其是当它们被用来标记不同的评价活动时，比如"我们的三年级学生在完成最终对学习的评价之前完成了两次促进学习的评价"。

我认为我们应该认识到，所有评价都具有两个重要方面：学习的评价质量及其对学习过程和结果的影响，即 AOL 和 AAL。教育者可能倾向于认为某些评价实例主要用于学习（AFL），而其他评价实例则主要作为衡量评价（AFM）管理，但无论教育者的意图如何，AOL 与 AAL 现象以及评价考量都将发挥作用。

AOL 框架在形成性评价理论和设计指导中作为"评价"的主要方式是可以理解的（Harrison，Könings，Schuwirth，Wass，& van der Vleuten，2017）。例如，《教育和心理测评标准》将效度、信度和公平性作为评价的"基础"，而不考虑 AAL（American Educational Research Association，American Psychological Association，& National Council on Measurement in Education，2014）。同样，你正在阅读的本书的第一版也不包含本章。与此一致的是，一项基于模拟的评价报告回顾发现，217 份报告中只有 20 份（9%）考虑了应用评价的后果，且似乎没有一份报告调查了评价到底是促进还是抑制了学习（Cook，Zendejas，Hamstra，Hatala，& Brydges，2014）。我指出这些并不是要指责上述报告——只是要认识到，当我们广泛地说到"评价"时，该领域几乎总是专门指"AOL"。

话虽如此，AAL 的理论框架在医学教育中正在不断发展，并且 AAL 的理论、研究和实践已经存在了几十年，虽然那时它还没有被命名为 AAL。例如，在 20 世纪 70 年代开发的进度测评主要是为了增强学习能力，特别是通过在整个医学院范围内反复进行的全面考试，以阻止学习者"死记硬背"（Albanes & Case，2015；Norman，Neville，Blake，& Mueller，2010）。同样，掌握性学习（mastery learning）是一种教学设计方法，其主要通过评价来支持有效的学习轨迹（Lineberry，Park，Cook，& Yudkowsky，2015；McGaghie，2015）。目前，在许多国家更广泛地推进胜任力导向的医学教育，以期利用评价来更好地支持学习和发展（Holmboe et al.，2017；Holmboe et al.，2015；Nasca，Philibert，Brigham，& Flynn，2012）。

在形成性评价理论和标准中，AAL 概念也开始出现。Cees van der Vleuten 提出的一种有影响力的评价模型指出，评价效用是决定如何应用评价的关键标准，并指出它涉及五个方面的权衡：效度、信度、教育影响、可接受性和成本（van der Vleuten，1996）。虽然对于有效评价来说，所有方面都是重要的，但 van der Vleuten 特别指出，教育影响是一个不应该被妥协的因素。同样，"2018 年渥太华良好评价共识框架"（the 2018 Ottawa Consensus Framework for Good Assessment）仍将"效度"和"信度"作为第一标准，但随后还包含了其他五项个人评价标准，包括"教育效果：评价激励那些接受评价的人以一种具有教育效益的方式进行准备"和"催化效果：评价以一种激励所有利益相关者创造、加强和支持教育的方式提供结果和反馈；它推动未来学习向前发展并提高整体课程质量"（Norcini et al.，2018）。因此，该领域在将评价视为对学习具有重要影响方面取得了重大进展。

促进学习的评价的作用机制

了解评价如何影响学习可以帮助我们更好地设计、使用和评估它们。我发现了 AAL 的四种主要机制，这些机制按评价开发和使用的"阶段"排序（框 17.1）。

框 17.1 评价影响学习：评价设计和使用每一阶段的作用机制

阶段	作用机制（在理想的设计和使用下）
课程开发	进一步明确课程目标，应促进：将学习活动与目标的实现更紧密地联系起来
评价前预期和准备	明确和令人信服的学习目标沟通，应促进：学习者和教育者在支持实现目标的方向上付出足够的努力和毅力
评价完成	具有挑战性和现实世界适用的目标学习者属性（例如，知识或技能）的练习，应促进：深度编码的、可迁移的学习
评价后反思和改进	明确识别表现差距和潜在原因，应促进：针对改进学习和表现的有效调整

作用机制 1：课程开发

一个好的教育计划要从有效的教育体验设计开始，任何合理的课程设计框架都会建议设定学习目标，然后使用这些目标来指导教育活动的设计。然而，即使设计得很好的学习目标也不是完全详细的规范，而是目标 KSAOs 的适度广泛集合。思考一下如美国生理学会医学课程目标项目（Carroll，Navar，& Blaustein，2012）中定义的学习目标，例如，学生应该能够"描述循环系统的组织结构，并解释体循环和肺循环在生理和物理上是如何联系在一起的"。这就留下了解释的空间：例如，必须描述循环系统组织结构的哪些方面？如果学生可以抽象地描述该组织，但是在诊断心脏病理时未能应用理解，是否可以接受？

一些课程设计框架主张，除了确定学习目标外，教育者还应该选择或制定对所期望的学习最终状态的敏感评价，然后继续开展有助于实现该最终状态的学习活动。这样的框架包括逆向设计（Wiggins & McTighe，2005）、掌握性学习（McGaghie，2015）和四要素教学设计（van Merriënboer & Kirschner，2012）。通过评价来增强学习目标，有助于将有关期望的 KSAOs 抽象思想运用于具体的、可观察的学习者行为。这可能会促使人们进行深入交流，帮助教育开发人员明确他们的重点，然后使学习活动与这一意图保持一致。评价开发过程表明，即使是那些可能期望"自然"了解和商定学习目标的重要方面的专家，也可能对该目标的含义有许多未阐明的、不同的概念。例如，一项研究发现，心胸外科专家对冠状动脉旁路移植术（一种基本的外科手术技术）的强制行为意见分歧很大。在评价开发活动完成后，每个专家最初的"强制性"步骤中只有 25% 被认同是强制性的（Vaporciyan，Fikfak，Lineberry，Park，& Tekian，2017）。另一项研究观察了专家教授他们认为进行环甲状腺切除术的关键方面的知识。作者发现，正如金标准评价中定义的那样，专家遗漏了这一过程 51%～73% 的关键方面（Sullivan，Yates，Inaba，Lam，& Clark，2014）。当然，AOL 的核心原则是应对要评价的构念进行彻底抽样，这警告我们不要围绕任何构念代表性不足的评价来设计课程。例如，如果仅使用有限数量的选择题来评价一个相当宽泛的构念，就可能导致有问题的"应试教育"。

作用机制 2：评价事件的预期

正如评价项目使课程设计者的学习目标可操作一样，评价目标也应同样清晰且对学习者和教育者有用。理想情况下，评价还可以激励学习者和教育者朝着目标学习的方向努力。动机包含三个组成部分：①强度，例如，教育者认真听取学习者潜在思维框架的暗示的强度有多大；②持续性，例如，学习者在学习某些内容上花费的时间有多长；③努力方向，例如，教育者专注于哪些教学内容。当学习者和教育者在足够长的时间内用高质量的学习内容和方法努力学习时，此即最佳学习。

评价体现了人们对目标设定和努力的广泛认知：目标可以为行为创造强大的动力（Austin & Vancouver，1996；Locke & Latham，2002）。在评价中，即使是很小的正式分数分配似乎也很重要。在一项研究中，仅将课程成绩的 1% 与学习模块相关联，学习者将额外的学习时间投入该课程的可能性也会增加 4 倍（Raupach，Brown，Anders，Hasenfuss，& Harendza，2013）。在其他研究中，也发现了成绩分配与学习者动机之间存在类似的紧密"耦合"（Buss et al.，2012；Wormald，Schoeman，Somasunderam，& Penn，2009）。当评价用于执照考试、选拔或认证时，它们可能会激发出特别强烈的动机。例如，在美国医学教育中，医学生非常关心在美国执业医师考试（USMLE）第 1 步考试中取得好成绩，他们会优先为此学习，而跳过学校的大部分正式课程（Burk-Rafel, Santen, & Purkiss, 2017; Chen et al., 2019; Schwartz, Lineberry, Park, Kamin, & Hyderi, 2018）。因此，某些评价可能导致巨大的强度和持久的努力，但可能不是教育者或学习者希望的方向，因此，关于像 USMLE 第 1 步这样的考试是否能适当地影响动机和学习的问题存在争议（Katsufrakis & Chaudhry, 2019; London et al., 2016; Mehta et al., 2016; Prober et al., 2016）。

学习者在为评价规划学习时，可能会非常熟练。Cilliers、Schuwirth、Herman、Adendorff 和 van der Vleuten 在 2012 年访谈了医学生，了解他们是如何在期末准备评价的。他们发现，随着评价临近，预见的准备工作量变得不堪重负。因此，即使是喜欢深入掌握材料的学生也转向了表面的"死记硬背"。学生还根据以前的评价、同伴指导和过去的教育者行为，以及对特定评价实际限制的复杂推理，预测了评价可能会出现的问题类型。例如，一个学习者意识到：

> 他们不能就一种疾病的病理生理学提出 20 个问题要点……他们将尽可能涵盖更广泛的内容……所以，在一天结束之时，你会把非常重要的东西暂时抛在一边，去学习一大堆荒谬的东西。

（Cilliers et al., 2012, p.49）

作者得出的结论是：评价实质上影响了学习，但并不像教育者所预期的那样，这与评价的教育效果通常不是教育者所预期的那样的假设是一致的（van der Vleuten, 1996）。

此外，评价可能不仅激励学习者朝着一个目标前进，还会影响他们采用的目标方向，即他们正在寻找的学习目标类型（DeShon & Gillespie, 2005; Dweck, 1986）。学习者在不同程度上有三种主要导向：掌握性导向或学习导向，其特征是寻求深层理解；表现证明导向，其特征为试图证明自己的熟练程度；与此相关的是，表现回避导向，其特征为试图不表现出缺乏熟练度。教育者似乎应该尽可能地鼓励掌握性导向，以期培养终身学习者。此外，一些表现证明导向也可以对学习和表现起到作用（Harackiewicz, Barron, Carter, Lehto, & Elliot, 1997; Payne, Youngcourt, & Beaubien, 2007）。目标导向已被发现可以预测学习者在预期评价时的情绪。例如，以掌握性导向为主的人在考试前表现出更多的快乐、自豪和希望，而以表现回避导向为主的人则表现出愤怒、焦虑、绝望和羞愧（Pekrun, Elliot, & Maier, 2009）。这些目标导向和情绪反应代表了评价可能影响的重要学习过程，因此，在其他所有条件相同的情况下，我们可能更倾向于这样的评价设计，其有助于培养出深入的、探究性的学习行为和健康的情绪调节。

认识到学习者将根据教育者如何安排和分配评价等级来安排和导向他们的学习及其行为，医学教育中这样的一项重要活动正在推动程序性评价，其中要求进行更频繁、更简短的"低利害"评价，并降低大型"高利害"评价的重要性（Schuwirth & van der Vleuten, 2011）（见第 16 章）。原则上，这种方法似乎鼓励学习者采用更多的掌握性导向和更均匀的学习行为。然而，频繁和所谓的低利害评价并非零风险；事实上，随着时间的推移，它们被汇总起来，以促进决策并产生重要后果。因此，学习者对频繁的小评价的看法和反应与更传统的"终结性"评价非常相似（Bok et al., 2013; Heeneman et al., 2015; Schut et al., 2018; Watling & Ginsburg, 2019）。尽管如此，在多个时间点上的分配评价似乎确实在引导学习者更广泛地扩展他们的学习空间（Kerdijk，Cohen-Schotanus，Mulder，Muntinghe，& Tio，2015）；而随着时间的流逝，间隔学习对学习具有强大的积极影响（Cepeda，Pashler，Vul，Wixted，& Rohrer，2006），这似乎是非常理想的结果。

正如学习者受到评价的激励一样，教育者也被认为至少要对学习者的评价表现负部分责任。这可能会导致一个熟悉的现象——"应试教育"。这通常是一种贬义，例如，谴责教育者强调死记硬背，而不是促进学习者批判性思维的发展。然而，在这种情况下，根本问题不是应试教育，而是测评本身，这可能与教育目标不一致。当评价需要更高阶的认知加工时，学习者倾向于更好地发展必要的思维过程（Jensen，McDaniel，Woodard，& Kummer，2014）。与此相关，van der Vleuten 认为，当我们真正要关注的是应答形式，即试题的内容时，我们可能对某些回答形式有不当偏见，如基于选择题的测评。也就是说，一个优秀的选择题测评可以激发丰富的批判性思维的案例和选择题为特征，就像一个论述题的测评可能只需要死记硬背简单的概念一样（van der Vleuten，1996）。AAL 关于评价内容选择观点的一个例子是在假说驱动的体格检查教育中的研究和实践。与其评价（并因此促进）学习者在一整套"从头到脚"详尽的体格检查中相对不加思考的表现，不如评价学习者是否能够在给定病例的背景下，预测哪些操作将是用于临床鉴别诊断的（Yudkowsky et al.，2009）。此外，还探讨了类似的侧重于体格检查和病史记录过程中学习者的批判性思维方法，这也是为了促进深思熟虑和有效的数据收集，而不是在没有策略或反思的情况下进行彻底的"反刍"（Yudkowsky，Park，Riddle，Palladino，& Bordage，2014）。"应试教育"带来的不适通常是有道理的，虽然它应该促使评价实践与所需的学习过程和结果更好地保持一致，而不是完全放弃评价。

作用机制 3：评价事件本身

事实证明，完成评价的直接学习收益——我们称之为"作为学习的评价"（assessment as learning）——是非常强大和稳健的，这种现象被称为测评效应或测评强化学习。对常见学习策略进行大量回顾后发现，"评价作为学习"是促进长期学习的两种最实用的策略之一，另一个策略则是学习或练习学习材料，并随着时间的推移反复学习，称为间隔效应（Dunlosky，Rawson，Marsh，Nathan，& Willingham，2013）。

多项研究表明测评效果的强大和普遍化，例如，Karpicke 和 Blunt（2011）发现，测评作为一种促进延迟科学评价表现的策略，比内容映射要有效得多（$d = 1.50$），尽管概念映射通常被认为是一种高度活跃和有效的策略，然而最终评价需要相对复杂的推理。Raupach 等发现，在学习临床推理的四年级医学生中，简短的关键特征式的练习问题比基于案例的学习方法能带来更好的学习效果，即使是在 6 个月的延迟之后（$d = 0.29$）（Raupach et al.，2016）。同时，Larsen、Butler、Lawson 和 Roediger（2012）发现，对于一年级的医学生来说，使用以标准化病人为基础的病史采集和体格检查技能实践测评比书面实践测评（$d = 0.55$）和典型学习（$d = 0.84$）都能带来更大的学习效果。类似地，将测评内容与典型的生理学内容进行比较发现，测评可以更好地延迟学习（$d = 0.62 \sim 0.82$），并具有更好的评论与所学内容有关的科学文章的能力（$d = 0.65 \sim 0.81$）（Dobson，Linderholm，& Perez，2018）。最近的一项荟萃分析表明，测评还增强了未来对未学习的相关材料的学习（$g = 0.75$）（Chan，Meissner，& Davis，2018），类似于最近呼吁培养学习者为未来学习做准备（Mylopoulos，

Brydges，Woods，Manzone，& Schwartz，2016）。目前正在研究这种提高未来学习能力的机制；一种理论认为测评通常会导致学习者转向更有效的记忆编码策略，而不仅仅是针对所学内容（Wissman，Rawson，& Pyc，2011）。

为什么"作为学习的评价"有如此强的效果，有几种机制正在研究中，两种简单的机制可以解释这一现象。首先，"评价作为学习"是困难的——它需要艰难的心理处理过程——向大脑发出信号，使其形成新的或更强的联系，这就是教育学者 Robert Bjork 所说的"理想的困难"（Bjork，1994），也就是"一分耕耘，一分收获"理论的检验效果。其次，如果设计得好，"评价作为学习"对学习者的挑战与他们在未来尝试应用学习时所面临的挑战类似，也就是说，它需要"迁移-适当的处理过程"（Kulasegaram & McConnell，2016）。这两种机制有助于解释为什么某些评价设计特性可以使测评效果特别强。例如，构念反应型评价，如简答题或基于论文的测评，比选择题测评（如多选题测评）导致更多的学习（Kang，McDermott，& Roediger，2007；McDaniel，Roediger，& McDermott，2007）。前者要求考生从记忆中检索出被测评的概念，然后给出一个答案，而后者只要求从选项列表中识别一个正确答案。前者是一项更具挑战性的智力任务，也更像是现实生活，在其中，学习通常必须在没有强烈提醒正确答案的情况下进行。（反思你在本章突击测评中的体验：我想知道你是否觉得完成简答题很难！我也很好奇：回答这些问题是否改变了你对所学内容的自信程度？我自己至少是有点难以回答这样的问题，甚至是在我相对擅长的内容方面。这种挣扎是有益的！）

构念反应型题目（主观题）形式的一个缺点是评分可能很耗时。一种平衡教育效果和轻松评分的方法是在选择题测评中使用顺序显示的答案选项，而不是让考生看到所有选项并被要求选择正确的选项，它们会一次显示一个选项，并且必须决定每个选项是否正确（Willing，Ostapczuk，& Musch，2014）。研究和开发也在进行中，以允许更多的计算机自动化的简短回答评分（Waters，Grimaldi，Lan，& Baraniuk，2017）。

尽管"评价作为学习"有其优点，但其似乎被学习者和教育者深深误解且未充分利用。学习者在学习过程中很少将评价作为一种学习方式，低估了评价的有效性，倾向于将其主要视为一种诊断工具，而不是一种有意识的练习或学习形式（Karpicke，Butler，& Roediger，2009；Karpicke & Roediger，2008；Kornell & Bjork，2007，2008；McCabe，2011；Wissman，Rawson，& Pyc，2012）。这可能部分是由于在"评价作为学习"中需要较高的智力消耗，精力有限的学习者可能会选择更被动的学习形式。"评价作为学习"在短期内也是无效的——实际上，与被动学习活动相比，它在刺激非常短期的学习方面效果不佳（Mulligan & Peterson，2014）。这表明我们在理解自己的学习过程中存在一个"盲点"：无效的策略让我们感觉有效，让我们觉得自己有能力，并且不需要多少精力，所以我们会使用它们，即使从长远来看它们也是无效的。Kornell 和 Bjork（2007）说得很好，"成为一名具有元认知能力的学习者绝非易事。它需要违背某些直觉和标准做法，具有合理的学习运作模式，并且不能被短期表现所误导"。所以，如果你觉得在本章开始时回答测验问题很奇怪，请知道这很正常——你可以考虑更频繁地这样做！我发现，当这些问题可用时，我很喜欢它们，尽管这种学习材料通常附有良好实践问题的情况并不常见。

作用机制 4：评价后反思和改进

对评价数据进行分析，并与学习者和教育者共享可以用于指导未来的学习。但是，对于典型的评价实践是否设计得当，以利于从反馈中学习，人们持怀疑态度。例如，Humphrey-Murto 等（2016）发现，完成了客观结构化临床考试（OSCE）的人几乎不记得每个站点之后他们得到的反馈，无论是在完成 OSCE 之后立即回忆还是 1 个月之后回忆。Harrison 等（2013）发现，对于在线获得的 OSCE 后反馈，表现优异的学生观看反馈最多；那些刚刚通过 OSCE，想必需要大幅提高的人最不看重反馈。Kluger 和 DeNisi（1996）对反馈研究进行的经典综合分析发现，惊人比例的反馈干预实际上是无效的，大约三分之一的反馈干预实际上导致表现下降。从反馈中学习在教育中是一个非常大的话题，所以在这里，我们将只分享这个过程的一个广泛的模型，并从 AAL 的角度考虑一些关键注意事项。

识别表现差距

如果学习者不能或不愿意注意反馈中的重要信息，并在认知和情感上参与其中，那么从反馈中学习可能就会在学习循环的一开始就失败。因此教育工作者应该问，我的评价反馈是否设计得易于对学习进行有意义的解释，并且学习者是否做好了接受该反馈的情感准备？认知负荷理论（Van Merrienboer & Sweller，2010）和多媒体学习的相关理论（Mayer，2014）提供了许多原则来提高反馈的认知解释性。例如，让反馈与学习者的回答相连——比如在在线评价中，每个问题的旁边都有反馈，而不是单独的反馈报告——以帮助学习者处理反馈，而不必分散注意力。当评价需要专家判断来评分时，及时提供反馈可能是一个挑战，说明 AOL 和 AAL 的优先级有时可能需要权衡。例如，经验丰富的临床医生的专业知识往往使他们成为理想的评分者，但这样的临床医生往往非常忙碌，很难及时收集评分。一项模拟利用医学教师对学生 OSCE 视频评分过程的研究发现，从 4 名教师中收集 6 名学生的评分耗时长达 16 天（Grichanik，2017）。在同一项研究中，招募外行人作为评分者，其效度和信度相似，而且速度也快得多；只需 5 个多小时，就能收集到 20 个外行的评级。在一项关于患者记录评分的研究中发现，非专业人士和教师之间的速度差异类似（Yudkowsky et al.，2019）。在这种情况下，教育者可能会为了提高反馈速度和学习速度而牺牲一些效度。

帮助学习者在情感上为反馈做好准备是一项挑战，尤其是在评价中，许多学习者往往对评价有强烈的情感反应。Kluger 和 DeNisi（1996）研究的核心发现是，当反馈引起学习者对任务或任务策略的关注时，反馈更有可能是有效的，而当反馈引起学习者对自我概念或自我价值感的关注时，反馈是无效的甚至有害的。尽管我们倾向于将认知和情感视为独立的过程，但它们都在争夺有限的注意力和精力。如果反馈针对的是学习者自身，并引发强烈的自豪感（就像我们可能会说，"哇，你真有技能！"）、羞愧感（"嗯……你真的没达到你的同伴的水平"）或者任何其他强烈的自我相关情绪，认知负荷理论预测，学习者在进行以学习为中心的处理时，剩余注意力将减少。基于这一点，学习理论家强调了几个相关的原则：为学习者创造心理安全环境的重要性（Edmondson，1999；Rudolph，Raemer，& Simon，2014）以及在学习者与教育者之间建立教育联盟的重要性（Telio，Ajjawi，& Regehr，2015）。也就是说，虽然围绕反馈的很多流行的指导都把它当作一种"传递"给学习者的东西，但反馈是关系的一部分，这种关系可能或多或少有助于建立信任、积极的期望和平静的情绪。

产生新的方法

如果学习者成功地注意到关于表现差距的重要反馈，他们就必须制订适当的策略来改进。教育工作者可以通过帮助学习者理解成绩差距的根本原因来帮助他们。例如，学习者将从看到选择题答案正确与不正确的理由中受益，而不仅仅是被告知哪些答案是正确的（Levant，Zuckert，& Paolo，2018；Wojcikowski & Kirk，2013）。在模拟病人或实际患者照护事件后的表现汇报中，Rudolph、Simon、Raemer 和 Eppich（2008）建议，引导者应该扮演"认知侦探"的角色，激发学习者的想法，发现可能解释学习者当前表现的潜在思维框架，然后帮助他们产生未来表现的新策略。

AAL 的观点可以帮助我们从不同的角度思考评价形式如何影响反馈和学习。关于核查表和整体评分量表形式对观察性评价的实用性一直存在争议，历史上争论的焦点是每种形式的测量特性（Ilgen，Ma，Hatala，& Cook，2015）。在这两种形式中，人们不仅应该考虑分数是否有效和可靠，还应考虑在发现表现差距时，纠正措施是否明显。例如，某位学习者的整体"专业"评分可以在五点制范围内可靠且有效地评为"3"，甚至可以锚定为"可接受"。然而，我们尚不清楚学习者应该如何理解这一点：他们的行为是否应该有所不同？如果是，如何改变？核查表和行为锚定评定量表（behaviorally anchored rating scales，BARS）（见第 9 章）本质上更具体，在许多情况下似乎对学习有更明确的暗示。也就是说，即使是核查表和 BARS 也可以从认真注意中受益，以确保正确或不正确的分数与可以改进的明确行为挂钩。例如，学习者在接受他们所执行的某个操作的反馈时，知道他们的技能在某个操作的某些步骤中被认为是"不正确的"，比如"确保患者的知情同意"，这将是有用的。然而，如果他们知道他们的知情同意是明确错误的，因为他们没有"用清晰的、非技术的语言解释操作"，这将会更加有用；也就是说，他们可以随时改进。

运用和强化新方法

最后，学习者必须强化新的思维方式和行为方式，以使他们能够认识到并利用以后的机会来应用他们所学的知识。如果学习者经常对评价后的反馈和表现改进不感兴趣，这也许并不奇怪，因为尤其是在具有挑战性的评价之后，他们只是"挺过"了一段时间，而这段时间似乎是他们在很长一段时间内唯一需要以这种方式表现的时候。就像马拉松运动员一旦跑过终点线就会停止跑步一样，学习者的学习投入度可能会在重大评价后骤降（Pugh & Regehr，2016）。有一种方法可以帮助强化学习者的动机，确保他们在评价后反思、练习和巩固表现的改进，那就是停止实施"一次性"评价，取而代之的是为学习者提供多种表现机会（见第 16 章）。例如，基于掌握性学习的教学设计可以通过两次或多次评价来实现这一点：如果学习者在接受教育模块之前的评价中表现足够好，那么他们可以完全跳过该模块；相反，如果他们在模块完成后仍然难以完成评价，那么他们必须根据需要重新学习并多次参加评价，直到他们能够显示出足够强的表现（Lineberry et al.，2015）。同样地，评价过程应该在课程中定时进行，以便能及时获得现实实践和评价机会；例如，在学习者可能在临床环境中开始观察或导管插入之前，就评价导管插入情况。

小结和后续步骤

鉴于上述理论和发现，我认为评价应与评价影响学习（AAL）的思维与设计框架，以及更传统的对学习的评价（AOL）的思维与设计框架一起，成为教育中促进学习和表现的主要方法。AAL 框架有助于在课程设计、学习动机、目标学习者 KSAOs 的理想难度练习以及反思和成长的促进方面形成重点而深刻的见解。

尽管如此，我们也注意到应用 AAL 的挑战是多种多样的。实现 AFL 在教育计划层面的潜力将是一项重大的任务，我们可能会低估改变一种教育体系和文化以适应它的困难程度（Harrison et al., 2017）。尽管 AAL 在医学教育中变得越来越流行，但在教师发展和正规教育学位课程中，它仍然是一个罕见的领域。即使是具有教育评价学历的专业人士，也可能几乎没有接受过任何培训，因为这些学位通常只针对 AOL。正如前面提到的，AOL 的思维框架趋于完善，而某些 AAL 原理是完全违背直觉的。

但是，AAL 的"微观干预"是完全可行的。目前任何以评价为特色的课程都可以从 AAL 的角度对评价进行评估，并逐步重新设计评价，以提高学习效果。类似地，即使仅作为实践问题穿插在现有的学习活动中，任何课程，只要当前其缺乏或没有评价，都可以开发或借鉴适当的评价并将其纳入。希望发展 AAL 能力的学校也可以着眼于现有的服务该方向的教师发展项目，例如通过文献研讨会、短期研讨会和发展基金会。我们期待该领域在未来几年中能够继续研究、创新并将 AAL 的考虑因素纳入教育领域。

突击测评答案

问题 1：

对于单字术语，知道准确的术语可能有用，但接近同义词可能就足够了。对于简短的定义，具体的措辞当然不重要，只要你的答案在概念上等同于以下这些：

- 评分：评价分数反映评价环境"微观世界"中发生事情的推断（或假设）。
- 概化：评价分数能反映出应试者多次进行评价而获得的分数的推断（或假设）。在各种不同的方式下，评价细节可能会有细微的差异（例如，在一周的不同日子、同样合适的题目、不同的评分者等）。
- 外推：评价分数反映考生现实生活中目标表现的推论（或假设），即它们与"宏观世界"相匹配。
- 决策（或"后果"或"影响"）：评价分数的解释和使用可以为所有受影响的人做出适当的决定和产生一定的后果。

问题 2：

这里有许多构念无关变量（CIV）的可能的例子，请参阅第 2 章表 2.3 中的几个示例。要算作构念无关变量，每种效度影响因素都必须是这样的，即测评正在测量某种内容，但却不是你想测量的内容。例如，如果有些学生因为"偷了答案"（是 *vs.* 否）而得到了更好的分数，那么测评的是"偷答案"，而这并不是你所希望衡量的。类似地，如果选择题的正确答案往往比错误干扰答案短，那么你可能会说这个测评无意中衡量了"考生的考试智慧"——再次强调，这可能不是你想要衡量的。

如果你的任一答案提到测评未能测量的一些重要的内容，那就是构念代表性不足，而不是构念无关变量。例如，如果测评包括呼吸系统疾病的病理生理学，但不包括心脏疾病（而你打算涵盖这两种疾病），那么你的测评就没有充分代表更广泛的构念。

参考文献

Albanese, M., & Case, S.M. (2015). Progress testing: Critical analysis and suggested practices. *Advances in Health Sciences Education*, 21(1), 221–234.

American Educational Research Association, American Psychological Association, & National Council on Measurement in Education. (2014). *Standards for educational and psychological testing*. Washington, DC: AERA.

Austin, J.T., & Vancouver, J.B. (1996). Goal constructs in psychology: Structure, process, and content. *Psychological Bulletin*, 120(3), 338–375.

Bjork, R.A. (1994). Memory and metamemory considerations in the training of human beings. In J. Metcalfe & A. Shimamura (Eds.), *Metacognition: Knowing about knowing* (pp. 185–205). Cambridge, MA: MIT Press.

Bok, H.G., Teunissen, P.W., Favier, R.P., Rietbroek, N.J., Theyse, L.F., Brommer, H., . . . Jaarsma, D.A. (2013). Programmatic assessment of competency-based workplace learning: when theory meets practice. *BMC Medical Education*, 13, 123.

Burk-Rafel, J., Santen, S.A., & Purkiss, J. (2017). Study behaviors and USMLE Step 1 performance: Implications of a student self-directed parallel curriculum. *Academic Medicine: Journal of the Association of American Medical Colleges*, 92(11S Association of American Medical Colleges Learn Serve Lead: Proceedings of the 56th Annual Research in Medical Education Sessions), S67–S74.

Buss, B., Krautter, M., Möltner, A., Weyrich, P., Werner, A., Jünger, J., & Nikendei, C. (2012). Can the "Assessment Drives Learning" effect be detected in clinical skills training?—Implications for curriculum design and resource planning. *GMS Zeitschrift Für Medizinische Ausbildung*, 29(5).

Carroll, R.G., Navar, L.G., & Blaustein, M.P. (2012). *APS/ACDP Medical Physiology Learning Objectives Project*. Bethesda, MD: American Physiology Society and Association of Chairs of Departments of Physiology.

Cepeda, N.J., Pashler, H., Vul, E., Wixted, J.T., & Rohrer, D. (2006). Distributed practice in verbal recall tasks: A review and quantitative synthesis. *Psychological Bulletin*, 132(3), 354–380.

Chan, J.C.K., Meissner, C.A., & Davis, S.D. (2018). Retrieval potentiates new learning: A theoretical and meta-analytic review. *Psychological Bulletin*, 144(11), 1111–1146.

Chen, D.R., Priest, K.C., Batten, J.N., Fragoso, L.E., Reinfield, B.I., & Laitman, B.M. (2019). Student perspectives on the "Step 1 Climate" in preclinical medical education. *Academic Medicine*, 94(3), 302–304.

Cilliers, F.J., Schuwirth, L.W.T., Herman, N., Adendorff, H.J., & van der Vleuten, C.P.M. (2012). A model of the pre-assessment learning effects of summative assessment in medical education. *Advances in Health Sciences Education: Theory and Practice*, 17(1), 39–53.

Cook, D.A., Zendejas, B., Hamstra, S.J., Hatala, R., & Brydges, R. (2014). What counts as validity evidence? Examples and prevalence in a systematic review of simulation-based assessment. *Advances in Health Sciences Education*, 19, 233–250.

Dannefer, E.F. (2013). Beyond assessment of learning toward assessment for learning: Educating tomorrow's physicians. *Medical Teacher*, 35(7), 560–563.

DeShon, R.P., & Gillespie, J.Z. (2005). A motivated action theory account of goal orientation. *Journal of Applied Psychology*, 90(6), 1096–1127.

Dobson, J., Linderholm, T., & Perez, J. (2018). Retrieval practice enhances the ability to evaluate complex physiology information. *Medical Education*, 52(5), 513–525.

Dunlosky, J., Rawson, K.A., Marsh, E.J., Nathan, M.J., & Willingham, D.T. (2013). Improving students' learning with effective learning techniques: Promising directions from cognitive and educational psychology. *Psychological Science in the Public Interest*, 14(1), 4–58.

Dweck, C.S. (1986). Motivational processes affecting learning. *American Psychologist*, 41(10), 1040–1048.

Edmondson, A. (1999). Psychological safety and learning behavior in work teams. *Administrative Science Quarterly*, 44(2), 350–383.

Grichanik, M. (2017). Many hands make light work: Crowdsourced ratings of medical student OSCE performance. *Unpublished Doctoral Dissertation, University of South Florida*. Retrieved from https://scholarcommons.usf.edu/etd/6706.

Harackiewicz, J.M., Barron, K.E., Carter, S.M., Lehto, A.T., & Elliot, A.J. (1997). Predictors and consequences of achievement goals in the college classroom: Maintaining interest and making the grade. *Journal of Personality and Social Psychology*, *73*(6), 1284–1295.

Harrison, C.J., Könings, K.D., Molyneux, A., Schuwirth, L.W.T., Wass, V., & van der Vleuten, C.P.M. (2013). Web-based feedback after summative assessment: How do students engage? *Medical Education*, *47*(7), 734–744.

Harrison, C.J., Könings, K.D., Schuwirth, L.W.T., Wass, V., & van der Vleuten, C.P.M. (2017). Changing the culture of assessment: The dominance of the summative assessment paradigm. *BMC Medical Education*, *17*(1), 73.

Heeneman, S., Oudkerk Pool, A., Schuwirth, L.W.T., van der Vleuten, C.P.M., & Driessen, E.W. (2015). The impact of programmatic assessment on student learning: Theory versus practice. *Medical Education*, *49*(5), 487–498.

Holmboe, E.S., Sherbino, J., Englander, R., Snell, L., Frank, J.R., & ICBME Collaborators. (2017). A call to action: The controversy of and rationale for competency-based medical education. *Medical Teacher*, *39*(6), 574–581.

Holmboe, E.S., Yamazaki, K., Edgar, L., Conforti, L., Yaghmour, N., Miller, R.S., & Hamstra, S.J. (2015). Reflections on the first 2 years of milestone implementation. *Journal of Graduate Medical Education*, *7*(3), 506–511.

Humphrey-Murto, S., Mihok, M., Pugh, D., Touchie, C., Halman, S., & Wood, T.J. (2016). Feedback in the OSCE: What do residents remember? *Teaching and Learning in Medicine*, *28*(1), 52–60.

Ilgen, J.S., Ma, I.W.Y., Hatala, R., & Cook, D.A. (2015). A systematic review of validity evidence for checklists versus global rating scales in simulation-based assessment. *Medical Education*, *49*(2), 161–173.

Jensen, J.L., McDaniel, M.A., Woodard, S.M., & Kummer, T.A. (2014). Teaching to the test . . . or testing to teach: Exams requiring higher order thinking skills encourage greater conceptual understanding. *Educational Psychology Review*, *26*(2), 307–329.

Kang, S.H.K., McDermott, K.B., & Roediger III, H.L. (2007). Test format and corrective feedback modify the effect of testing on long-term retention. *European Journal of Cognitive Psychology*, *19*(4–5), 528–558.

Karpicke, J.D., & Blunt, J.R. (2011). Retrieval practice produces more learning than elaborative studying with concept mapping. *Science*, *331*(6018), 772–775.

Karpicke, J.D., Butler, A.C., & Roediger, H.L. (2009). Metacognitive strategies in student learning: Do students practise retrieval when they study on their own? *Memory*, *17*(4), 471–479.

Karpicke, J.D., & Roediger, H.L. (2008). The critical importance of retrieval for learning. *Science*, *319*(5865), 966–968.

Katsufrakis, P.J., & Chaudhry, H.J. (2019). Improving residency selection requires close study and better understanding of stakeholder needs. *Academic Medicine*, *94*(3), 305–308.

Kerdijk, W., Cohen-Schotanus, J., Mulder, B.F., Muntinghe, F.L.H., & Tio, R.A. (2015). Cumulative versus end-of-course assessment: Effects on self-study time and test performance. *Medical Education*, *49*(7), 709–716.

Kluger, A.N., & DeNisi, A. (1996). The effects of feedback interventions on performance: A historical review, a meta-analysis, and a preliminary feedback intervention theory. *Psychological Bulletin*, *119*(2), 254–284.

Kornell, N., & Bjork, R.A. (2007). The promise and perils of self-regulated study. *Psychonomic Bulletin & Review*, *14*(2), 219–224.

Kornell, N., & Bjork, R.A. (2008). Optimising self-regulated study: The benefits—and costs—of dropping flashcards. *Memory*, *16*(2), 125–136.

Kulasegaram, K.M., & McConnell, M. (2016). When I say . . . transfer-appropriate processing. *Medical Education*, *50*(5), 509–510.

Larsen, D.P., Butler, A.C., Lawson, A.L., & Roediger, H.L. (2012). The importance of seeing the patient: Test-enhanced learning with standardized patients and written tests improves clinical application of knowledge. *Advances in Health Sciences Education*, *18*(3), 409–425.

Levant, B., Zückert, W., & Paolo, A. (2018). Post-exam feedback with question rationales improves re-test performance of medical students on a multiple-choice exam. *Advances in Health Sciences Education: Theory and Practice*, *23*(5), 995–1003.

Lineberry, M., Soo Park, Y., Cook, D.A., & Yudkowsky, R. (2015). Making the case for mastery learning assessments: key issues in validation and justification. *Academic Medicine: Journal of the Association of American Medical Colleges*, *90*(11), 1445–1450.

Locke, E.A., & Latham, G.P. (2002). Building a practically useful theory of goal setting and task motivation: A 35-year odyssey. *American Psychologist*, *57*(9), 705–717.

London, D.A., Kwon, R., Atluru, A., Maurer, K., Ben-Ari, R., & Schaff, P.B. (2016). More on how USMLE Step 1 scores are challenging academic medicine. *Academic Medicine*, *91*(5), 609–610.

Mayer, R.E. (Ed.). (2014). *The Cambridge handbook of multimedia learning* (2nd ed.). New York: Cambridge University Press.

McCabe, J. (2011). Metacognitive awareness of learning strategies in undergraduates. *Memory & Cognition*, *39*(3), 462–476.

McDaniel, M.A., Roediger, H.L., & Mcdermott, K.B. (2007). Generalizing test-enhanced learning from the laboratory to the classroom. *Psychonomic Bulletin & Review*, *14*(2), 200–206.

McGaghie, W.C. (2015). Mastery learning: It is time for medical education to join the 21st century. *Academic Medicine: Journal of the Association of American Medical Colleges, 90*(11), 1438–1441.

Mehta, N.B., Hull, A., & Young, J. (2016). More on how USMLE Step 1 scores are challenging academic medicine. *Academic Medicine, 91*(5), 609.

Mulligan, N.W., & Peterson, D.J. (2014). The spacing effect and metacognitive control. *Journal of Experimental Psychology: Learning, Memory, and Cognition, 40*(1), 306–311.

Mylopoulos, M., Brydges, R., Woods, N.N., Manzone, J., & Schwartz, D.L. (2016). Preparation for future learning: A missing competency in health professions education? *Medical Education, 50*(1), 115–123.

Nasca, T.J., Philibert, I., Brigham, T., & Flynn, T.C. (2012). The Next GME Accreditation System—Rationale and benefits. *New England Journal of Medicine, 366*(11), 1051–1056.

Norcini, J., Anderson, M.B., Bollela, V., Burch, V., Costa, M.J., Duvivier, R., . . . Swanson, D. (2018). 2018 Consensus framework for good assessment. *Medical Teacher*, Online ahead of print, October 9, 1–8.

Norman, G., Neville, A., Blake, J.M., & Mueller, B. (2010). Assessment steers learning down the right road: Impact of progress testing on licensing examination performance. *Medical Teacher, 32*(6), 496–499.

Payne, S.C., Youngcourt, S.S., & Beaubien, J.M. (2007). A meta-analytic examination of the goal orientation nomological net. *Journal of Applied Psychology, 92*(1), 128–150.

Pekrun, R., Elliot, A.J., & Maier, M.A. (2009). Achievement goals and achievement emotions: Testing a model of their joint relations with academic performance. *Journal of Educational Psychology, 101*(1), 115–135.

Prober, C.G., Kolars, J.C., First, L.R., & Melnick, D.E. (2016). In reply to Mehta, et al. (2016) and to London, et al. (2016) *Academic Medicine, 91*(5), 610.

Pugh, D., & Regehr, G. (2016). Taking the sting out of assessment: Is there a role for progress testing? *Medical Education, 50*(7), 721–729.

Raupach, T., Andresen, J.C., Meyer, K., Strobel, L., Koziolek, M., Jung, W., . . . Anders, S. (2016). Test-enhanced learning of clinical reasoning: A crossover randomised trial. *Medical Education, 50*(7), 711–720.

Raupach, T., Brown, J., Anders, S., Hasenfuss, G., & Harendza, S. (2013). Summative assessments are more powerful drivers of student learning than resource intensive teaching formats. *BMC Medicine, 11*, 61.

Rudolph, J.W., Raemer, D.B., & Simon, R. (2014). Establishing a safe container for learning in simulation: the role of the presimulation briefing. *Simulation in Healthcare, 9*(6), 339.

Rudolph, J.W., Simon, R., Raemer, D.B., & Eppich, W.J. (2008). Debriefing as formative assessment: Closing performance gaps in medical education. *Academic Emergency Medicine, 15*(11), 1010–1016.

Schut, S., Driessen, E., van Tartwijk, J., van der Vleuten, C., & Heeneman, S. (2018). Stakes in the eye of the beholder: An international study of learners' perceptions within programmatic assessment. *Medical Education, 52*(6), 654–663.

Schuwirth, L.W.T., & van der Vleuten, C.P.M. (2011). Programmatic assessment: From assessment of learning to assessment for learning. *Medical Teacher, 33*(6), 478–485.

Schwartz, L.F., Lineberry, M., Park, Y.S., Kamin, C.S., & Hyderi, A.A. (2018). Development and evaluation of a student-initiated test preparation program for the USMLE Step 1 examination. *Teaching and Learning in Medicine, 30*(2), 193–201.

Sullivan, M.E., Yates, K.A., Inaba, K., Lam, L., & Clark, R.E. (2014). The use of cognitive task analysis to reveal the instructional limitations of experts in the teaching of procedural skills. *Academic Medicine, 89*(5), 811–816.

Telio, S., Ajjawi, R., & Regehr, G. (2015). The "educational alliance" as a framework for reconceptualizing feedback in medical education. *Academic Medicine, 90*(5), 609.

van der Vleuten, C.P.M. (1996). The assessment of professional competence: Developments, research and practical implications. *Advances in Health Sciences Education, 1*(1), 41–67.

van Merriënboer, J.J.G., & Kirschner, P.A. (2012). *Ten steps to complex learning: A systematic approach to four-component instructional design* (2nd ed.). New York: Routledge.

van Merrienboer, J.J.G., & Sweller, J. (2010). Cognitive load theory in health professional education: Design principles and strategies. *Medical Education, 44*(1), 85–93.

Vaporciyan, A.A., Fikfak, V., Lineberry, M.C., Park, Y.S., & Tekian, A. (2017). Consensus-derived coronary anastomotic checklist reveals significant variability among experts. *The Annals of Thoracic Surgery, 104*(6), 2087–2092.

Waters, A., Grimaldi, P., Lan, A., & Baraniuk, R. (2017). Short-answer responses to STEM questions: measuring response validity and its impact on learning. In *Proceedings of the 10th International Conference on Data Mining* (pp. 374–375). Wuhan, China.

Watling, C.J., & Ginsburg, S. (2019). Assessment, feedback and the alchemy of learning. *Medical Education, 53*(1), 76–85.

Wiggins, G., & McTighe, J. (2005). *Understanding by design* (2nd Expanded ed.). Alexandria, VA: Association for Supervision & Curriculum Development.

Willing, S., Ostapczuk, M., & Musch, J. (2014). Do sequentially-presented answer options prevent the use of test-wiseness cues on continuing medical education tests? *Advances in Health Sciences Education, 20*(1), 247–263.

Wissman, K.T., Rawson, K.A., & Pyc, M.A. (2011). The interim test effect: Testing prior material can facilitate the learning of new material. *Psychonomic Bulletin & Review, 18*(6), 1140–1147.

Wissman, K.T., Rawson, K.A., & Pyc, M.A. (2012). How and when do students use flashcards? *Memory*, *20*(6), 568–579.

Wojcikowski, K., & Kirk, L. (2013). Immediate detailed feedback to test-enhanced learning: An effective online educational tool. *Medical Teacher*, *35*(11), 915–919.

Wormald, B.W., Schoeman, S., Somasunderam, A., & Penn, M. (2009). Assessment drives learning: An unavoidable truth? *Anatomical Sciences Education*, *2*(5), 199–204.

Yudkowsky, R., Hyderi, A., Holden, J., Kiser, R., Stringham, R., Gangopadhyaya, A., . . . Park, Y.S. (2019). Can non-clinician raters be trained to assess clinical reasoning in post-encounter patient notes? *Academic Medicine*, October Supplement.

Yudkowsky, R., Otaki, J., Lowenstein, T., Riddle, J., Nishigori, H., & Bordage, G. (2009). A hypothesis-driven physical examination learning and assessment procedure for medical students: Initial validity evidence. *Medical Education*, *43*(8), 729–740.

Yudkowsky, R., Park, Y.S., Riddle, J., Palladino, C., & Bordage, G. (2014). Clinically discriminating checklists versus thoroughness checklists: Improving the validity of performance test scores. *Academic Medicine*, *89*(7), 1057–1062.

第 18 章

掌握性学习背景下的评价

Matthew Lineberry，Rachel Yudkowsky，Yoon Soo Park，David Cook，
E. Matthew Ritter，Aaron Knox

李 力 译

掌握性学习是一种教学方法。在该方法中，教学进度以学员所展示出的表现而非课程时长为基础（Block，1971；McGaghie，1978，2015）。该方法主张为学员提供明确的终点目标和表现指标、钻研和练习的机会，以及反复的形成性测评、向学员反馈以对标表现目标的进展情况。只有达到预定的表现水平，学员才能进入下一个课程模块、训练阶段或实践水平。掌握性测评的一个关键特征是能够有多次机会重新测评，以达到特定的"掌握"水平；所有学员最终的成绩水平是一样的，尽管有些学员可能比其他人需要更多的钻研和练习时间，以及更多的测评次数。鉴于强调呈现的是表现而非固定课程时长，掌握性学习和测评可以是胜任力导向课程（McGaghie，2015）的要素，并且对本科毕业生（Association of American Medical Colleges，2014）核心置信职业行为（EPAs）及住院医师里程碑（Holmboe，Edgar，& Hamstra，2016）的成绩与评价而言是不可或缺的。

稳健的评价是掌握性学习的基石。对学员掌握程度的评价不准确或在决策时使用不当，会导致学员过早进阶或不当延误。本章的目的是概述掌握性学习评价的有效性和合理性的关键问题（效度评价的完整讨论见第 2 章）。我们在可能的情况下为关键挑战提出解决方案，并且始终将重点放在确认这些挑战上，框 18.1 总结了这些挑战。

掌握性学习评价的解读与使用

"掌握"意味着什么？通俗地说，掌握代表高水平的专业知识。但是对于掌握性学习，这仅意味着准备好进入下一阶段的学习。一个医学生如果学习了足够的突变相关知识以进一步学习基因传递，几乎可以肯定说他并没有在一般意义上"掌握"突变，但可能已经掌握了足够的知识可以进阶。"掌握"的概念亦不同于标准设定中的"临界"或"最低胜任力"表现（见第 6 章），掌握意味着为下一阶段的成功做好准备。一个在模拟中心已经"掌握"中心静脉置管的住院医生可能已经准备好在监督下为患者操作，但肯定还有很多东西需要学习。这种术语上的混乱可能会导致一些问题。通过一个单元进阶的学员可能认为他们已经"掌握"了一般意义上的内容，而实际上他们还没有。相反，设定掌握标准的教育者的判断

框 18.1　验证和证明掌握性学习评价的关键考虑因素

解读和使用

- 详细说明掌握意味着什么水平的表现或准备进阶
- 详细说明掌握要保留多长时间
- 详细说明特定内容范围内必须完成的掌握程度（补偿性与非补偿性评分）
- 详细说明如何使用分数来制定有关学员的决策和行动

内容证据

- 开发足够的评价内容，以便根据需要进行大量重新测评
- 使用最佳实践来生成多个等效的重新测评
- 在适当的时候，评价超出内容本身的表现维度，例如表现的自发性

响应过程证据

- 检查学员对重测的响应过程是否与真正的掌握相一致，而不是记忆评价内容的细节

内部结构和信度证据

- 使用调整后的信度来区分掌握和非掌握
- 当学员的表现可能被限制在一定范围内时，仔细考虑如何获得掌握性后测的信度和内部结构的估计；可以考虑使用基线分数，这可能会显示出更大的差异
- 如果使用非补偿性评分，相应调整信度估计

与其他变量的关系

- 当学员的表现可能被限制在一定范围内时，仔细考虑如何估算掌握性后测与其他变量之间的关系
- 收集证据，以确定掌握性评价是否与后续教育单元和（或）进一步医疗活动中的进展情况有关

使用评价的后果

- 检查掌握性评价对学员个体、教育系统、患者结果和社会潜在的积极和消极、有意和无意的影响

可能受"掌握"的粗浅理解影响而设定过高的标准。

"掌握"预计能持续多久？在以掌握性学习为基础的课程中，通常在培训结束后立即评价。然而，医学教育中的大多数学习单元都与后面的一些单元相关联，且表现往往会在培训之后迅速衰退（Arthur，Bennett，Stanush，& McNelly，1998）。此外，一些最大限度地提高短期掌握能力的学习活动恰恰与保障长期维持和普遍掌握的学习活动相反（Rohrer & Pashler，2010）。尽管严格的延迟测评在执行上具有挑战性（特别是当学员在不同的教育场所轮转，并承担耗时的临床工作时），但将掌握性评价限制在培训后即刻进行可能会违背掌握性学习的初衷，即确保一致的、持久的胜任力（Norman，Norcini，& Bordage，2014）。

掌握也可能意味着知识或技能的完整性。在某些情况下，"掌握"是指学员已在某个内容范畴的所有子单元获得足够的胜任力（例如，学员如不了解每一种基因传递模式，便无法掌握"基因传递"）。或学员已在某个操作的各方面都达到胜任，例如一个学员在操作任务中得到 90 分，但是没有得到的 10 分反映了一个严重的错误，那么将其界定为"掌握"就是不合适的（Yudkowsky，Tumuluru，Casey，Herlich，& Ledonne，2014）。在这种非补偿性（又称联合性）评分中，每个子单元的表现将根据最低标准进行评估，只有通过所有子单元才能达到掌握标准。

我们通常希望评价能区分不同能力水平的考生。但是，掌握模式的核心推论是通过和进阶或者失败和重复，没有中间地带。这意味着必须非常严格地建立通过的掌握标准或分数线。这也影响了评价设计。图 18.1 描述了学员在掌握性评价中的实际知识或技能水平的真实分数的假设分布。对于真实分数远远低于掌握分数线的学员，从决策的角度来看，测量的精确性并不十分重要，显然他们没有掌握内容。评价对这类学员最大的用处将在于，通过评价生成具体的反馈帮助他们有效改进以达到标准。相比之下，对于真实分数接近掌握标准的学员（可能在分数线的 1 个测量标准误之内），精确测量成为首要任务。在此范围内区分度良好的评价试题应进行过度抽样。虽然使用经典测验理论来识别这些试题是可能的，但是更稳健的技术如项目反应理论（IRT）尤其有用（见第 19 章；Embretson & Reise，2000）。可能也需要特别注意防止将此类信息泄露给学员，这与提供反馈的目标背道而驰。最后，对于真实分数远远超过掌握标准的学员，测量的精确性和充分的反馈都不是很重要，因此可以在仅在这一范围内区分的试题上花费更少的精力。

除了需要详细说明从掌握性评价分数中得出的推论外，还必须清楚地说明使用这些分数来做决策的方法。这种评价最明显的用途是决定在课程中学员何时可以进阶。与该决策相关的两个关键细节是：①为未通过的学员准备的资源和政策；②持续未能达到掌握标准的特定后果。掌握分数可能有潜在的用途，并可能产生意想不到的后果。例如，如果院长们给住院医师项目的信中表扬了那些快速掌握课程的学生，这无意中使"掌握时间"成为了一个新的成绩指标，可能会鼓励学生匆匆完成课程，而不是真正掌握它。

总而言之，采用掌握体系需要详细说明将如何解读和使用评价分数。对于解读，应该说清楚"掌握"指的是什么水平的成绩，预计它能保持多久，以及这种成绩必须达到多大完成度。应阐明打算如何使用评价，特别是关于补习和再测评的细节。

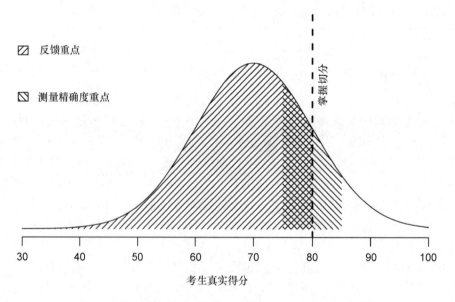

图 18.1 评价重点，按考生相对于掌握程度切分分数的排名而定

注：考生真实分数分布的位置和形状、掌握切分分数的位置以及测量重点区域的宽度仅供参考，具体情况会有所不同。

效度证据来源：内容

效度证据的一个重要来源是评价内容的适宜性。在掌握性评价项目中，所需试题数量可能比传统情境中的更多，因为许多学员会多次参加掌握性测评；有困难的考生将重考一次或多次。许多掌握体系在初始教学前使用预测评，这种做法可能允许一些学员完全跳过已经掌握的教育单元，并可以提高初始教学的有效性（Richland，Kornell，& Kao，2009），但大多数学员至少需要一次额外的测评。因此，拥有足够多的开发良好的试题和合理的方法来生成多个等效测评试卷是很重要的（Crocker & Algina，1986）。此外，根据掌握的定义，考生表现的某些方面可能是关键标准，而不仅仅是他们表现的分数（例如，正确的答案或完整的操作任务）。例如，如果某人将缝合技能的"掌握"定义为自动的、只需很少甚至无需有意识思考的缝合能力，那么一个相匹配的评价就必须检测考生在注意力分散的情况下是否能够进行缝合（Stefanidis，Scerbo，Montero，Acker，& Smith，2012）。

效度证据来源：响应过程

在掌握性学习体系中，重新测评在某些情况下可能威胁内容安全，这可能在学员响应评价试题时很明显。具体来说，如果复试重复了之前考试中相同或相似的内容，那么考生的重测响应可能只是反映了他们对评价内容的表面细节的记忆，而不是对该领域的真正掌握。聪明的学员可能会故意参加一个他们没有准备的掌握性考试，以成为"应试者"，然后只需学习到足够在重复测试时简单重现所要求的表现。

如果重新测评确实会导致表面的学习收获，那么最直接的解决方案就是建立更大的内容库（例如，更多的试题、更多的场景），尽管公认这是资源密集型的。幸运的是，某些类型内容的测评安全性不是问题；例如，向学员免费提供操作流程核查表，期望他们能够满意地演示所有操作步骤。

效度证据来源：内部结构和信度

严格地说，掌握性评价信度的定义仅依据区分掌握与非掌握的一致性。常用的信度统计指标，如 α 系数和重测相关性是指在考生真实分数的全部范围内对考生进行鉴别的信度。然而，把一个特定的分数作为通过／不通过的决策的信度可能与整体分数的信度有显著的不同。一般来说，在考生平均表现水平的分数或接近其的分数将是最不可靠的，而极高或极低的边界分数往往是高度可靠的（Brent Stansfield & Kreiter，2007）。适当修正的信度方程可用于掌握性学习评价，包括绝对决策概化系数的条件误差方差（Webb，Shavelson，& Haertel，2006）和决策一致性信度指标（Livingston & Lewis，1995；Subkoviak，1988）。两者都可能非常复杂，需要心理测量学咨询来正确估计和解读。

掌握性学习体系的其他独特方面也会影响信度估计。如果学员能够选择何时参加掌握性测评，能够很好地判断自己什么时候准备充分、可以通过，并根据需要重新测评，那么所有考生的最终测评分数将非常相似（即每个人都非常接近通过分数）（图 18.2）。在分数变化减小的情况下（即范围内的限制），信度估计将会减小。因此，掌握性学习体系的目标——所有学员都取得一致的成绩——与经典的信度评价是不一致的。同时，补习和再训练可以影响试题层面的分数变化，实际上可能增加信度。因此，根据重新测评的频率，掌握性评价可能显示不稳定的信度估计。进一步说，这些问题可能会限制通过因素分析等方法评价内部结构的能力，因素分析还需要主题和试题之间有合理程度的方差。一种解决方案是使用来自基线、教学前评价的分数（此时仍会期望受试者的能力有所差异）来估计以后掌握性评价的信度和因素结构。

最后，与一般的资格考试一样，管理者可能会选择以非补偿性的方式对掌握情况进行评分，学员必须在进入下一阶段学习之前证明自己已掌握了许多不同的子单元（Norcini et al.，1993）。虽然这样的评分可能最符合项目预期的解读和分数的使用，但重要的是要认识到实践是如何影响测量信度和相关的心理测量推论的。在非补偿性评分中，总体测量误差是每个子单元测量误差的指数函数，因此可能"膨胀"成非常不可靠的总体通过 / 不通过决策。例如，如果学习者必须通过所有五个操作技能测评站，每个测评站的通过 / 不通过信度为 0.8，则总体非补偿性通过 / 不同决策信度将仅为 0.8^5，0.33 是一个极低的信度系数（Hambleton & Slater，1997）。

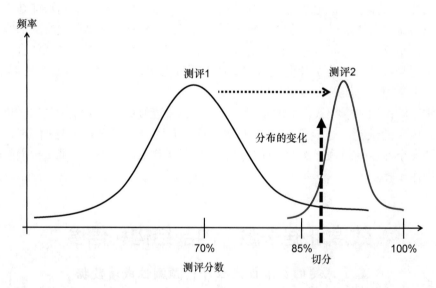

图 18.2　随着每一轮练习和重测增加学习者掌握的概率，学习者的成绩分布在掌握性学习情境中发生变化

效度证据来源：与其他变量的关系

测评分数应该与类似构念的测量结果以及它们要同时预测或测量的结果呈正相关（"收敛效度证据"），而不应该与概念上不同的构念呈正相关（"区分效度证据"）。掌握性评价的许多形式的收敛和区分效度证据与非掌握性评价相似。但是，在掌握体系中评估的一个最重要的关系是评价分数是否与考生在后续教育单元中的成功有关，包括最终转换到患者身上的

实践。

正如影响信度的估计一样，掌握性评价分数值域的限制使估计它与其他变量的关系变得困难。但是，可以将实施掌握体系之前获得的相对不受限制的评价数据与其他变量相关联。例如，如果先用模拟方法评价住院医师的胸管置入，然后无论其成绩如何，都在患者身上操作，结果数据如患者并发症发生率可能与模拟评价分数相关。当然，在这个例子中——在标准测量中允许某些失败的后果是可怕的——或许有伦理上的必要，即首先不允许低分数的考生进行医疗活动（Ziv，Wolpe，Small，& Glick，2003），因此也不允许估计这种关系。

效度证据来源：应用评价的结果

与效度证据关注评价是否能够支持预期推论不同，结果证据寻求通过考虑预期和非预期评价的结果以及评价的实施是否合理和可取来证明分数的使用或应用的合理性（Kane，2013；Cizek，2012）。结果证据包括有关标准设定过程以及评价对学习过程、学习成果和医疗实践影响的信息（Downing，2003；Cook & Lineberry，2016；第 2 章）。

掌握性学习背景下的标准设定

一个深思熟虑且严格的标准设定方法——建立表现等级和指标以确定学员何时表现出掌握——是掌握性学习的关键。如第 6 章所述，标准可以是常模性的（个人表现与所有学习者相关，例如将及格分数设定在低于考生平均分数的特定标准差范围内），也可以基于校标（criterion）（也称为"绝对的"；例如，固定及格分数为 80% 正确）反映一个特定的表现标准。在常模性标准中，学习者的通过 / 不通过取决于小组中其他成员的表现，这种标准在胜任力导向的课程或掌握性学习环境中没有用武之地。

虽然基于校标的方法适用于掌握性学习环境，但掌握标准的核心推论——它们预测后续培训或实践的成功——需要循证方法（AERA，APA，& NCME，1985；O'Malley，Keng，& Miles，2012）。因此，判断所依据的信息应该聚焦于预测未来的表现，这种证据在传统的标准设定实践中很少使用。证据可以包括使用预测性的过去的成绩数据、不同标准对未来表现的影响的信息、使用目标参照组，以及在临床环境中对患者安全的考虑。

基于试题的标准设定程序：预测性成绩数据

基于试题的 Angoff 方法（Angoff，1971；第 6 章）经常用于笔试和操作核查表，要求评审者预测"边界学生"的表现，后者是处于最低胜任力边缘的学生。评审者预测边界学生正确完成测验或核查表中每一条目的可能性。在掌握性学习中，评审者为准备在下一个教学或练习阶段成功的学生的表现建模，而不是预测仅处于可接受表现边缘的最低胜任力学生的行为。

过去考生的成绩常被用来帮助评审者校准基于试题的判断（Cizek，1996；Mee，Clauser，& Margolis，2013）。评审者经常参考过去每项测验或核查表条目的正确率，以帮助评估试题难度和最低胜任力的考生完成该试题的概率。在传统课程中，这些统计数据是基于学习单元末尾的单一测评管理，期望大多数学员在第一次尝试时通过。另外，在掌握性学习中，第一次测评的通过率可能很低。学员可能会多次重考，有些人会选择提前重测，而有些人则会等到掌握了大部分资料再重测。最终，经过 2 次、3 次、5 次、10 次的重测，他们将达到掌握水平并继续前进。哪些测评结果应该用来提醒评审者？

在掌握性学习背景下设定标准时，试题难度不如试题相关性或重要性重要。如果学员在进入下一阶段的学习或临床实践之前掌握某个给定的试题是很重要的，那么发现过去只有 50% 的学员在第一次尝试时完成了该试题，并不降低该试题的重要性。这样的发现应该被解释为课程和教学中需要弥补的差距，而不是降低掌握标准的理由。

达到掌握标准的基于证据的方法意味着，当成绩数据包含过去考生在后续学习经历中成功或失败的信息时最有价值（O'Malley et al., 2012）。假设一组住院医师在模拟机上完成了基本的腹腔镜技术评价，然后在患者身上完成了一些基本的腹腔镜操作。显示基于模拟评价的分数如何预测考生在真实患者身上的表现的分析可能对判断非常有用——例如，显示"在基于模拟的评价中，有 4 次或更多次器械碰撞的考生在医疗实践中出现不安全行为的风险显著增加"，这意味着"少于 4 次器械碰撞"是进阶的标准之一。同样，对于临床前阶段笔试，预测性表现数据可能包括后来在整个临床前课程中获得成功的学生子集的考试表现。

另一个例子（图 18.3）显示了一个假想的模拟腰椎穿刺（LP）训练方案的数据。图 18.3a 显示在设定标准时获得的过去的成绩数据；图 18.3b 提供了一个预测成绩的例子。假设所有学员在培训结束时必须至少获得 LP 核查表中 80% 的分数，然后这些学习者被认证为可以在不确定的未来进行 LPs。这个假设通过展示参与者在培训后的即时分数与 6 个月后同一学习者的重测分数之间的关系（图 18.3b），表明 80% 的掌握标准可能过于宽松，因为一些在培训后评价中得分低于 95% 的参与者在 6 个月后的随访中得分极低。这清楚地表明，这类数据有助于标准设定者估计早期掌握性学习模块所需的成绩水平，以确保后续学习或医疗活动安全有效。

基于考生的标准设定流程

基于考生的程序或方法，如边界组法或对照组法（Livingston & Zieky, 1982；Downing, Tekian, & Yudkowsky, 2006；第 6 章）要求评审者或外部标准将受试者分为不同表现水平的组，如熟练与不熟练或及格 / 边界 / 不及格。小组成员的定义是根据考试成绩以外的数据，例如通过直接观察考生的表现或其他相关标准。特定考试的标准是通过确定两组之间最佳区分的测评分数（对照组法）或边界组的中位分数（边界组法）（见第 6 章）。基于考生的方法通常用于为基于仪器的指标设定掌握标准：在动态、实时的表现评价过程中，由模拟器、计算机或其他测量设备获得的测量值（Konge et al., 2012；Konge et al., 2013；Madsen et al., 2014）。

传统的基于考生的方法通常需要进行修改，以支持掌握性学习背景下的"准备充分的成功"推论。对于掌握型学员来说，由传统的边界组法确定的勉强可接受的同伴表现并不是一个合适的最终目标；另外，以专家的表现为标杆可能会导致标准过高，并导致努力无功而返。"熟练组"方法（Gallagher et al., 2005；Gallagher, 2012）使用从适当水平的基准组观察到的表现分数来指导标准的设定。熟练组执行一项任务，比如在仪器化的环境中打结（例如，虚拟现实模拟器），他们的成绩可用作指导标准设定。例如，评审者可能认为以熟练组（第二年住院医师）的平均"打结时间"作为第一年住院医师的掌握标准是恰当的。一个高度熟练甚至打到专家水平的基准组可能适合学员过渡到独立实践。然而，专家可能会

条目	正确执行条目的住院医师人数（百分比）	遗漏或不正确执行条目的住院医师人数（百分比）
检查所有必要设备是否准备就绪，随时可以使用。	181 (76)	48 (24)
小心打开腰椎穿刺包，以保持无菌。	170 (71)	69 (29)
用聚维酮碘棉签在穿刺点划同心圆进行预处理	147 (61)	92 (39)
[其他核对表条目，此处未显示]	——	——
	总平均值 (SD): 65% (40%)	

(a)

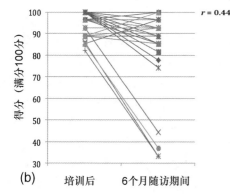

学员在培训后和
6个月随访期间的得分

$r = 0.44$

培训后与 6 个月随访之间的相关性：$r = 0.44$

如果培训后掌握标准设定为：	6个月后的最低得分	随访：平均得分
100	74.07	88.10
95	74.07	89.95
90	44.44	88.74
85	33.33	86.20
80	33.33	86.20

(b)

图 18.3　非掌握和掌握性情境下标准设定评判的成绩数据示例。图 18.3a 显示的是腰椎穿刺术传统条目标准设定练习的假设过去表现数据，显示了完成或未完成每个条目的住院医师人数和百分比；数据基于 239 名住院医师的表现。图 18.3b 显示了以掌握条目为基础的腰椎穿刺标准设定练习的假定预测成绩数据；数据基于 34 名住院医师的成绩。

使用变型的操作来执行任务，这对临床判断和技能有限的早期受训者来说是不合适和不安全的。专家也可能会在训练的早期阶段表现出对安全练习并不重要的行为，比如非常快速的任务表现。单靠经验的衡量，例如练习的年数，并不能很好地预测可接受的表现（Choudhry, Fletcher, & Soumerai, 2005）。适当熟练的个体可通过基于临床经验和客观测量表现成绩相结合来较好地识别。熟练组法在模拟实验室、手术室和程序套件的程序模拟中被反复应用（Rosenthal et al., 2010；Stefanidis et al., 2005；Seymour et al., 2002；Scott et al., 2008）。

在设定掌握标准时必须谨慎选择对照组法中的对照组。一些研究（如 Konge et al., 2012，2013；Fraser et al., 2003）在模拟器上比较了医学生和执业外科医生在基本操作技能方面的表现，得出了一个最大程度区分两组的边界分数。然而，在掌握性学习中，我们很少需要能够区分新手和专家的评价；相反，我们需要的是能区分足够胜任能进阶和不能胜任不能进阶的新手的评价，或者能够区分还没有准备好接受无监督实践的学员和能够顺利毕业并安全地实践的学员。这需要根据培训的阶段和所需的具体推论仔细选择对照组和基准组。

不应把专家或掌握组的表现作为机械生成标准的基础（例如，任意选择"专家评分减去1.5 个标准差"或"专家与新手得分分布的交点"）；相反，这些数据应该成为标准设定者思考审议每个指标对临床和教育成果的重要性以及在不同过渡点预期成绩水平的出发点。这些讨论是设定合理、有效和可行的掌握标准的关键（Livingston & Zieky，1982）。

基于测评或折衷的程序：不适用于掌握性学习背景的标准

基于测评的 Hofstee 方法（Hofstee，1983）也被称为整体测评或折衷方法（见第 6 章），结合常模性标准和基于校标的标准，以确保失败学员的数量是可接受的，因此标准是可实施的。Hofstee 方法被认为不适合掌握性学习，在这种情况下，所有的学员最终都应该达到指定的标准并进入下一阶段的训练。从定义上讲，为了满足可接受的不及格率的限制而降低标准的课程与掌握性学习是对立的。虽然可以预设掌握的最低和最高可接受失败率为 0% 和100%，但是消除失败率的判断将会消除 Hofstee 程序的基本特征。

基于患者安全的掌握标准设定程序

里程碑和 EPAs 的一个关键目标是确保学习者做好充分准备，安全、成功地过渡到下一级临床培训或实践。掌握性测评通常是基于模拟的，通过确保学生和住院医师在对活体患者实施侵入性操作之前获得适当熟练程度的技能，因此可以支持这一目标。当患者安全考虑是最重要的时，联合方法如患者安全方法（Yudkowsky et al.，2014；第 6 章）可能是最合适的。传统的标准设定程序是跨试题的、补偿性的：只要考生达到了分数线，哪些单独的试题被遗漏、哪些试题完成了并不重要。但是在临床，个别条目的遗漏或不正确的表现可能会对患者的安全和结果产生重大影响。为基本操作技能设定掌握标准的患者安全方法，要求评审者根据可用的基于证据的数据，根据每个条目对患者安全、患者舒适度或操作结果等维度的影响进行评分；对于特定的条目，其有无表现的结果若直接影响这些维度，则该条目可以被视为"关键"或"必要"。类似的方法可以用于包括许多有助于良好结果的行为，但只有少数真正关键行为的 SP 和模拟场景核查表。

可针对核查表中的关键和非关键条目分别设定标准，以确保非关键条目的表现不会弥补关键条目的遗漏或错误。在评价从初始测评到延迟重测的技能保持时，为关键条目设定一个联合标准也很重要，以避免非关键条目的保持掩盖关键技能的衰退。虽然联合标准会增加错误地将有能力的学生归类为不及格的风险，但可以选择容忍度较高的错误率，并要求进行另一轮测评，以避免让临床不安全的学生通过的假阳性错误。

标准必须适合所考虑的特定过渡。例如，为在局部任务模拟器演示腰椎穿刺设定标准时，我们可能会对受训者是否准备好在本周晚些时候在密切监督下对真实患者执行任务，或她是否能够在各种临床环境下、在未来很长一段时间内仍然能够独立执行该操作感兴趣。这些是非常不同的推论，我们用来支持这些推论的指标和标准也不同。

框 18.2 提供了在医疗背景下设定掌握标准的关键考虑事项的摘要；表 18.1 显示如何将这些方法应用于不同类型的测评。

其他与结果相关的效度证据

除了关于标准设定程序及其结果的信息外，结果证据还包括评价对课程、学员、患者和系统影响的考虑（Downing，2003；Cook & Lineberry，2016；第 2 章）。

框 18.2　设定掌握标准的注意事项

- 阐明基于掌握边界分数的推论和决策。培训或实践的"下一步"是什么？什么时候会发生？下一步的监督水平是什么？
- 确定基本内容，并在适当时确定过程变量，例如安全、成功过渡到下一步所需的响应速度或自发性程度。
- 使用绝对或基于校标的标准设定方法，而不是常模性的方法。
- 对于关键知识和技能子领域以及影响患者安全的条目，应考虑使用联合而非补偿的标准。
- 学员在紧接着的下一阶段培训或练习中的表现比过去考生（尤其是初次应试者）的表现更有用。
- 应谨慎使用专家的表现信息，并将其作为深思熟虑的标准设定过程的一部分。
- 与下一培训阶段成功实践相关的成绩信息，是设定基于证据的掌握标准的关键，应成为研究掌握标准的重点。
- 用于评估边界分数质量的传统心理测量指标不一定反映掌握性评价的测量属性，因此应谨慎使用。

表 18.1　在掌握性学习背景下为不同类型考试设定标准

考试数据类型	掌握性学习背景下标准设定注意事项和支持信息的示例 [a]
笔试如多选题 标准化病人核查表或等级评定表	如果使用改良 Angoff 法： • 作为支持信息，使用在课程后期取得成功的学生的基准表现数据 • 重新定义边界学生，从"最低能力"到"为下一阶段做好充分准备" • 当出现患者安全问题时，注意识别关键条目
操作技能核查表或等级评定表 模拟人情境核查表或等级评定表	如果通过测评，患者将面临危险： • 作为辅助信息，确定对患者安全或操作结果（或其他显著维度）至关重要的条目子集 • 请注意，条目相关性和对患者安全的影响比条目难度重要 • 对关键和非关键条目分别、联合设定标准
基于模拟的表现指标 [b]	如果使用边界组法： • 作为支持信息，确定适当的基准组：稳固的能力或熟练，而不是处于边界或最低限度的能力 如果使用对比组法： • 作为支持信息，确定适当的"专家"或"通过"组：在下一阶段培训或实践中取得成功的人员。避免将新手与专家进行对比

[a] 所示的标准设定方法只是示例；对于同一类型的考试数据，可以选择其他标准设定方法。
[b] 谨慎选择相关指标；仅为对现场表现有影响的操作设定掌握标准。

　　掌握性测评对课程和培训项目有潜在的广泛影响。掌握标准要求有足够的课程时间和资源来反复练习、补习和重测，从而加强胜任力导向的教育方法（Frank et al., 2010）。最初表现不佳和需要反复测评可能会凸显体验式课程与教师期望之间的差距，从而促使课程努力弥补这一差距。相反，掌握标准可能会打乱课程安排，并消耗有限的师资和物质资源进行补习和重测。此外，掌握性学习环境中的教师可能会发现常见的测评错误，并在随后的课程中强调这些要点。如果这些错误反映了任务的关键方面，这种做法则是恰当的，但如果它仅提高考试成绩而不同时提高真正的技能，那么这种"应试教学"会破坏分数和推论的有效性。

　　在个体学习者层面，可以找到学习和实践策略的效率和效果提高、对评价领域关键要素的关注增加、更多的功能性动机取向（Payne，Youngcourt，& Beaubien，2007），以及自我调节学习改善的证据。掌握性学习方法——设定一个高标准并练习直到达到——与为了获得专业知识的刻意练习方法相一致（Mcgaghie，Issenberg，Cohen，Barsuk，& Wayne，2011），并可能鼓励将刻意练习作为一种终身学习的方法。然而，不定期重新评价掌握程度的掌握性评价体系可能会导致学员关注短期内对掌握程度的展示，而不是在整个职业生涯中保持掌握水平。

掌握体系旨在确保学员只有在准备好这样做时才会进阶，因此学员在随后教育经历中的成果主要是兴趣所致。然而，从学员后来的进展得出关于掌握性评价的推论可能是具有挑战性的。如果考生在后续教育单元的进展被发现不及格，可能是因为一个或多个以前的掌握标准过于宽松，但其他因素也可能在起作用。如果他们随后的进展是令人满意的，那么之前的掌握标准可以说是足够严格的，尽管更宽松的标准可能会以更少的学习时间获得类似的结果。要想知道掌握性评价标准是否会带来期望的结果，最有效的方法是系统地试验这些标准，并观察后来的结果是如何受到影响的，尽管这可能在逻辑上甚至有时在伦理上具有挑战性。

最后，可以寻找对患者、医疗系统和整个社会产生影响的证据。例如，Barsuk 等发现，在基于模拟的中心静脉置管掌握训练中的一个自然失误与患者并发症的增加相对应，提供了坚持以前掌握标准有助于控制并发症的证据（Barsuk et al.，2014）。

小　结

掌握性学习体系有可能重塑医学教育，使学生持续取得高水平的表现，因此与当前将胜任力导向教育纳入医学教育的努力非常吻合。对学员掌握程度的评价以及随后对学员进展的决策都伴随着概念和方法上的挑战，这些挑战不一定比进行"传统"评价更繁重，但确实需要不同的方法。框 18.1 提供了本章概述的掌握性学习评价的验证与证明的主要考量因素摘要。

致　谢

本章是以下文献的更新和修订版本：

Yudkowsky，R.，Park，Y.S.，Lineberry，M.，Knox，A.，Ritter，E.M.（2015）. Setting Mastery Learning Standards. *Academic Medicine*，*90*（11），1495-1500.

Lineberry，M.，Park，Y.S.，Cook，D.A.，Yudkowsky，R.（2015）. Making the Case for Mastery Learning Assessments：Key Issues in Validation and Justification. *Academic Medicine*，*90*（11），1445-1450.

作者感谢出版商 Wolters Kluwer Health 集团的授权。原始论文可在该期刊的网站上找到：https://journals.lww.com/academicmedicine

参考文献

American Educational Research Association, American Psychological Association, Joint Committee on Standards for Educational, Psychological Testing (US), & National Council on Measurement in Education. (1985). *Standards for educational and psychological testing.* Washington, DC: American Educational Research Association.

Angoff, W.H. (1971). Scales, norms, and equivalent scores. In R.L. Thorndike (Ed.), *Educational measurement.* Washington, DC: American Council on Education.

Arthur Jr., W., Bennett Jr., W., Stanush, P.L., & McNelly, T.L. (1998). Factors that influence skill decay and retention: A quantitative review and analysis. *Human Performance, 11*(1), 57–101.

Association of American Medical Colleges. (2014). *Core entrustable professional activities for entering residency: Curriculum developers' guide.* Washington, DC: Association of American Medical Colleges.

Barsuk, J.H., Cohen, E.R., Potts, S., Demo, H., Gupta, S., Feinglass, J., . . . Wayne, D.B. (2014). Dissemination of a simulation-based mastery learning intervention reduces central line-associated bloodstream infections. *BMJ Quality & Safety, 23*(9), 749–756.

Block, J.H. (Ed.). (1971). *Mastery learning: Theory and practice.* New York: Holt, Rinehart and Winston Inc.

Brent Stansfield, R., & Kreiter, C.D. (2007). Conditional reliability of admissions interview ratings: Extreme ratings are the most informative. *Medical Education, 41*(1), 32–38.

Choudhry, N.K., Fletcher, R.H., & Soumerai, S.B. (2005). Systematic review: The relationship between clinical experience and quality of health care. *Annals of Internal Medicine, 142*(4), 260–273.

Cizek, G.J. (1996). Standard-setting guidelines. *Educational Measurement: Issues and Practice, 15*(1), 13–21.

Cizek, G.J. (2012). Defining and distinguishing validity: Interpretations of score meaning and justifications of test use. *Psychological Methods, 17*(1), 31.

Cook, D.A., & Lineberry, M. (2016). Consequences validity evidence: Evaluating the impact of educational assessments. *Academic Medicine, 91*(6), 785–795.

Crocker, L., & Algina, J. (1986). Equating test scores from different tests. In: *Introduction to classical and modern test theory.* Belmont, CA: Wadsworth.

Downing, S.M. (2003). Validity: on the meaningful interpretation of assessment data. *Medical Education, 37*(9), 830–837.

Downing, S.M., Tekian, A., & Yudkowsky, R. (2006). Procedures for establishing defensible absolute passing scores on performance examinations in health professions education. *Teaching and Learning in Medicine, 18*(1), 50–57.

Embretson, S.E., & Reise, S.P. (2000). *Item response theory for psychologists.* Mahwah, NJ: Lawrence Erlbaum Associates.

Frank, J.R., Snell, L.S., Cate, O.T., Holmboe, E.S., Carraccio, C., Swing, S.R., . . . Dath, D. (2010). Competency-based medical education: theory to practice. *Medical Teacher, 32*(8), 638–645.

Fraser, S., Klassen, D., Feldman, L., Ghitulescu, G., Stanbridge, D., & Fried, G. (2003). Evaluating laparoscopic skills. *Surgical Endoscopy, 17*(6), 964–967.

Gallagher, A.G. (2012). Metric-based simulation training to proficiency in medical education: What it is and how to do it. *The Ulster Medical Journal, 81*(3), 107.

Gallagher, A.G., Ritter, E.M., Champion, H., Higgins, G., Fried, M.P., Moses, G., . . . Satava, R.M. (2005). Virtual reality simulation for the operating room: proficiency-based training as a paradigm shift in surgical skills training. *Annals of Surgery, 241*(2), 364.

Hambleton, R.K., & Slater, S.C. (1997). Reliability of credentialing examinations and the impact of scoring models and standard-setting policies. *Applied Measurement in Education, 10*(1), 19–28.

Hofstee, W.K. (1983). The case for compromise in educational selection and grading. *On Educational Testing,* 109–127.

Holmboe, E., Edgar, L., & Hamstra, S. (2016). *The milestones guidebook.* Chicago, IL: Accreditation Council for Graduate Medical Education.

Kane, M.T. (2013). Validating the interpretations and uses of test scores. *Journal of Educational Measurement, 50*(1), 1–73.

Konge, L., Annema, J., Clementsen, P., Minddal, V., Vilmann, P., & Ringsted, C. (2013). Using virtual-reality simulation to assess performance in endobronchial ultrasound. *Respiration, 86*(1), 59–65.

Konge, L., Clementsen, P., Larsen, K.R., Arendrup, H., Buchwald, C., & Ringsted, C. (2012). Establishing pass/fail criteria for bronchoscopy performance. *Respiration, 83*(2), 140–146.

Livingston, S.A., & Lewis, C. (1995). Estimating the consistency and accuracy of classifications based on test scores. *Journal of Educational Measurement, 32*(2), 179–197.

Livingston, S.A., & Zieky, M.J. (1982). *Passing scores: A manual for setting standards of performance on educational and occupational tests.* Princeton, NJ: Educational Testing Service.

Madsen, M.E., Konge, L., Nørgaard, L.N., Tabor, A., Ringsted, C., Klemmensen, Å., . . . Tolsgaard, M.G. (2014). Assessment of performance measures and learning curves for use of a virtual-reality ultrasound simulator in transvaginal ultrasound examination. *Ultrasound in Obstetrics & Gynecology, 44*(6), 693–699.

McGaghie, W.C. (1978). Competency-based curriculum development in medical education. An introduction. Public Health Papers No. 68.

McGaghie, W.C. (2015). Mastery learning: It is time for medical education to join the 21st century. *Academic Medicine, 90*(11), 1438–1441.

McGaghie, W.C., Issenberg, S.B., Cohen, M.E.R., Barsuk, J.H., & Wayne, D.B. (2011). Does simulation-based medical education with deliberate practice yield better results than traditional clinical education? A meta-analytic comparative review of the evidence. *Academic Medicine: Journal of the Association of American Medical Colleges, 86*(6), 706.

Mee, J., Clauser, B.E., & Margolis, M.J. (2013). The impact of process instructions on judges' use of examinee performance data in Angoff standard setting exercises. *Educational Measurement: Issues and Practice, 32*(3), 27–35.

Norcini, J.J., Stillman, P.L., Sutnick, A.I., Regan, M.B., Haley, H.L., Williams, R.G., & Friedman, M. (1993). Scoring and standard setting with standardized patients. *Evaluation & the Health Professions, 16*(3), 322–332.

Norman, G., Norcini, J., & Bordage, G. (2014). Competency-based education: Milestones or millstones? *Journal of Graduate Medical Education, 6*(1), 1–6.

O'Malley, K., Keng, L., & Miles, J. (2012). From Z to A: Using validity evidence to set performance standards. *Setting Performance Standards: Foundations, Methods, and Innovations*, 301–322.

Payne, S.C., Youngcourt, S.S., & Beaubien, J.M. (2007). A meta-analytic examination of the goal orientation nomological net. *Journal of Applied Psychology, 92*(1), 128.

Richland, L.E., Kornell, N., & Kao, L.S. (2009). The pretesting effect: Do unsuccessful retrieval attempts enhance learning? *Journal of Experimental Psychology: Applied, 15*(3), 243.

Rohrer, D., & Pashler, H. (2010). Recent research on human learning challenges conventional instructional strategies. *Educational Researcher, 39*(5), 406–412.

Rosenthal, M.E., Ritter, E.M., Goova, M.T., Castellvi, A.O., Tesfay, S.T., Pimentel, E.A., . . . Scott, D.J. (2010). Proficiency-based fundamentals of laparoscopic surgery skills training results in durable performance improvement and a uniform certification pass rate. *Surgical Endoscopy, 24*(10), 2453–2457.

Scott, D.J., Ritter, E.M., Tesfay, S.T., Pimentel, E.A., Nagji, A., & Fried, G.M. (2008). Certification pass rate of 100% for fundamentals of laparoscopic surgery skills after proficiency-based training. *Surgical Endoscopy, 22*(8), 1887–1893.

Seymour, N.E., Gallagher, A.G., Roman, S.A., O'brien, M.K., Bansal, V.K., Andersen, D.K., & Satava, R.M. (2002). Virtual reality training improves operating room performance: Results of a randomized, double-blinded study. *Annals of Surgery, 236*(4), 458.

Stefanidis, D., Korndorffer Jr,. J.R., Sierra, R., Touchard, C., Dunne, J.B., & Scott, D.J. (2005). Skill retention following proficiency-based laparoscopic simulator training. *Surgery, 138*(2), 165–170.

Stefanidis, D., Scerbo, M.W., Montero, P.N., Acker, C.E., & Smith, W.D. (2012). Simulator training to automaticity leads to improved skill transfer compared with traditional proficiency-based training: a randomized controlled trial. *Annals of Surgery, 255*(1), 30–37.

Subkoviak, M.J. (1988). A practitioner's guide to computation and interpretation of reliability indices for mastery tests. *Journal of Educational Measurement, 25*(1), 47–55.

Webb, N.M., Shavelson, R.J., & Haertel, E.H. (2006). 4 reliability coefficients and generalizability theory. *Handbook of Statistics, 26*, 81–124.

Yudkowsky, R., Tumuluru, S., Casey, P., Herlich, N., & Ledonne, C. (2014). A patient safety approach to setting pass/fail standards for basic procedural skills checklists. *Simulation in Healthcare, 9*(5), 277–282.

Ziv, A., Wolpe, P.R., Small, S.D., & Glick, S. (2003). Simulation-based medical education: an ethical imperative. *Academic Medicine, 78*(8), 783–788.

第19章

项目反应理论

Yoon Soo Park

邢　宽　译

导　言

目前有两种主要的理论对评价进行评分和分析：①经典测验理论（classical measurement theory，CMT；Lord & Novick，1968）；②项目反应理论（item response theory，IRT；Baker，2001）。这本书之前的章节重点关注 CMT，也就是经典测验理论（classical test theory，CTT；第 3 章）和概化理论（G theory；第 4 章）。经典测验理论可能是医学教育中最广泛使用的评价理论。经典测验理论的思想很直接——"真分数"加"测量误差"等于"观测到的分数"。另外，从经典测验理论得到的推论是基于样本的，这样一来，将不同学习者的样本得到的测评统计结果进行比较可能会令人混淆（Traub，1997）。

项目反应理论是这样一种理论和心理测量模型：它把学习者（评价）结果与其在评价试题反应上的概率联系在一起（Hambleton，Swaminathan，& Rogers，1991）。项目反应理论遵从一组数学模型，并且该模型解释了学习者在试题层面成功（即答对某个试题）的概率（Embretson & Reise，2000）。在心理测量文献中有很多项目反应理论的模型；可以根据评价背景、试题结构，以及考生人数来使用不同的模型（Park，Xing，& Lee，2018）。项目反应理论解决了经典测验理论中循环性依赖的挑战，因此在国家执照考试和证书考试中广泛应用（Ames & Penfield，2015）。美国医师资格考试（USMLE）、加拿大医学委员会资格考试（MCCQE）、医学院入学考试（MCAT）中的选择题都是使用项目反应理论。

在这章中，我们概述了项目反应理论并与经典测验理论进行了比较。我们给医学教育工作者们提供了在项目反应理论框架下的试题分析和基于项目反应理论的应用。我们也描述了项目反应理论的扩展，比如计算机自适应测试和测试等值。本章着眼于提供项目反应理论的导论。有兴趣的医学教育研究者们可以在本章外寻求更高阶的培训并理解项目反应理论的概念。

经典测验理论：基于样本的推论下的挑战

考虑一个场景。你是一所医学院生物化学课程的负责人。你实施了 100 道试题的终结性课程评价。测评结束后，你决定用本年度的学生成绩与上一学年的学生成绩进行比较。你发现本年度的学生成绩显著低于上一学年的学生成绩。发生了什么？是本学年的学生真的表现比较差吗？是因为本学年的评价中加入了新试题吗？是试题更难吗？再考虑另一个场景。你为一所全国性测评机构工作，他们可能每年进行 4 次资格证书评价的考试，并且常年举办相同的考试。为此需要在每个测评版本中使用不同的试题，但是同时需要测量相同的构念（比如对临床知识的评价）。已知试题难度根据测评版本的不同而变化，你怎么组合试题来形成可以比较的评价版本呢？你如何计算不同版本的等值分数？

上述场景中的挑战是健康卫生工作者常常面临的困境（Downing，2003）。在医学教育中，大部分评价都是基于经典测验理论来评分和分析。虽然经典测验理论相对容易应用在很多情境中（第 3 章和第 5 章），从经典测验理论中得到的推论却是基于样本的——也就是测评分数（学习者表现）和测评特性（试题难度和区分度）有循环性的关系。比如，如果你给表现差的学习者简单的试题，你的试题统计结果可能是高难度试题（即低 p 值）；同样地，如果你给表现好的学习者难度高的试题，你的试题统计结果可能是低难度试题（即高 p 值）。

循环性依赖现象限制了学习者与试题特征间的有意义的比较——即真正的试题难度与学习者能力或者优秀程度会相互混淆。这些在经典测验理论中的样本依赖的特性限制了题库开发、等值的测量版本开发和比较不同评价表现的能力（Park，Lee，& Xing，2016）。相比之下，项目反应理论通过把考生表现与试题特征结合到相同的测量尺度上，解决了样本依赖性的问题（van der Linden，1996）。

因为经典测验理论没有统计测量学的要求，或者从技术层面上具有相对较弱的理论假设，因此被用于很多本地的教育项目中。比如，如果你有某一种多选题形式的评价考试，你可以直接把学习者在各个试题上的表现加起来得到总分。你可以以计算正确率（难度）和点二列相关（区分度）等试题分析来检查试题质量。你给一组小样本的学习者实施这项考试也不会有问题。这些都是经典测验理论的好处。它很容易去应用到不同场景，并且评价的数据不用达到严格的统计假设标准。

经典测验理论和项目反应理论的比较

总体来说，基于经典测验理论的评价推断是在考试层面的。在项目反应理论中却是集中在试题层面的信息。在表 19.1 中呈现了关于经典测验理论和项目反应理论一些特征的比较，其中包括了推断目标、试题统计值、评价分数、模型假设、还有样本量的要求。除了经典测验理论中依赖样本的特性，基于 CMT 的分析并没有很多的要求。与项目反应理论相比，CMT 对理论假设和样本量的要求没有那么严格。最基本的 IRT 模型（Rasch 模型）严格要求至少 100 人的样本量（Embretson & Reise，2000；van der Linden，1996）。基于项目反应理论的分析最大的益处可能就是它的结果不依赖于样本，也就是循环性依赖问题在项目反应理论中由数学形式得到了解决。这个现象也称为不变特性（Lord & Novick，1968）。在接下来的小节中，我们会给出关于项目反应理论更多的细节。

表 19.1　经典测验理论和项目反应理论特征的比较

特性	CMT	IRT
推论目标	考试层面信息	试题层面信息
试题统计值	依赖于样本： • 试题难度：正确率 • 试题区分度：试题-考试总分相关（点二列相关）	独立于样本： • 试题难度：IRT 模型常数参数（b） • 试题区分度：IRT 模型系数参数（a）
评价分数（测评者统计值）	依赖于样本： • 总分（总和）	独立于样本： • 一般能力参数（θ）
模型假设	无	单维，局部独立，无试题偏差
样本量要求	无，但是更大的样本一般会有更好的结果（比如超过 30 人）	最基本的 IRT 模型要求至少 100 人（复杂的 IRT 模型要求 500 人或更多）

项目反应理论：概述

从 20 世纪 50—60 年代，基于数学、教育测量和量化心理学的研究成果汇聚到一起发展了项目反应理论（Traub，1997）。IRT 的核心是创造一个试题层面的模型来连接测评者成功（答对一道题）的概率分布。测评者能力和试题特性被放在了同一个尺度上——这是测量中一个很重要的创新，以此来解决样本依赖性问题。在 CMT 中，总分和试题特性并没有被放在同一个尺度上（Downing，2003；de Champlain，2010）。

IRT 模型：逻辑参数模型

IRT 模型针对每一个评价试题都包含了试题层面的参数（难度与区分度）以及相对应的模型等式。例如，如果一个评价中有 9 道试题（表 19.2），那么就有 9 个相应的数学等式来表达 IRT 模型。目前，有三种主流 IRT 模型在教育测量中广泛应用：单参数、双参数，以及三参数逻辑模型（1-PL、2-PL 和 3-PL；参数逻辑，parameter logistic，PL）（Ames & Penfield，2015）。单参数模型常常也称为 Rasch 模型，是由本杰明·怀特为了突出 Georg Rasch 的贡献而命名的。本章中，我们展示了双参数模型的例子，它们也可以与经典测验理论对照。双参数模型也可以很容易地简化为单参数模型或者扩展为三参数模型。关于双参数模型的数学公式如下：

$$\Pr(Y_j = 1|\theta) = 1/[1+\exp(-1.702\,a_j(\theta - b_j)] \tag{19.1}$$

在式（19.1）中，在一个试题上正确的概率也就是 $\Pr(Y_j = 1)$，可以使用有两个参数的指数函数表示：a_j（斜率参数：试题区分度）和 b_j（常数参数：试题难度）。此概率取决于被试者能力，并且在模型中被认为是连续潜变量分数，也就是 theta（θ；被试者分数）。

试题特征曲线

IRT 模型秉持一个简单的假设，也就是能力比较强的学习者有更大的概率答对试题。图

表 19.2 试题参数结果：经典测验理论与项目反应理论

试题	经典测验理论		项目反应理论	
	难度	区分度	难度（标准误）	区分度（标准误）
1	0.63	0.37	−0.47（0.07）	1.62（0.24）
2	0.52	0.22	−0.15（0.12）	0.66（0.12）
3	0.80	0.24	−1.71（0.24）	0.92（0.16）
4	0.44	0.25	0.33（0.11）	0.82（0.13）
5	0.23	0.23	1.59（0.23）	0.90（0.15）
6	0.38	0.28	0.62（0.11）	0.98（0.15）
7	0.27	0.11	2.84（0.87）	0.36（0.11）
8	0.86	0.29	−1.71（0.19）	1.40（0.23）
9	0.71	0.18	−1.51（0.28）	0.64（0.12）

注：括号中是标准误。

10.1 中的试题特征曲线可能是展现式（19.1）最好的方式。

　　区分度参数与难度参数是双参数模型中试题层面的两个特征（参数）。在图 19.1 中，横轴是潜能力尺度，它是一个平均值为 0、标准差为 1 的标准化尺度（类似于标准化 z 分数）。纵轴是某一考生在这道试题上答对的概率；概率越高，他正确的可能性就越大。如此一来，IRT 就把潜能力与答对题的概率的关系通过逻辑曲线连接了起来，正如式（19.1）所示。

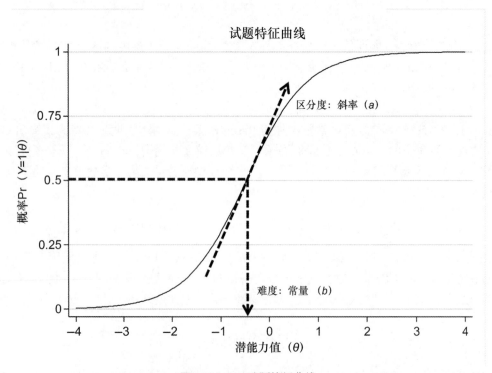

图 19.1 IRT 试题特征曲线

试题难度

在 IRT 中，难度系数（b）代表答题正确概率在 50% 时潜能力所在位置。在图 19.1 中，难度系数（b）是 −0.50，也就是答题正确概率在 50% 的潜能力分数就等于难度系数，即本例中 $\theta = -0.50$。如果试题特征曲线向右移动，它就代表了一道难度更高的试题，这是因为现在 50% 的答题正确概率需要一个更高的潜能力分数。相反，如果试题特征曲线向左移动，它就代表了一道难度更低的试题，因为现在 50% 的答题正确概率只需要相对更低的潜能力分数。

试题区分度

试题区分度系数（a）就是试题特征曲线中的斜率。如果斜率更大，那么代表了在给定的答题正确概率下可以更好地区分潜能力的水平。想象一下一条斜率为 0 的水平线；在本例中，这道试题不能根据能力值高低来区分答对这道题的概率。如此一来，大斜率就能更好地区分能力值。在图 19.1 中，斜率 $a = 1.00$。

IRT 特性

IRT 的重要特性之一就是它的试题统计参数（难度与区分度）独立于样本。能力值的水平判定也独立于某一组施测的试题。因为 IRT 模型的参数是独立于样本的，我们称它是"不变"，以此来提高对评价特征的理解。IRT 的"不变"特性指出了无论考生样本或测量条件如何，对能力值的推断都保持稳定。关于 IRT 试题不变特性的直接应用就是可以开发实用的题库。尽管测评版本与考试样本不同，但试题难度与区分度被认为是稳定的，这样的话，试题特性可以很好地用于开发新测试版本与测验等值（Park et al.，2016）。

实施 IRT 的前提

实施 IRT 主要有三个前提需要满足（Lord & Novick，1968；Baker，2001）：

1. 单一维度：评价工具测量的是单一构念[①]（单一构念解释了整个评价分数变异的实体部分）。
2. 局部独立：评价工具中的某一道试题应该独立于另一道试题（即当你知道某个考生的能力水平时，他对某一试题的回答应该不影响对另一道试题的回答）。
3. 试题无偏倚：在不同的考生组别中，试题所具有的功能应该无偏倚（即"项目功能无差异性"）。

在 IRT 中，有些统计测评可以用于满足上述前提（Embreston & Reise，2000；Park et al.，2016）。

---

① "构念"是指一个无法直接观察或测量的概念，比如智力；我们需要通过工具，比如智力量表把它可操作化，进而得到分数并用分数来推测个体的智力。——译者注

Rasch 模型

在 Rasch 模型中，式（19.1）的试题区分度参数变为了一个固定值，这个值或者是 1，或者是由计算机软件估计的某个值。式（19.2）呈现了 Rasch 模型：

$$\Pr\left(Y_j = 1 | \theta\right) = 1/\left[1 + \exp\left(-1.702\, a_j\left(\theta - b_j\right)\right)\right]$$
$$\rightarrow \{a_j = 1\}\ \text{or}\ \{a_j = k\}，针对所有试题，把\ a_j\ 固定为同一值 \qquad (19.2)$$

这样，使用 Rasch 模型的结果就是假定所有的试题区分考生的程度都是同一的。关于 Rasch 模型假设所有试题具有同样的区分程度，在测量文献中对于其优缺点均有讨论。正因如此，有着不同区分度的双参数模型会被优先考虑。但是，双参数模型要求更大的样本量，会要求至少 500 考生数。相反，Rasch 模型为小样本提供了方便和稳定的参数估计，其小样本可以小到 100 考生数。

IRT 应用举例

这一节展示了关于 IRT 分析的一个例子。考虑有一个 9 道选择题的针对医学生的小测验，表 19.2 中展示了经典测验理论与项目反应理论下的试题特征。经典测验理论下，难度与区分度是用回答正确率和点二列相关来分别计算的。更高的正确率显示了一道更容易的试题；更高的点二列相关结果显示了试题能更好地区分表现好和表现差的学习者。

右边两列中展示了项目反应理论下的试题特征。难度用式（19.1）中的常量参数 b_j 表示；区分度用式（19.1）中的斜率参数 a_j 表示。现在比较两种模型中难度与区分度的数值。试题两者间是高度相关的（$r > 0.90$）。两种模型均列出了难度高和区分度高的试题而且结果相似。比如，第 1 题在经典测验理论中点二列值最高为 0.37，它在项目反应理论中斜率参数最高也为 1.62。类似地，第 8 题在经典测验理论中难度最低为 0.86，它在项目反应理论中常量参数最低也为 -1.71。

IRT 模型会为每一道试题单独设定数学函数，进而产生 9 条不同的试题特征曲线。图 19.2a 展示了所有 9 条试题特征曲线，图 19.2b 展示了其中 2 条试题特征曲线。

图 19.2a 中展示了具有不同难度与区分度的试题特征曲线。为了进一步展示细节，我们拿第 3 题和第 5 题（图 19.2b）做展示。左边是第 3 题的试题特征曲线，在答题正确率 50% 的情况下对应的能力水平是 -1.71（也就是低于平均值的 1.71 个标准差）；右边是第 5 题的试题特征曲线，在答题正确率 50% 的情况下对应的能力水平是 1.59。这两个能力值也分别是第 3 题与第 5 题的难度系数（b_j）。两条试题特征曲线的区分度也接近，分别是 0.92 和 0.90。

为了将能力水平转换到实际原始分数上，在 IRT 分析中可以创建测评特性曲线（test characteristic curve，TCC）。图 19.3a 中展示了上述 9 道试题的 TCC。如图所示，能力水平（θ，横轴）与原始分数（期望值，纵轴）的关系是呈曲线的。比如，能力水平 -0.587 对应的原始分数为 4。这也体现了经典测验理论与双参数 IRT 的区别，经典测验理论假设每个试题的权重相等，但是 IRT 模型根据每个试题的难度、区分度分配权重，进而计算总分。

另一个 IRT 模型的显著特征是测评信息函数的导数，此导数显示了最准确分数时的对应能力。在图 19.3 中，测评信息在 -0.59 时达到最大化（理论上）。换句话说，当原始边界分数为 4 时（也就是能力分数为 -0.59），它会产生针对此测量的最准确信息。

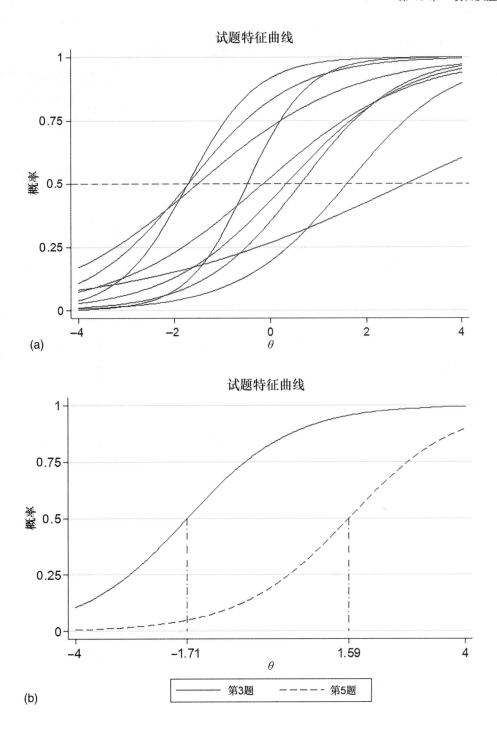

图 19.2　所有试题的试题特征曲线（a）以及两条有代表性的试题特征曲线（b）

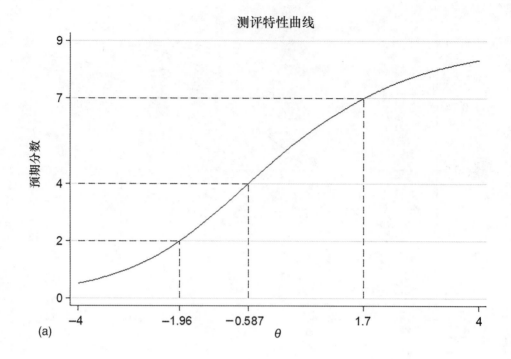

(a)

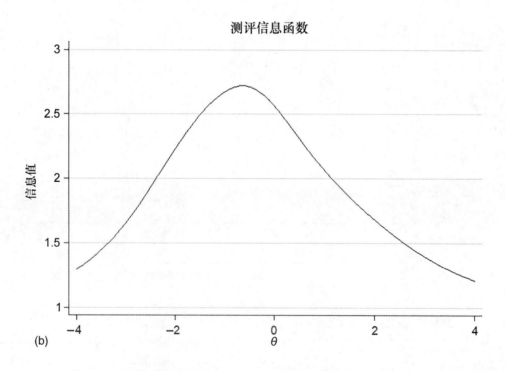

(b)

图 19.3　测评特性曲线（a）和测评信息函数（b）

IRT 的其他应用

计算机自适应考试

IRT 的试题不变特性使得它可以适用于一种特别的评价方式，即计算机自适应考试（computer-adaptive testing，CAT）。计算机自适应考试不同于基于计算机的考试（computer-based testing，CBT），因为 CBT 是一种简单的计算机形式的纸笔评价。但在 CAT 中，试题是随着考生在其上的响应模式来变化的。比如，如果某一名考生在某一道题上答对，计算机会在与那名考生能力水平相对应的试题中给出一题，如此以往，直到计算机程序达成了对于学习者测评表现水平的准确估算。CBT 是线性测评（每个考生都得到相同顺序的试题），与CBT 不同，CAT 通过给予考生不同数量的试题来估算学习者的能力水平，以达到更精确的分数（更小的测量误差）。CAT 只有在试题统计参数独立于样本时才满足实施前提；正因如此，在 CAT 的实施中需要 IRT 做理论指导。

测量等值

测量等值是指一组能把针对相同构念的不同测量试题转变在同一测量尺度上的技术。比如，考虑有两个测评版本，X 版本有 21 道试题，Y 版本有 24 道试题，分别给不同的考生施测；再进一步，假设两个版本共享 12 道试题（锚点试题）。这种称为"带有锚点试题的不等值组"法（nonequivalent group with anchor test，NEAT）的设计在分数等值中是一种常用的评价模式（Kolen & Brennan，2014）。在图 19.4a 中对此方法有具体呈现。在 IRT 模型下，测评特性曲线可以从校准试题中求出。在图 19.4b 中展示了 X 版本试题的分数可以连接到

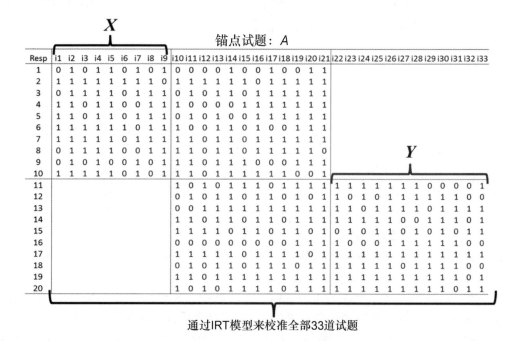

图 19.4a　用于 IRT 的测量等值：带有锚点试题的不等值组法

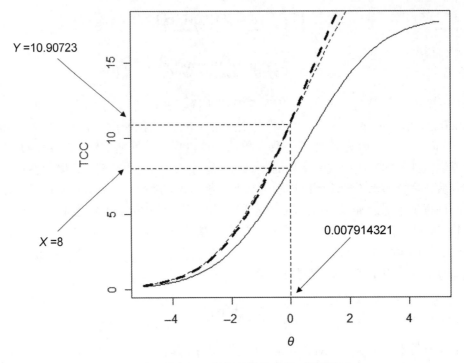

图 19.4b　使用 IRT 的测量等值示例：同时校准

Y 版本试题的分数。比如，X 版本试题的 8 分转换为能力分数 θ 是 0.007914321；这个值为 0.007914321 的能力分数，又可以转换为 Y 版本试题中的 10.90723 分。这样一来，不同版本不同试题数的试题分数可以转换到一个相同的测量尺度上来做分数等值。这也就是分数等值背后的基本原理。读者们想要知道更多信息，请参考 Kolen 和 Brennan（2014）的文献。

小　结

此章提供了关于 IRT 模型的概论。经典测验理论及概化理论有其依赖于样本的局限性，这种局限性可能给会把评价分数的能力与试题特征（难度和区分度）相混淆。另外，IRT 提供了一种经典测验理论的有力替代，它把评价分数与试题特性转换到了同一尺度，并在满足 IRT 假设的前提下有了独立于样本的结果。经典测验理论一般不要求很高的统计标准（数据或样本假设），与此不同，IRT 要求单一维度（被测量的是单一构念）、局部独立（某一试题与其他试题不相关），还有试题不变特性（不同的考生组别中无偏倚；项目功能无差异性）。IRT 还要求对简单模型（如 Rasch 模型）来说至少 100 人的样本量，对双参数模型要超过 500 人的样本量。

在本章中，我们提供了基于 IRT 的试题分析的例子，并与经典测验理论结果进行了对比。对于感兴趣的读者，我们也介绍了 IRT 用于计算机自适应考试以及测量等值，读者们可以更深入地去了解。IRT 对医学教育研究和评价实践都有益处。对于医学教育工作者来说，它的益处和可用价值还没有被充分发掘出来。由于 IRT 尤其是 Rasch 模型相关的软件已经大量普及，IRT 对医学教育工作者来说可用度已经大为增加。未来的研究可以着眼于在本地医学教育背景下如何实施 IRT，进而来促进学习及助力测量学习者的胜任力和置信决策。

参考文献

Ames, A.J., & Penfield, R.D. (2015). An NCME instructional module on item-fit statistics for item response theory models. *Educational Measurement: Issues and Practice, 34*(3), 39–48.

Baker, F.B. (2001). *The basics of item response theory* (2nd ed.). Washington, DC: Office of Educational Research and Improvement.

de Champlain, A.F. (2010). A primer on classical test theory and item response theory for assessments in medical education. *Medical Education, 44*, 109–117.

Downing, S.M. (2003). Item response theory: Applications of modern test theory in medical education. *Medical Education, 37*, 739–745.

Embretson, S.E., & Reise, S.P. (2000). *Item response theory for psychologists*. Mahwah, NJ: Lawrence Erlbaum Associates.

Hambleton, R.K., Swaminathan, H., & Rogers, H.J. (1991). *Fundamentals of item response theory*. Newbury Park: Sage.

Kolen, M.J., & Brennan, R.L. (2014). *Test equating, scaling, and linking*. New York: Springer.

Lord, F.M., & Novick, M.R. (1968). *Statistical theories of mental test scores*. Reading, MA: Addison-Wesley.

Park, Y.S., Lee, Y.S., Xing, K. (2016). Investigating the impact of item parameter drift for item response theory models with mixture distributions. *Frontiers in Psychology, 7*, 255.

Park, Y.S., Xing, K., & Lee, Y.-S. (2018). Explanatory cognitive diagnostic models: Incorporating latent and observed predictors. *Applied Psychological Measurement, 42*(5), 376–392.

Traub, R.E. (1997). Classical test theory in historical perspective. *Educational Measurement: Issues and Practice, 16*(4), 8–14.

van der Linden, W.J. (1996). *Handbook of modern item response theory*. New York: Springer.

第 20 章

与统计人员紧密合作

Alan Schwartz，Yoon Soo Park

何　佳　译

导　言

　　许多评价项目都涉及定量方法的使用和数据分析。并非所有的医学教育研究人员都能自己完成数据分析：许多人更愿意聘请专业数据分析师、统计人员或心理测量师，作为数据分析的合作者、共同研究人员或顾问。本章就如何促进数据分析合作提出建议，这是评价项目和评价研究成功开展的一个重要方面。

　　贯通本章，我们使用"统计人员"一词来非正式指代定量数据的研究中，在设计和分析方面有专长的人员。这类人员不仅包括有真正统计学研究生学位的人员，也包括受过统计分析培训或有统计分析经验的人员。也就是说，我们把统计人员视为研究团队成员，扮演研究成员的角色。而且，本章所提供的指南不仅适用于与评价相关的研究，也可以扩展到使用定量分析的医学教育研究。

制订数据分析计划

找到合适的统计人员

　　教育类数据的分析属于置信职业行为（EPA）[①]（第 1 章；ten Cate，2005）。你将委托统计人员完成分析，因此应该找到既称职又可靠的统计人员。分析能力不仅包括根据研究

---

　　①置信职业行为（entrustable professional activities，EPAs）2005 年由荷兰乌得勒支大学 Olle ten Cate 教授首先提出，其定义为一个专业实践单元，一旦受训者表现出在无人监督的情况下执行该活动所需的能力，就可将该单元完全委托给受训者。EPAs 是基于临床环境中的直接观察开展培训和评价，具备可观察、可测量、可执行的特点，从而成为胜任力导向医学教育的研究热点，并由毕业后教育延伸至院校教育和继续教育。EPAs 将胜任力的多项能力整合为综合的临床任务表现，为临床实践培训与评价提供了有效方案。——译者注

问题和数据来选取适当方法的经验，同时也要有很强的口头和书面沟通能力，有助于统计人员理解研究人员的需求，也有助于分析人员有能力以容易理解的方式解释使用的方法和得到的结果。可靠的素质要素——诚实、洞察力和责任心——同等重要（Kennedy，Regehr，Baker，& Lingard，2008）。了解自身局限性、有强烈科研诚信意识、能够可靠合作的统计人员更受欢迎。

评价研究中定量分析的方法与生物医学、公共卫生和其他更广泛的社会科学使用的方法存在本质的不同。例如，客观结构化临床考试（OSCE）信度的估计对医学教育领域的心理测量师来说很简单，但其他学科的统计人员可能就不熟悉测验中的统计学（第 5 章）或概化理论（第 4 章）以及方法涉及的技术细节。不同学科结果报告的规范也不同。因此，确定一名熟悉医学教育评价方法相关概念框架、术语和应用的统计人员，更有利于合作。

什么时候向统计人员提供资料以及提供什么？

研究数据的分析是一个不断提出问题并且利用数据给出答案的过程：讲述一个有趣的故事，了解事情是如何发生的以及我们是如何了解的。清晰的研究问题有助于满足描述需要（Bordage & Dawson，2003），并帮助统计人员了解使用什么类型的方法可以得到成果丰硕的而不是零散的结果。研究问题的确定应该始终先于变量、测量方法和分析方法的确定，并为变量、测量方法和分析方法的确定提供信息。

常见的情况是，研究人员在第一次会议上向统计人员提供收集到的数据集，并要求他"计算数据"。让统计人员在更早的阶段——研究设计阶段——参与进来，对统计人员和研究人员都更有益。一名优秀的统计人员会在一开始就比较和提出可能用到的分析方法，确保数据收集方案、采集的样本量和使用的工具能得到可用的数据，并协助进行检验效能计算或起草研究基金申请、审查委员会（IRB）协议或将来出版的分析计划。根据研究设计，统计人员可使用的定量方法种类可能有所不同，可能会影响结果的解释。研究人员也常常会忽视一份完整的数据收集方案的价值，它会影响收集到的变量以及统计人员清理和汇编数据所需的时间。

特别有用的文件是构念表。构念表很像数据集的代码本，而不是描述已收集数据的格式和内容，表中的变量描述了研究问题包含的构念，以及在数据收集过程中如何测量这些构念。因为一个给定的构念可以采用多种方式实施和测量，因此构念表可以帮助统计人员制订适合研究问题和测量特点的分析方案。构念表在基金申请中也很有用。

问题和研究设计的性质决定了表格各列内容，包括构念的作用（结果或预测）和测量水平（连续或分类）。例如，纵向研究可能包括与测量时间点相关的列。统计人员可以帮助定义有用的列——如果某一变量对研究问题似乎没有作用，统计人员还可以质疑研究人员为什么收集该变量。表 20.1 是一项研究的构念表示例，研究目的是解决一个典型的研究问题——"模拟练习的间隔时间和练习时间如何影响两种不同的局部任务训练器的手术打结掌握情况？"。注意，构念表也可以帮助揭示与测量频率相关的数据处理问题：如果技能练习了 2 周、4 周或 8 周，练习时间应该视为分类变量、有序变量还是等距变量？

另一种非常有用的表格是"模拟表"。假设你已经收集到数据，正在准备手稿或幻灯片演示文稿。你希望在表 20.1 中展示什么？参加人员的人口学统计资料？绘制一张空白的表 20.1，标记表的行和列，指明期望报告的人口统计学数据以及组名（如果要比较干预组和对

表 20.1 一项关于学习打结研究的构念表示例

构念	变量名	作用	测量方法	测量水平
外科打结技能	错误	结果	练习结束时观察操作表现	计数（可能许多是零）
外科打结技能	速度	结果	练习结束时观察操作表现	连续（可能为正态分布）
局部任务训练器	训练模型	预测	每个学员在两个模型上均尝试一次	分类，2 个水平（模型 1，模型 2）——学员自己（学员在两个模型上都操作）
练习	间隔情况	预测	在几周的练习中，分配两种间隔情况之一	分类，2 个水平（分散，集中）——学员之间
练习	练习周数	预测	练习周数（2、4 或 8 周）	待定：根据假设关系和研究背景，处理为分类、定序或连续变量——学员之间

表 20.2 一项关于学习打结研究正确的电子表格示例

ID	间隔情况	练习周数	训练模型	错误	速度
101	B	2	1	3	1.3
101	B	2	2	1	1.0
102	S	2	1	0	1.0
102	S	2	2	1	0.9
103	S	8	1		
103	S	8	2	0	0.5

注：学员 103 在局部任务训练器 1 上有缺失数据（例如，因为学员 3 测试当天模型正在修理）。

照组，为每个组添加一列，另外再添加一列报告比较的 p 值）。表 20.2 是否提供了初步研究假设的检验结果？画一张空白的表 20.2，标注说明你打算提供什么。与统计人员分享这些模拟表，可以让他快速了解什么对你来说是重要的，以及你需要在表格中填写什么类型的结果。你也可以用模拟数据绘制表格——通常徒手绘制格式化的表格就足够了。

没有记录缺失的数据完整的研究（尤其是医学教育评价领域的现场研究）很少见，如果能取得这样的数据，实在值得庆贺。更多的时候，参与者不回答问题，在测试期间生病或者完全退出研究。有时，研究因为设计会产生缺失数据（"结构性缺失数据"），比如在适应性测试中使用分支逻辑时，只向某些受访者提出某些问题。分析方法对不同类型缺失数据的鲁棒性[①]各不相同，处理缺失数据既需要了解导致数据丢失的过程，统计人员和研究人员也需具有相当的判断力。预测缺失数据，并与统计人员讨论缺失数据的可能性质。这些分析之前的讨论也会影响描述性统计的呈现，提示缺失数据或者参与者流失的程度。

①在这里，"鲁棒性"指的是分析方法对于不同类型的缺失数据的抵抗力或稳健性。——译者注

分析过程中的合作

讨论分析方案

即使你已经委托可信赖的统计人员进行分析并撰写分析方法和结果，你仍然最终负责理解数据的特点，并维护结果的解释。此外，当研究人员口头（在讲台上或在海报前）陈述研究发现时，听众期望他们能讨论研究的各个方面；此时很少能立即找到统计人员。对你而言，有益的锻炼是用自己的语言回顾提议的方法以及展示每种方法预期的结果，向统计人员"回授"分析方案。回授能够确认研究团队（包括统计人员）使用了共享心理模型，为统计人员纠正误解（或修改分析方案）提供机会，并让研究人员练习最终的结果展示。回授（最终）听起来可能像这样：

> 我们将用方差分析比较 6 个研究组（各分散或集中练习 2 周、4 周或 8 周）的平均打结速度。结果能说明练习间隔的平均影响、练习时间的平均影响，以及练习间隔的影响是否因练习时间的不同而不同。分析中，我们将练习时间分为三类，这样的分类并不要求我们假设每多练习 1 周都有同样的效果，或者假设练习越多，效果一定会越好（但与我们愿意做这些假设相比，这可能是一个不那么有力或敏感的测试）。

创建数据文件

很少使用电子表格软件完成研究数据分析：这些软件的函数和公式集通常太少，使用单元格的方法很难调试和复制。期望统计人员把数据读入统计软件（如 R、Stata、SPSS）。同时，统计人员不能理所当然地认为提供的数据是所用统计软件的数据文件格式（这种格式你可能无法使用）。电子表格或类似电子表格的文本文件（例如，微软 Excel 或逗号分隔的数据文件）事实上是将数据由收集转到分析的通用文件。

电子表格中的研究数据最通用的排列是（标题行之后）每行数据代表一个测量周期或条件下的一名参与者。在横断面研究中，这意味着单独的一行数据表示一名参与者。在纵向研究中，用几个数据行（"长格式"）表示每名参与者，每行中有一列包含参与者的 ID，另一列包含代表测量周期的数值。当有少量的重复测量（例如，测试前的一个分数和测试后的一个分数）时，一些分析人员可能更喜欢每名参与者的数据在同一行表示（有测试前的分数列和测试后的分数列），而另一些分析人员可能更希望每名参与者的数据用两行表示（有参与者的 ID 列，标注测试前或测试后的时间列，以及参与者在对应时间的分数列）。数据附带描述变量的详细代码本。一般来说，最好将所有数据保存在一个电子表格中，而不要存于多个文件，存在多个文件可能需要分析人员进一步清理和编辑数据（例如，需要单独检查每个文件，确保数据表示一致、变量名相同，并且已经更正所有明显录入错误的数据）。

当使用电子表格文件录入数据时，避免任何不能转入统计人员使用软件的内容。一般来说，除了数字和文本之外，单元格内不要使用其他任何内容。具体而言，不惜一切代价避免：

- 电子表格的公式
- 有任何含义或分析意义的颜色或突出显示
- 空行或空列

- "总计"行（数据末尾的行，表示变量的总计或平均值或其他摘要）
- 依赖行的顺序或行号本身表示任何事情

例如，一些研究人员希望在数据文件中使用空白行或颜色来分隔不同组的参与人员。这样就违反了上述列出的几个禁忌（颜色、空行、依赖行的顺序）。相反，添加一列并使用列中的值来标识不同的组。例如，上面列举的数据文件中在每名参与人员所在行对应的"间隔情况"列可以填写值"S"（分散）或"B"（集中），标识参与人员被分配的组别。

当同一数据文件中一名参与者有多行（例如，随着时间的推移，他们在多个测试期都参与了）时，每一行都应该完成本期内容的填写。不要在第一期测试行填写了参与者的 ID，然后在随后测试期 ID 所在的行都留空。虽然这对人来说更具可读性，但这样做违反了行顺序无意义的原则，而且统计软件会将这些后续行处理成与任何参与人员都没有关联。

缺失数据的表示方式取决于分析中如何处理。对于许多研究来说，有缺失数据的单元格留空是合适的，大多数统计软件会适当地将数据视为缺失。在其他情况下，可能有必要使用显式的数值（不会误认为表示实际的应答情况）来表示缺失数据（例如 −99、−98 等）。使用数值的优点是生成的数据文件，其每个单元格内都有记录，因此可以很容易地将不完整的行（例如，因为尚未输入数据）与完整但包含缺失值的行区分开来。当数据点缺失的方式有多种的时候，使用显式缺失值也很有用，因为区分不同的缺失方式是很重要的（例如，拒绝回答和提交试题失败，数据可能都会缺失）。然而，当使用显式缺失值时，告知统计人员缺失值情况很重要，以便使用的统计软件能够将这些值处理为缺失值，计算平均值时包括两个 −99 的值，得到的结果无效。

对于分类变量，研究人员经常面对是选择使用文本记录（例如，"S"或"B"分别代表"间隔"或"集中"）还是使用数字记录（例如，1 或 2 分别代表"间隔"或"集中"）。文本的优点是人们更容易阅读，更不容易被误解（"1 是指间隔还是集中？"）。另外，大多数统计软件都是区分大小写的，它们会将"B"和"b"视为不同的文本值，因此研究人员和统计人员需要检查填写文本信息的单元格，确保单元格只包含需要的值，这一点很重要。空格也有类似的困难。对于包含 A 或 B 的列，很容易有少量以"A "（A 后跟空格）结尾的情况，人的肉眼无法区分其与"A"的区别。想使用文本值的研究人员应该在文本列中使用"查找和替换"删除空格。

或者，使用数字代码（1、2、3 等）避免这种风险，但这就要求将代码所代表的值清楚地传递给统计人员。同一个变量内，数值和文本永远不能混合使用。

是／否是一种非常常见的特殊情况。它们应该编码为 Y/N、y/n 或 1/0（可以自然解释成存在与不存在）。如果有选择的话，1/0 是统计人员最不可能辨别错的，因为它不可能因为大小写或额外的空格而辨别不清。编码为 1/0 的变量称为"指示变量"。例如，实验研究中，学员可以随机分为"对照组"或"干预组"；可以用指示变量"干预"来标识，分别用 0 表示对照组、1 表示干预组。复杂分类数据的适宜编码策略请咨询统计人员。

表 20.2 展示了外科打结研究构念表一个清晰明了的数据文件。

分析前的探索性工作

研究人员和统计人员都要很好地理解数据集及其组成变量的性质，这一点很重要。探索性数据分析方法侧重于通过表格和图表将数据之间的关系可视化，并且这些方法也在数据质量检查方面起着重要作用（Tukey，1977）。例如，图 20.1 的散点图不仅表明速度和年龄大致呈正态分布，而且它们之间存在正相关关系，年龄变量可能有某种数据录入错误。请统计人员制作直方图，显示每个变量的分布情况，这么做是很有帮助的。

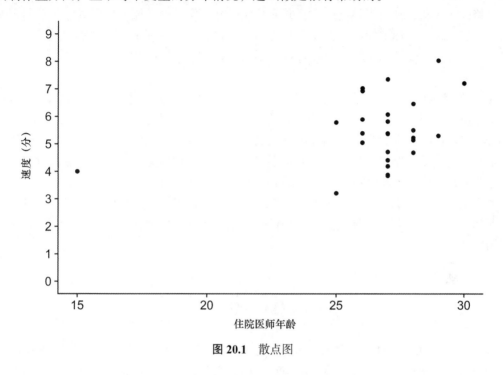

图 20.1　散点图

分析后的探索性工作

通常，分析的结果会启发新的想法或问题，这些想法或问题可能会用数据进行探讨。然而，这些新问题并非基于理论基础或预期，而是基于数据实际结果，因此这么做有风险。我们很容易设计出一种测试方法来"发现"结果，用事后诸葛亮的方式和拙劣的科学知识来报告这样的发现，就好像它是在没有先知先觉的情况下被发现的。

统计人员想帮助你理解数据，清晰地描述数据，并且令人信服地检验研究假设。他不仅是对你负责，也是对医学教育领域负责。尽管与理论无关的数据挖掘或"试探"受到广泛责难（Picho & Artino，2016），但我们怀疑这种做法仍被广泛应用。如果你让统计人员去刻意探索，他很可能会答应你，但会（适当地）用"事后的""探索性的""二次分析""计划外的比较"或类似的表述回避发现的结果，以表示担忧。理解这一点：不加选择地检验计划外的假设，以发现显著性的结果 [有时称为 p 值黑客（p-hacking）]，这种可能性让人不安（Simmons，Nelson，& Simonsohn，2011）。表现出的这种窘迫不安是一名优秀统计人员的标志。仔细考虑是否以及如何发布这些结果。

撰写手稿及其他

你认为统计人员理应坚持他的分析结果，但前提是你的论文或报告正确反映了分析结果。统计人员应该为所有呈现他工作的论文提供一份适当的分析计划说明，你应该要求统计人员审查和修改研究结果的陈述，以及根据这些结果所做推论的讨论，确保这些表述恰当地传达了分析结果，并且不会过度概括结论。正如本章所述，如果统计人员参与了研究设计或分析，修改了手稿，认可了最终版本，并同意对研究工作负责，那么根据国际医学期刊编辑委员会（ICMJE，2018）标准，他符合作者资格，应该是论文的作者。如果由于某种原因，统计人员不能对修改和认可手稿做出贡献，那么在致谢部分表达感谢（而不是给予作者身份）是合适的。

尽管我们通常认为研究出版是研究过程的结束，但对现有数据的二次分析，包括多项研究资料的元分析（meta 分析）在医学教育研究中占有重要地位（Schwartz，Pappas，& Sandlow，2010）。因此，你应该确保统计人员与你共享一份完整的统计代码副本，以便使用原始数据文件时重现结果（如果需要大量手工清理数据，你还需要一份清理后的数据文件副本）；你还需要数据运行代码后产生的输出结果副本，以防因为统计软件将来的版本问题导致代码无法运行。数据文件、代码本、分析代码和分析输出结果应存储在一起；尽可能用日期或版本标记文件。要求统计人员对语法代码的某些区域做好注释，这样做通常很有用。做好备份。

小 结

本章总结了如何有效地与统计人员合作，并回顾了一些易犯的错误，这些错误通常会蛊惑缺乏经验的评估研究人员。表 20.3 概括了作者的建议。我们提出的原则应该促进研究人员和统计人员之间更好地合作，并能更好地设计、分析和报告使用定量方法进行的评估研究。

表 20.3 建议汇总

- 寻找一名熟悉医疗卫生行业评价研究方法的统计人员
- 与统计人员合作进行研究设计、制订分析计划和撰写手稿；通过回授的方式确保其理解要采用的方法
- 使用构念表和模拟数据表，为明确预期数据的性质并阐明分析计划做准备
- 在构建研究数据文件时，遵循标准方法（或统计人员的指导）
- 进行探索性分析了解数据，但报告计划外的分析结果时要保守
- 保留所有数据、统计代码和输出结果的副本

参考文献

Bordage, G., & Dawson, B. (2003). Experimental study design and grant writing in eight steps and 28 questions. *Medical Education*, 37(4), 376–385.

International Committee of Medical Journal Editors. (2018). Defining the roles of authors and contributors. Retrieved from www.icmje.org/recommendations/browse/roles-and-responsibilities/defining-the-role-of-authors-and-contributors.html. Accessed April 25, 2018.

Kennedy, T.J., Regehr, G., Baker, G.R., & Lingard, L. (2008). Point-of-care assessment of medical trainee competence for independent clinical work. *Academic Medicine*, 83(10), S89-S92.

Picho, K., & Artino Jr., A.R. (2016). 7 Deadly sins in educational research. *Journal of Graduate Medical Education*, *8*(4), 483–487.

Schwartz, A., Pappas, C., & Sandlow, L.J. (2010). Data repositories for medical education research. *Academic Medicine*, *85*(5), 837–843.

Simmons, J.P., Nelson, L.D., & Simonsohn, U. (2011). False-positive psychology undisclosed flexibility in data collection and analysis allows presenting anything as significant. *Psychological Science*, *22*(11), 1359–1366.

ten Cate, O. (2005). Entrustability of professional activities and competency-based training. *Medical Education*, *39*(12), 1176–1177.

Tukey, J.W. (1977). *Exploratory data analysis*, Vol 2. Reading, MA: Addison-Wesley.